FARMACOLOGIA APLICADA

Revisão técnica

Lucimar Filot da Silva Brum
Doutora em Ciências Biológicas-Bioquímica
Professora de Farmacologia

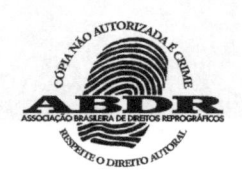

F233 Farmacologia aplicada / Daikelly Iglesias Braghirolli ... [et al.] ; [revisão técnica : Lucimar Filot da Silva Brum]. – Porto Alegre: SAGAH, 2018.

ISBN 978-85-9502-310-9

1. Farmácia. 2. Farmacologia. I. Braghirolli, Daikelly Iglesias.

CDU 615.214

Catalogação na publicação: Karin Lorien Menoncin CRB -10/2147

FARMACOLOGIA APLICADA

Daikelly Iglesias Braghirolli
Farmacêutica com Ênfase em Análises Clínicas
Mestra em Ciências dos Materiais
Doutora em Ciências Biológicas: Fisiologia
Pós-doutora em Análises Clínicas

Liliana Rockenbach
Farmacêutica com ênfase em Indústria
Mestre em Ciências Biológicas: Bioquímica
Doutora em Ciências Biológicas: Bioquímica
Pós-doutora em Ciências Farmacêuticas

Letícia Freire de Oliveira
Farmacêutica generalista
Mestre em Ciência e Tecnologia dos alimentos

Lucimar Filot da Silva Brum
Doutora em Ciências Biológicas-Bioquímica
Professora de Farmacologia

Porto Alegre,
2018

sagah+

© Grupo A Educação S.A., 2018

Gerente editorial: *Arysinha Affonso*

Colaboraram nesta edição:
Editora responsável: *Dieimi Deitos*
Assistente editorial: *Yasmin Lima dos Santos*
Preparação de original: *Nádia Lopes, Lara Pio e Daniela Costa*
Capa: *Paola Manica | Brand&Book*
Editoração: *Ledur Serviços Editoriais Ltda*

Importante
Os *links* para *sites* da *web* fornecidos neste livro foram todos testados, e seu funcionamento foi comprovado no momento da publicação do material. No entanto, a rede é extremamente dinâmica; suas páginas estão constantemente mudando de local e conteúdo. Assim, os editores declaram não ter qualquer responsabilidade sobre qualidade, precisão ou integralidade das informações referidas em tais *links*.

Reservados todos os direitos de publicação ao GRUPO A EDUCAÇÃO S.A.
(Sagah é um selo editorial do GRUPO A EDUCAÇÃO S.A.)

Rua Ernesto Alves, 150 – Floresta
90220-190 Porto Alegre RS
Fone: (51) 3027-7000

SAC 0800 703-3444 – www.grupoa.com.br

É proibida a duplicação ou reprodução deste volume, no todo ou em parte, sob quaisquer formas ou por quaisquer meios (eletrônico, mecânico, gravação, fotocópia, distribuição na Web e outros), sem permissão expressa da Editora.

IMPRESSO NO BRASIL
PRINTED IN BRAZIL

APRESENTAÇÃO

A recente evolução das tecnologias digitais e a consolidação da internet modificaram tanto as relações na sociedade quanto as noções de espaço e tempo. Se antes levávamos dias ou até semanas para saber de acontecimentos e eventos distantes, hoje temos a informação de maneira quase instantânea. Essa realidade possibilita a ampliação do conhecimento. No entanto, é necessário pensar cada vez mais em formas de aproximar os estudantes de conteúdos relevantes e de qualidade. Assim, para atender às necessidades tanto dos alunos de graduação quanto das instituições de ensino, desenvolvemos livros que buscam essa aproximação por meio de uma linguagem dialógica e de uma abordagem didática e funcional, e que apresentam os principais conceitos dos temas propostos em cada capítulo de maneira simples e concisa.

Nestes livros, foram desenvolvidas seções de discussão para reflexão, de maneira a complementar o aprendizado do aluno, além de exemplos e dicas que facilitam o entendimento sobre o tema a ser estudado.

Ao iniciar um capítulo, você, leitor, será apresentado aos objetivos de aprendizagem e às habilidades a serem desenvolvidas no capítulo, seguidos da introdução e dos conceitos básicos para que você possa dar continuidade à leitura.

Ao longo do livro, você vai encontrar hipertextos que lhe auxiliarão no processo de compreensão do tema. Esses hipertextos estão classificados como:

Saiba mais

Traz dicas e informações extras sobre o assunto tratado na seção.

Fique atento

Alerta sobre alguma informação não explicitada no texto ou acrescenta dados sobre determinado assunto.

Exemplo

Mostra um exemplo sobre o tema estudado, para que você possa compreendê-lo de maneira mais eficaz.

Link

Indica, por meio de *links* e códigos QR*, informações complementares que você encontra na *web*.

https://sagah.maisaedu.com.br/

Todas essas facilidades vão contribuir para um ambiente de aprendizagem dinâmico e produtivo, conectando alunos e professores no processo do conhecimento.

Bons estudos!

---

* Atenção: para que seu celular leia os códigos, ele precisa estar equipado com câmera e com um aplicativo de leitura de códigos QR. Existem inúmeros aplicativos gratuitos para esse fim, disponíveis na Google Play, na App Store e em outras lojas de aplicativos. Certifique-se de que o seu celular atende a essas especificações antes de utilizar os códigos.

SUMÁRIO

Unidade 1

Conceitos básicos de farmacologia 11
Liliana Rockenbach
   O que é farmacologia? 12
   Conceitos básicos de farmacologia 16
   Desenvolvimento de novos medicamentos 21

Farmacocinética: absorção, vias de administração, distribuição, biotransformação e excreção 29
Daikelly Iglesias Braghirolli
   A farmacocinética e o transporte transmembranas 30
   Vias de administração 35

Mecanismos de ação dos fármacos 41
Daikelly Iglesias Braghirolli
   Mecanismos de ação dos fármacos 41
   Tipos de interação entre fármaco e receptor 45
   Aspectos quantitativos da interação entre fármaco-receptor e
      a relação dose-resposta 47

Unidade 2

Sistema nervoso autônomo 53
Daikelly Iglesias Braghirolli
   O sistema nervoso autônomo e suas funções 54
   Organização e neurotransmissores do sistema nervoso autônomo 56
   Fármacos com atuação no sistema nervoso autônomo 59

Fármacos colinérgicos 63
Daikelly Iglesias Braghirolli
   Fármacos agonistas do sistema autônomo parassimpático 63
   Usos terapêuticos dos fármacos colinérgicos e da acetilcolina 66
   Usos terapêuticos e efeitos adversos dos fármacos colinérgicos 67

Anticolinérgicos 73
Daikelly Iglesias Braghirolli
   Mecanismo de ação 73
   Efeitos dos fármacos anticolinérgicos e seus usos terapêuticos 75
   Efeitos adversos e contraindicações dos antagonistas muscarínicos 79

Anticolinesterásicos 83
Liliana Rockenbach
   Mecanismo de ação dos anticolinesterásicos 83
   Efeito e emprego farmacológico dos anticolinesterásicos 88
   Efeitos adversos e contraindicações dos anticolinesterásicos 94

Bloqueadores neuromusculares 99
Liliana Rockenbach
   Mecanismo de ação dos BNMs 100
   Perfil farmacológico e uso terapêutico dos BNMs 105
   Os efeitos adversos e as contraindicações dos BNMs 110

Sistema adrenérgico 117
Daikelly Iglesias Braghirolli
   Sistema nervoso autônomo simpático 117
   Fármacos simpatomiméticos: mecanismos de ação e
     efeitos farmacológicos 120
   Usos clínicos e efeitos adversos dos fármacos agonistas adrenérgicos 123

Antiadrenérgicos 129
Daikelly Iglesias Braghirolli
   Fármacos antiadrenérgicos: mecanismo de ação e efeitos farmacológicos 129
   Usos terapêuticos dos fármacos antiadrenérgicos 133
   Efeitos adversos e contraindicações dos fármacos antiadrenérgicos 135

Unidade 3

Peptídeos mediadores 139
Letícia Freire de Oliveira
   Mediadores 139
   Peptídeos mediadores 141
   Aplicação clínica e farmacológica e efeitos adversos
     dos peptídeos mediadores 145

Mediadores inflamatórios 157
Letícia Freire de Oliveira
   Inflamação 157
   Atuação dos mediadores inflamatórios 163
   Aplicação e efeitos adversos dos mediadores inflamatórios 168

Aines 175
Daikelly Iglesias Braghirolli
    Mecanismo de ação dos fármacos anti-inflamatórios não esteroidais................175
    Usos terapêuticos dos fármacos AINEs...178
    Efeitos adversos dos AINEs e suas contraindicações...181

Glicocorticoides 187
Letícia Freire de Oliveira
    Definição e história dos glicocorticoides..187
    Glicocorticoides, seus usos terapêuticos e efeitos adversos............................191
    Ação dos glicocorticoides no organismo..195

Unidade 4

Fármacos que afetam o coração 203
Letícia Freire de Oliveira
    Principais grupos de fármacos utilizados na cardiologia..................................204
    Mecanismos de ação e efeitos terapêuticos dos fármacos que atuam
        no sistema cardíaco...207
    Principais efeitos adversos e contraindicações dos fármacos que atuam
        no sistema cardíaco...212

Fármacos que afetam a circulação 221
Lucimar Filot da Silva Brum
    Hipertensão arterial..222
    Mecanismo de ação e usos clínicos dos fármacos anti-hipertensivos...........226
    Inibidores do sistema renina-angiotensina-aldosterona..................................229

Fármacos que afetam o sistema respiratório 235
Lucimar Filot da Silva Brum
    Fármacos usados no tratamento da asma...236
    Fármacos utilizados em diferentes situações clínicas..238

Fármacos que afetam o SNC: antidepressivos 247
Lucimar Filot da Silva Brum
    Fármacos antidepressivos..248
    Síndrome da descontinuação de antidepressivos...252

Fármacos que afetam o SNC: ansiolíticos, hipnóticos
e sedativos 257
Lucimar Filot da Silva Brum
    Fármacos ansiolíticos..258
    Risco de dependência e manejo de sinais e sintomas da abstinência
        aos benzodiazepínicos..262
    Fármacos hipnóticos e sedativos...262

Fármacos que afetam o SNC: antipsicóticos e lítio 271
Lucimar Filot da Silva Brum
- Fármacos antipsicóticos 272
- Lítio e outros fármacos usados no transtorno bipolar 277
- Relação dos níveis plasmáticos do lítio com os sinais de toxicidade induzida por lítio 279

Fármacos que afetam o SNC: antiepilépticos 283
Lucimar Filot da Silva Brum
- Fármacos antiepilépticos 284
- Riscos relacionados ao uso de antiepilépticos na gravidez 291

Fármacos que afetam o SNC: Alzheimer e Parkinson 297
Lucimar Filot da Silva Brum
- Doença de Alzheimer 298
- Doença de Parkinson 299
- Potenciais interações medicamentosas no tratamento da doença de Parkinson 304

Interação medicamentosa 307
Lucimar Filot da Silva Brum
- Classificação e mecanismos de interações medicamentosas 308
- Principais fatores desencadeadores de interação medicamentosa 310
- Interações entre fitoterápicos, suplementos alimentares e medicamentos: mecanismos e efeitos envolvidos 311

Toxicologia 319
Daikelly Iglesias Braghirolli
- Toxicidade por fármacos 319
- Fases da intoxicação 324
- Abordagem do paciente intoxicado 325

UNIDADE 1

Conceitos básicos de farmacologia

Objetivos de aprendizagem

Ao final deste texto, você deve apresentar os seguintes aprendizados:

- Reconhecer o escopo principal da farmacologia e sua história.
- Descrever os principais conceitos aplicados à farmacologia.
- Discutir os princípios gerais do desenvolvimento de novos fármacos.

Introdução

A farmacologia faz parte da história da humanidade desde o momento em que o homem começou a buscar a cura e a proteção das enfermidades. Na Grécia antiga, a doença era atribuída aos caprichos dos deuses, e o tratamento era realizado por sacerdotes e curandeiros. No século X, era tarefa do boticário examinar, prescrever e dispensar. A partir do século XIX, com o desenvolvimento da química e da fisiologia, os princípios ativos começaram a ser isolados e purificados e seus mecanismos de ação descritos, até a consolidação da farmacologia. Atualmente, a indústria farmacêutica é uma das que mais cresce e fatura no mundo, existem inúmeras classes de medicamentos para o tratamento das mais diversas doenças e há sempre novos fármacos em desenvolvimento.

Neste capítulo, você vai aprender sobre farmacologia, desde sua história e definição, até sua classificação, conceitos básicos e como funciona o desenvolvimento de novos fármacos.

O que é farmacologia?

Farmacologia vem do grego *pharmakos,* que significa droga, e *logos,* que remete a estudo. Portanto, é a ciência que estuda como as substâncias químicas interagem com os sistemas biológicos.

A história da farmacologia inicia na antiguidade. Inicialmente, não havia conhecimento ou recursos para o entendimento da origem das doenças, ou para o uso racional das drogas. Por isso, as doenças eram atribuídas ao sobrenatural e os remédios vinculados a tratamentos ditados por sacerdotes de diversas religiões.

Entre os documentos antigos, podemos citar dois exemplos importantes: o **Pen Tsao**, escrito na China, em 2.700 a.C., que continha classificações de plantas medicinais específicas, bem como combinações de misturas vegetais a serem utilizadas para fins médicos; e o **Papiro Ebers**, de 1.500 a.C., escrito egípcio com cerca de 800 prescrições contendo uma ou mais substâncias ativas e veículos (p. ex., gorduras animais, água, leite, mel), e ainda uma breve explicação de como preparar e utilizar a formulação.

Um século depois de Cristo, havia ficado claro que as variações entre um extrato biológico e outro variavam muito, mesmo quando preparado pela mesma pessoa. Outro problema era a polifarmácia, muitos médicos acreditavam que as combinações das propriedades das drogas poderiam compensar as deficiências do paciente beneficamente, fazendo com que muitas vezes o paciente sofresse mais devido aos efeitos adversos do que devido à própria doença.

A origem das drogarias foi a partir do século X, com as boticas ou apotecas, como eram conhecidas na época. O apotecário ou boticário desempenhava o papel de médico e farmacêutico. Neste período, a medicina e a farmácia eram uma só profissão. Na Alexandria, após período de instabilidade marcado por guerras, epidemias e envenenamentos, ocorre o desenvolvimento da farmácia como atividade diferenciada. Desse modo, a farmacologia ganhou grande impulso, principalmente no tratamento dos soldados abatidos nos campos de batalha e, então, a profissão farmacêutica é separada da medicina, ficando proibido ao médico ser proprietário de uma botica (Figura 1).

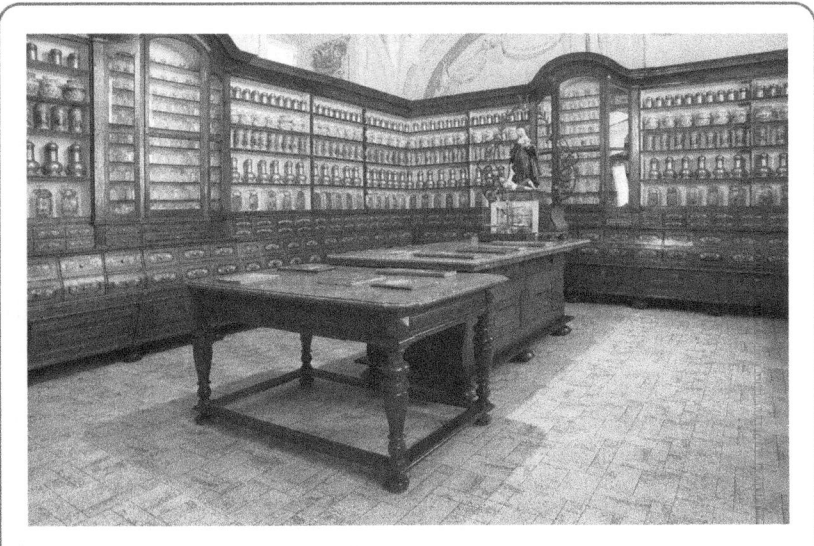

Figura 1. Exemplo de como era uma botica.
Fonte: Renata Sedmakova/Shutterstock.com.

No século XVI, com a Reforma Protestante, começa a ênfase sobre a observação direta, e se inicia a convicção de que os acontecimentos tinham uma causa e ela era passível de descoberta e análise. Neste período, Theophratus Bombastus Von Hohenheim, autodenominado Paracelsus afirma: "se quiserem explicar adequadamente o que é um veneno, o que, então, não é um veneno? Todas as coisas são veneno: somente a dosagem estabelece se algo deixa de ser um veneno". Dessa citação, se tem a expressão: "a diferença entre o medicamento e o veneno é a dose".

Com o desenvolvimento da química, no início do século XIX, surgem os métodos para isolamento de princípios ativos puros a partir de drogas brutas. Em 1806, um jovem boticário alemão, Friedrich Serturner, isolou o primeiro princípio ativo puro ao purificar a morfina a partir da papoula. A partir disso, diversos princípios ativos começaram a ser isolados, como a emetina a partir da ipecacuanha, a quinina a partir da raiz da cinchona e, em 1856, a cocaína extraída a partir de folhas de coca (*Erythroxylum coca*). Com o isolamento dos princípios ativos se iniciaram os estudos quantitativos de efeito das drogas e logo foi descoberta a função da relação dose-resposta, em que quanto maior a dose, maior o efeito e maior a possibilidade de ocorrerem efeitos adversos. Foi o aprimoramento da fisiologia que possibilitou que os estudos com métodos experimentais deixassem de focar na toxicidade e iniciassem a elucidação do mecanismo de ação dos fármacos.

Claude Bernard também foi fundamental nas ciências fisiológicas, sua forma de elucidar os fenômenos biológicos teve profunda influência na forma com a qual cientistas e profissionais lidam com problemas clínicos relacionados ao diagnóstico. Ele acreditava que os cientistas deveriam formular perguntas significativas, elaborar experiências adequadas para estudar essas perguntas propostas, analisar os dados resultantes e, finalmente, formular uma resposta passível de teste ou uma conclusão. Seu trabalho resultou na monografia *Introduction to the study of experimental Medicine* cuja importância se iguala a de Darwin.

Em 1847, Rudolph Bucheim fundou o primeiro Instituto de farmacologia na Universidade de Dorpat (Estônia), tornando a farmacologia uma matéria científica independente. Mais tarde, seu aluno Oswald Schiedeberg, em parceria com colegas, ajudou a estabelecer a farmacologia e surgiu a primeira revista científica.

No século XX, surgiram os laboratórios de farmacologia na indústria farmacêutica, o que revolucionou o mercado com a produção em massa de substâncias sintéticas que fez declinar o trabalho dos boticários. A partir de 1960, aconteceu a criação dos departamentos de farmacologia nas indústrias e universidades. Surgiram novas drogas, como os barbitúricos e anestésicos locais, e a terapia antimicrobiana teve início com a descoberta dos compostos arsenicais para tratamento da sífilis, por Paul Ehrlich, em 1909. Em 1935, Gerhard Domagk descobriu as sulfonamidas, e a penicilina foi descoberta por Fleming.

Junto com a intensa produção de moléculas terapêuticas houve também o desenvolvimento da fisiologia, que com a descoberta dos mediadores químicos e dos mecanismos de regulação do organismo permitiu não só o aprofundamento da farmacologia, ao descrever o mecanismo de ação dos fármacos, mas estabeleceu uma grande área comum entre a fisiologia e a farmacologia. O conhecimento da relação entre a estrutura química do fármaco e a atividade terapêutica resultante foi abordado inicialmente por Fraser, em 1869. Assim, a existência de receptores celulares específicos para mediadores químicos no organismo, surgiu em 1905, com Langley e, a partir daí, a farmacologia progrediu junto com a Indústria farmacêutica.

Assim se estabeleceu a farmacologia, que hoje é uma ciência consolidada, de extrema importância para os profissionais de saúde, assim como para aqueles que têm o contato direto ou indireto com medicamentos. De uma ciência que isolava e identificava princípios ativos de plantas, atualmente com o advento da modelagem molecular, as moléculas são previamente planejadas e sintetizadas frente a um alvo terapêutico específico.

No Brasil

O primeiro boticário no Brasil foi Diogo de Castro, trazido de Portugal pelo governo, que identificou a necessidade após observar que as pessoas no Brasil só tinham acesso ao medicamento quando expedições portuguesas, francesas ou espanholas apareciam com suas esquadras, e nelas havia algum tripulante cirurgião-barbeiro ou simplesmente alguém portando uma botica portátil cheia de drogas e medicamentos (SOCIEDADE BRASILEIRA DE FARMÁCIA COMUNITÁRIA, 2017).

Nos colégios Jesuítas, havia uma pessoa para cuidar dos doentes e outra para preparar os remédios. Quem mais se destacou foi José de Anchieta, jesuíta que pode ser considerado o primeiro boticário de Piratininga (São Paulo) (SOCIEDADE BRASILEIRA DE FARMÁCIA COMUNITÁRIA, 2017).

A partir de 1640, as boticas foram autorizadas a se transformar em comércio, dirigidas por boticários aprovados em Coimbra. Esses boticários eram, às vezes, analfabetos, e possuíam apenas conhecimentos corriqueiros de medicamentos. A passagem do nome de comércio de botica para farmácia surgiu com o Decreto 2055, de dezembro de 1857, em que ficaram estabelecidas as condições para que os farmacêuticos e os não habilitados tivessem licença para continuar a ter suas boticas no país (SOCIEDADE BRASILEIRA DE FARMÁCIA COMUNITÁRIA, 2017).

O ensino farmacêutico dava-se na prática, nas boticas. Os boticários concorriam com os físicos e cirurgiões no exercício da medicina, se submetiam a exames perante os comissários do físico-mor do Reino para obtenção da "carta de examinação". Em 1809, foi criada a primeira disciplina de matéria médica e farmácia ministrada pelo médico português José Maria Bomtempo. Somente a partir da reforma do ensino médico de 1832 foi fundado o curso farmacêutico, vinculado, contudo, às faculdades de medicina do Rio de Janeiro e da Bahia, quando se estabeleceu que ninguém poderia "curar, ter botica, ou partejar", sem título conferido ou aprovado pelas citadas faculdades (SOCIEDADE BRASILEIRA DE FARMÁCIA COMUNITÁRIA, 2017).

O desenvolvimento do setor farmacêutico no Brasil seguiu pelo mesmo caminho que o restante do mundo, mas mais tardiamente, boticas familiares evoluíram para pequenos laboratórios farmacêuticos com o surgimento das primeiras indústrias na década de 1880 (FERST, 2013). O primeiro brasileiro fabricante industrial de extrato fluido foi o farmacêutico João Luiz Alves, no Rio de Janeiro (SOCIEDADE BRASILEIRA DE FARMÁCIA COMUNITÁRIA, 2017).

Conceitos básicos de farmacologia

Retomando o conceito, farmacologia é a ciência que estuda as interações entre os compostos químicos e o organismo vivo ou sistema biológico, resultando em efeito maléfico (tóxico), ou benéfico (medicamentoso).

Há diferentes formas de classificar ou dividir a farmacologia, uma vez que além das áreas que a caracteriza, ela se relaciona com diversas outras disciplinas biomédicas, se inserindo nos diferentes âmbitos da saúde, como psicologia, medicina veterinária, genômica, entre outras.

A fim de seguir as principais classificações de forma didática e organizada, nós trabalharemos com três grandes grupos de classificação:

- **Farmacologia geral:** estudos comuns a todos os tipos de fármacos, farmacocinética, farmacodinâmica e toxicologia.
- **Farmacologia específica:** estudos das drogas em grupos, de acordo com sua ação farmacológica, por exemplo, fármacos que agem no sistema nervoso central.
- **Diretamente associadas à farmacologia:** estudos que serão influenciados ou irão influenciar a farmacologia.

Além dessas três classes de estudos farmacológicos, nós encontraremos ainda áreas associadas à farmacologia.

Farmacologia geral

Os estudos de farmacocinética, farmacodinâmica e toxicologia são aplicados para todo o fármaco independente da sua natureza química, origem, ação ou alvo terapêutico.

- **Farmacocinética:** é o estudo da velocidade com que os fármacos atingem o sítio de ação e são eliminados do organismo, bem como dos diferentes fatores que influenciam na quantidade de fármaco a atingir o seu sítio. Em resumo, estuda os processos metabólicos de absorção, distribuição, biodisponibilidade e eliminação das drogas.
- **Farmacodinâmica:** é o estudo dos efeitos bioquímicos e fisiológicos dos fármacos e do mecanismo de ação do fármaco sobre o organismo.
- **Toxicologia:** ciência que visa estudar os efeitos nocivos decorrentes de substâncias químicas no organismo de seres vivos.

A partir dessas definições, você pode concluir que a farmacologia de qualquer fármaco, isto é as interações fármaco-organismo, serão descritas a partir do conjunto da sua farmacocinética, farmacodinâmica e toxicologia, e que a farmacocinética identifica a ação do organismo sobre o fármaco, enquanto que os efeitos desejáveis do fármaco sobre o organismo são descritos pela farmacodinâmica e os efeitos nocivos pela toxicologia.

Durante o desenvolvimento de novos fármacos existem etapas diferentes e sucessivas, entre as quais estão a fase pré-clínica e a fase clínica. Nestas duas fases são realizados estudos de farmacologia, ou seja, definição da farmacocinética, farmacodinâmica ou toxicologia desse novo medicamento. Essa é a origem da denominação de farmacologia pré-clínica e farmacologia clínica, cuja principal diferença é que na **farmacologia pré-clínica** os testes são realizados em animais e na **farmacologia clínica** os testes são realizados em homens.

Farmacologia específica

A farmacologia específica se caracteriza pelo estudo e descrição da farmacocinética, farmacodinâmica e toxicologia dos fármacos em grupos, nos quais são reunidos os fármacos que exercem seus efeitos sobre o mesmo alvo terapêutico, ou sobre o mesmo órgão, sistema ou via metabólica, ou ainda que têm por objetivo o tratamento da mesma patologia.

São exemplos de grupos de farmacologia específica: fármacos que agem sobre o sistema nervoso central, fármacos anti-inflamatórios; fármacos que afetam a função cardíaca; imunomoduladores; antimicrobianos; fármacos mediadores químicos; dentre outros.

Diretamente associadas à farmacologia

As classificações diretamente associadas à farmacologia serão aquelas que têm alguma interação direta com a farmacologia do fármaco em estudo, são diretamente dependentes ou influenciadas pela farmacologia, ou influenciarão a farmacocinética, farmacodinâmica, ou toxicologia do fármaco.

- **Farmacogenética:** altera diretamente a farmacodinâmica. Caracteriza-se pelo estudo das influências genéticas sobre a resposta do organismo aos fármacos, ou seja, define quais e como certas características genéticas podem predizer um comportamento específico e diferencial frente a certos fármacos. Por exemplo, uma mutação no gene de um receptor alvo pode definir uma forma variável deste receptor que é biologicamente ativo, mas que não responde ao tratamento.
- **Farmacogenômica:** uso da informação genética para guiar a escolha de uma terapia individualizada. Uma vez identificado que uma característica genética pode alterar o efeito (farmacologia) do fármaco, seja potencializando, diminuindo ou anulando seu efeito, essa informação deve ser utilizada no momento do seu uso, a fim de garantir o sucesso do tratamento também nos indivíduos que apresentam tal característica genética.
- **Farmacoepidemiologia:** estuda o efeito dos fármacos em nível populacional. Analisa a variabilidade dos efeitos/ respostas entre indivíduos diferentes de uma mesma população ou, entre populações. Dessa forma, traz informações sobre as características populacionais que podem alterar ou serem alteradas pelo fármaco e que, portanto, merecem atenção especial para o seu emprego medicamentoso.

A biotecnologia, farmacognosia, síntese farmacêutica, farmacotécnica, farmacoeconomia, farmacovigilância e tecnologia farmacêutica são exemplos de áreas de estudo das ciências farmacêuticas, como a farmacologia, e cujos estudos, muitas vezes, estarão associados à farmacologia, porém não dependem diretamente dela, ou podem ser totalmente independentes.

Conceitos básicos de farmacologia · 19

> **Saiba mais**
>
> A Figura 2 mostra uma subdivisão diferente da farmacologia (caixas brancas), de acordo com a ligação ou quando tem relação com uma disciplina biomédica (caixas cinzas). Dessa forma, os estudos de farmacologia ligados à medicina veterinária serão denominados farmacologia veterinária. Aqueles relacionados com gastos/economia serão farmacoeconomia e assim por diante. No centro, subdivisões diferentes da farmacologia básica, de acordo com os tipos de testes utilizados. E a farmacologia específica denominada aqui de farmacologia de sistemas.

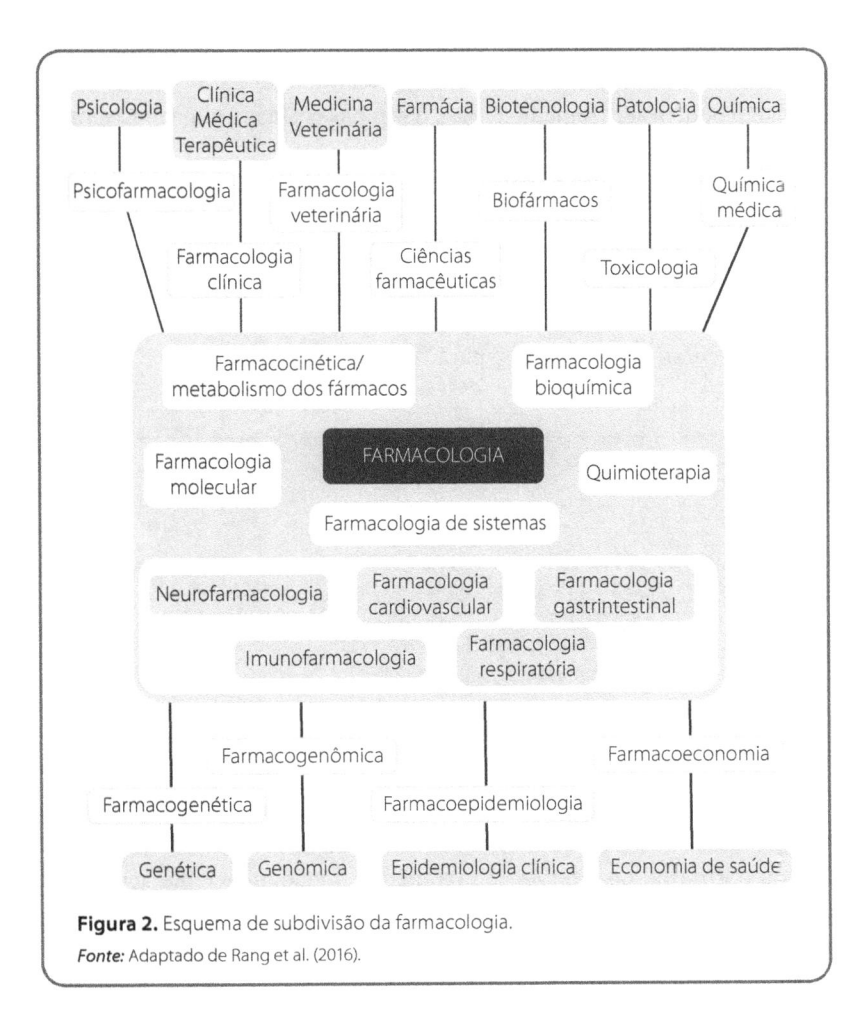

Figura 2. Esquema de subdivisão da farmacologia.
Fonte: Adaptado de Rang et al. (2016).

Conceitos básicos importantes para o estudo da farmacologia

Veja alguns conceitos importantes para que você possa aprofundar seus estudos em farmacologia:

Droga: substância que modifica a função fisiológica com ou sem intenção benéfica.

Remédio: "aquilo que cura". Qualquer substância ou recurso utilizado para curar ou aliviar doenças, sintomas, desconforto e mal-estar. Pode ser uma substância animal, vegetal, mineral ou sintética; procedimento (ginástica, massagem, acupuntura, banhos); fé ou crença; usados com intenção benéfica de tratar ou aliviar. Remédios são os cuidados que utilizamos para curar ou aliviar os sintomas das doenças. Por exemplo, um banho morno e uma massagem podem ser "remédios" para dores nas costas, assim como uma boa alimentação para desnutrição.

Fármaco ou princípio ativo: estrutura química conhecida com propriedade de modificar uma função fisiológica já existente. É a parte ativa do medicamento, aquela que é responsável pela ação farmacológica.

Medicamento: produto farmacêutico que contém um ou mais de um princípio ativo (fármaco), tecnicamente obtido ou elaborado, com finalidade profilática, curativa, paliativa ou para fins de diagnóstico.

Saiba mais

"Todo medicamento é um remédio, mas nem todo remédio é um medicamento."
Uma vez que remédio é qualquer estratégia usada para amenizar ou tratar, o medicamento pode ser incluído neste grupo, logo todo medicamento é também um remédio. Contudo, o medicamento é diferenciado por possuir um ou mais princípios ativos, o que exclui os demais tipos de remédios.

Placebo: é um medicamento simulado que não contém qualquer princípio ativo (pode ser, alternativamente, uma simulação de procedimento cirúrgico, dieta ou outro tipo de intervenção terapêutica), que o paciente acredite ser verdadeiro. A "resposta placebo" tem forte efeito terapêutico, produz efeitos benéficos significativos em cerca de um terço dos pacientes.

Nocebo: substância que, não sendo nociva ao organismo, incita sintomas de doenças (por efeito psicológico) nos pacientes que a usam. O "efeito nocebo" descreve os efeitos adversos dos medicamentos inertes.

Efeito colateral: qualquer efeito não intencional de um produto farmacêutico que ocorra em doses normalmente utilizadas em humanos relacionado com as propriedades farmacológicas do fármaco. O efeito colateral é um tipo de RAM (reação adversa ao medicamento) previsível.

Evento adverso ou experiência adversa: definidos como qualquer ocorrência desfavorável passível de ocorrer enquanto o paciente está utilizando o medicamento, mas que não possui, necessariamente, relação causal com o tratamento.

Interação medicamentosa: efeito resultante da interação entre dois fármacos, podendo como resultado final, ocorrer aumento, redução, ou atenuação do efeito farmacológico de um ou mais fármacos envolvidos.

Dose: é a quantidade de princípio ativo que se administra de uma só vez.

Posologia: determina a forma de uso do medicamento, deve incluir a dose, os intervalos de administração e o período total durante o qual o medicamento deve ser utilizado.

Janela terapêutica: faixa dosagem de segurança de uso do medicamento. É o intervalo de doses entre a dose efetiva mínima e a dose efetiva máxima, antes de ser tóxico.

Desenvolvimento de novos medicamentos

O desenvolvimento de novos fármacos passa por três etapas gerais:

- obtenção do ou dos candidatos a novo fármaco;
- testes pré-clínicos;
- testes clínicos de Fase I, II, III e IV.

A primeira etapa do desenvolvimento de novos fármacos é a **obtenção dos compostos candidatos**. Moléculas com estruturas complexas podem ser obtidas de várias fontes: síntese inorgânica, plantas (farmacognosia), tecidos animais, culturas de microrganismos (biotecnologia), de células humanas ou tecnologia genética. Quanto mais informações a respeito do alvo terapêutico e da relação estrutura-atividade, mais objetiva e maior probabilidade de sucesso na busca de um novo fármaco.

Devido ao alto e crescente nível de conhecimento a respeito das patologias e dos sistemas biológicos, atualmente as pesquisas têm partido preferencialmente dos alvos terapêuticos, que na maioria das vezes se trata de uma proteína funcional. Ou seja, têm prevalecido os estudos que escolhem um alvo (e a partir desse alvo e de suas características desenvolvem uma série de moléculas candidatas), do que estudos nos quais são obtidas uma série de moléculas que são testadas frente a diferentes patologias a fim de verificar se apresentam algum potencial terapêutico. Atualmente, os programas computacionais de modelagem molecular ajudam neste delineamento, predizendo as possíveis alterações estruturais que levarão ao aumento da atividade do fármaco rente ao alvo escolhido (GAO et al., 2017; MARCH-VILA et al., 2017).

De posse dos candidatos, a próxima etapa são os **testes pré-clínicos**. Inicialmente, o objetivo é determinar o potencial farmacológico dos potenciais dos novos fármacos, e para esta primeira etapa os testes podem ser feitos com linhagens celulares, células ou órgãos isolados e/ou investigações farmacológico-bioquímicas diretamente sobre o alvo. Reconhecido o potencial farmacológico, o próximo passo é comprovar este potencial e a ausência de toxicidade em modelo animal. O modelo animal é importante porque traz os resultados de eficácia terapêutica e toxicidade no sistema complexo que é um organismo completo, com todos os seus componentes e inter-relações, por exemplo, a presença do sistema imune envolvido em muitas doenças.

Para trabalhar com animais os cientistas devem cumprir os Princípios Internacionais Orientadores para a Pesquisa Envolvendo Animais (NATIONAL RESEARCH COUNCIL, 2011), do qual ressalto o princípio dos 3 Rs: *replacement, refinement and reduction*. Isto é, o planejamento experimental deve substituir (*replace*) os testes em animais por testes *in vitro* sempre que possível; os experimentos devem ser refinados (*refinement*) isto é, bem planejados para responder o que é necessário; e usar o menor número de animais possível (*reduction*).

Para verificação da eficácia do tratamento são usados modelos animais de doenças, que devem se assemelhar ao máximo à doença humana nos seguintes aspectos: fenótipo fisiopatológico, causas e resposta aos tratamentos.

O objetivo dos testes pré-clínicos é encontrar um fármaco que seja eficaz em baixas doses e cuja dose efetiva provoque pouca ou nenhuma toxicidade. Para tanto são realizados:

- experimentos farmacológicos para verificar se o fármaco produz efeitos agudos perigosos e comprovar sua eficácia;

- experimentos toxicológicos que avaliam: a toxicidade associada à administração aguda ou crônica com determinação da dose não tóxica máxima; mutagenicidade (lesão genética); carcinogenicidade (indução de tumores) e teratogenicidade (indução de defeitos na formação dos fetos);
- testes farmacocinéticos para determinar absorção, metabolismo, distribuição e eliminação e determinação da relação dosagem-efeito-toxicologia;
- desenvolvimento químico e farmacêutico para desenvolver a formulação adequada para os estudos clínicos e escalonamento para analisar a possibilidade de produção em larga escala.

Confirmada a segurança em animais, iniciam os **testes clínicos** em humanos. São eles:

- testes de Fase I: realizados em indivíduos sadios, normalmente 20 a 80 voluntários. O objetivo é comprovar a não toxicidade, a tolerância e as propriedades farmacocinéticas;
- testes de Fase II: o potencial novo fármaco é testado em um pequeno grupo de pacientes doentes (100 a 300), a fim de comprovar seu efeito benéfico, determinar suas indicações terapêuticas e o regime de dose;
- testes de Fase III: são ensaios multicêntricos com milhares de pacientes e o novo fármaco é testado frente ao fármaco já utilizado para a doença ou ao placebo. Se o novo fármaco for menos eficaz do que o já disponível no mercado, ele não segue para última fase. Se ele tem eficácia semelhante ou pouco superior, ele precisa apresentar vantagem quanto à toxicidade ou custo-benefício para seguir. Se ele for significativamente mais eficaz, segue para os Estudos de fase 4.

No caso do novo fármaco ser aprovado em todas essas etapas, o próximo passo é a aprovação pelo órgão regulador nacional. No Brasil, este órgão é a ANVISA (Agência Nacional de Vigilância Sanitária), nos Estados Unidos é o FDA (*Food and Drug Administration*). Para aprovação do registro pelo órgão oficial, o requerente deve comprovar todos os resultados das diferentes etapas de desenvolvimento. Assim que liberado, o novo medicamento entra no mercado, mas continua em observação (fase IV, triagem clínica), sob farmacovigilância, a fim de comprovar a ausência de efeitos toxicológicos. Só após a observação de longa duração o fármaco comprova seu valor terapêutico e a relação risco-benefício. De acordo com os resultados desta fase, ele pode acabar tendo seu uso restrito a um grupo de pacientes ou ainda ser suspenso (Figura 3).

Quadro 1. Estágios de desenvolvimento de um novo fármaco.

Descoberta do fármaco	Desenvolvimento pré-clínico	Desenvolvimento clínico			Aprovação	Fase IV
		Fase I	Fase II	Fase III		
Seleção do alvo Procura pelo composto-guia Otimização do guia Perfil farmacológico	Farmacocinética Toxicologia em curto prazo Formulação Síntese em larga escala	Farmacocinética, tolerância, efeitos adversos em voluntários sadios	Testes em pequena escala em pacientes para avaliação da eficácia e dosagem Estudos toxicológicos em longo prazo	Testes clínicos controlados em larga escala	Submissão de todos os dados e revisões para as agências reguladoras	Vigilância pós-comercialização

←— 2 a 5 anos —→ ←— 1,5 anos —→ ←——— 5 a 7 anos ———→ ←—1 a 2 anos—→

~100 projetos | 20 compostos | 10 | 5 | 2 | 1,2 | 1

Candidato a fármaco | Desenvolvimento do composto | Submissão reguladora | Fármaco aprovado para comercialização

Fonte: adaptado de Rang et al. (2016).

Exercícios

1. A respeito da farmacologia, marque a opção correta.
   a) Também chamada farmacodinâmica, é o estudo dos efeitos que o princípio ativo exerce no organismo.
   b) Também chamada farmacocinética, é o estudo dos efeitos que o princípio ativo exerce no organismo.
   c) Também chamada farmacocinética, é o estudo dos efeitos que o organismo exerce sobre o fármaco.
   d) É o estudo do isolamento e da síntese de princípios ativos contidos em plantas.
   e) Compreende tanto a farmacodinâmica quanto a farmacocinética.

2. Sobre a história da farmacologia, aponte a alternativa correta.
   a) Durante o século X, era uma atividade dominada pelos boticários, que exerciam papel tanto de médico quanto de farmacêutico.
   b) Era dominada pelos boticários que exerciam somente o papel que hoje corresponde ao de farmacêutico.
   c) Os boticários já dominavam a prática de preparo dos extratos que nunca variavam.
   d) O desenvolvimento da química e da fisiologia contribuíram pouco para a farmacologia.
   e) Os cuidados com as terapias multidrogas são desta época.

3. Sobre as definições de remédio, medicamento e princípio ativo, qual alternativa está correta?
   a) Remédio é qualquer recurso utilizado para curar ou aliviar doenças, sintomas, desconforto e mal-estar, incluindo os medicamentos.
   b) Medicamento é qualquer recurso utilizado para curar ou aliviar doenças, sintomas, desconforto e mal-estar.
   c) Remédio e medicamento são sinônimos, assim como fármaco e princípio ativo.
   d) O medicamento é aquele que contém um fármaco, enquanto o remédio contém princípio ativo.
   e) O remédio é aquele que tem estrutura química conhecida e propriedade sobre função fisiológica determinada.

4. Qual opção é a correta a respeito dos conceitos básicos em farmacologia?
   a) Placebo é o medicamento de referência usado nos testes clínicos para fins de comparação com o candidato a novo fármaco.
   b) Interação medicamentosa é a estratégia utilizada pelos médicos quando o tratamento exige o emprego de mais de um medicamento.
   c) Farmacologia é a ciência que estuda como extrair e sintetizar novos fármacos.
   d) Janela terapêutica é o intervalo de doses entre a dose efetiva mínima e a dose efetiva máxima, antes de ser tóxico.
   e) Posologia é a quantidade de medicamento por dose, ou seja, a quantidade de

medicamento por comprimido.
5. Sobre os testes clínicos de fase I, II, III e IV no desenvolvimento de novos fármacos, marque a opção correta.
   a) São realizados no maior número de espécies animais possíveis.
   b) São realizados em humanos, costumam durar mais de cinco anos e incluem a fase de aprovação pelo órgão nacional de fiscalização.
   c) A farmacovigilância realizada na etapa IV tem como único objetivo coletar dados de efeitos adversos para que sejam introduzidos na bula do medicamento.
   d) Não exigem conduta ética nem que os participantes assinem um termo de consentimento livre e esclarecido.
   e) Praticamente todo projeto que inicia o desenvolvimento de um novo fármaco atinge esse objetivo com sucesso.

Referências

FERST G. C. *Análise da indústria farmacêutica no Brasil*: surgimento e desenvolvimento da indústria nacional. Universidade Federal do Rio Grande do Sul. Faculdade de Ciências Econômicas. Curso de Ciências Econômicas, 2013. Disponível em: <http://www.lume.ufrgs.br/handle/10183/78380>. Acesso em: 24 out. 2017.

GAO, Q. et al. Multiple receptor-ligand based pharmacophore modeling and molecular docking to screen the selective inhibitors of matrix metalloproteinase-9 from natural products. *Journal of Computer-Aided Molecular Design*, Dordrecht, v. 31, n. 7, p. 625-641, jul. 2017.

MARCH-VILA, E. et al. On the integration of in silico drug design methods for drug repurposing. *Frontiers in Pharmacology*, Lausanne, v. 23, p.8-298, maio 2017.

NATIONAL RESEARCH COUNCIL. *Guide for the care and use of laboratory animals*. 8. ed. Washington, DC: National Academies Press, 2011.

RANG, H. P. et al. *Rang & Dale*: farmacologia. 8. ed. Rio de Janeiro: Elsevier, 2016.

SOCIEDADE BRASILEIRA DE FARMÁCIA COMUNITÁRIA. *História da farmácia*. [2008]. Disponível em: <http://www.sbfc.org.br/site/paginas.php?id=2>. Acesso em: 11 out. 2017.

TECH AND TRAVEL CUBA. *Pharmaceutical Museum*. 2017. Disponível em: <http://www.cubatechtravel.com/destination/extrahotel/1880/pharmaceutical-museum>. Acesso em: 21 nov. 2017.

Leituras recomendadas

BOLETIM informativo do CIM-RS. Porto Alegre, n. 1, 2008. Disponível em: <http://www.ufrgs.br/boletimcimrs/RAM%202008.pdf>. Acesso em: 21 nov. 2017.

BRUNTON, L. et al. *Goodman e Gilman*: manual de farmacologia e terapêutica. Porto Alegre: AMGH, 2010.

CRAIG, C. R.; STITZEL, R. E. *Farmacologia moderna*. 4. ed. Rio de Janeiro: Guanabara Koogan, 1996.

LULLMANN, H.; MOHR, K.; HEIN, L. *Farmacologia*: texto e atlas. 4. ed. Rio de Janeiro: Guanabara Koogan, 1996.

Farmacocinética: absorção, vias de administração, distribuição, biotransformação e excreção

Objetivos de aprendizagem

Ao final deste texto, você deve apresentar os seguintes aprendizados:

- Compreender os processos farmacocinéticos de absorção, distribuição, biotransformação e eliminação dos fármacos.
- Comparar as principais vias utilizadas para a administração de fármacos.
- Identificar a influência dos processos farmacocinéticos sobre a ação dos fármacos.

Introdução

O estudo da farmacologia é dividido em duas grandes áreas: farmacocinética e farmacodinâmica. Enquanto a farmacodinâmica estuda os efeitos do fármaco sobre o organismo, a farmacocinética avalia "o que o organismo faz com o fármaco". A farmacocinética descreve os processos de administração, absorção, biotransformação e de eliminação das substâncias pelo organismo. O conhecimento e a aplicação desses conceitos possibilitam a escolha da dose, da posologia e da via de administração a ser utilizada para determinado fármaco, propiciando o seu uso seguro e racional.

Neste capítulo, você vai acompanhar o movimento do fármaco no organismo humano, desde sua absorção, até sua eliminação. Além disso, você vai aprender sobre as principais vias utilizadas para a administração de medicamentos.

A farmacocinética e o transporte transmembranas

A farmacocinética é a área da farmacologia que estuda o movimento do fármaco por meio do organismo. Ela compreende as etapas de absorção, distribuição, biotransformação e eliminação dos fármacos. Tais processos influenciam o início, a duração e a extensão do efeito de um fármaco. O conhecimento dessas propriedades permite a determinação da dose, posologia e escolha da via de administração de determinado medicamento, contribuindo para o maior sucesso de sua aplicação terapêutica e para a redução de possíveis efeitos adversos.

Os processos de absorção, distribuição, biotransformação e eliminação dependem da passagem do fármaco pelas membranas celulares. Basicamente, os fármacos podem atravessar as membranas pelos mecanismos de difusão passiva, por transporte mediado por carreadores ou por endocitose. Vamos agora entender mais sobre esses mecanismos de transporte (Figura 1).

- **Difusão passiva:** grande parte dos fármacos são absorvidos por esse mecanismo. Nesse processo, fármacos lipossolúveis atravessam as membranas lipídicas por meio de difusão, sendo o gradiente de concentração, sua força motora. O fármaco se movimenta de regiões de alta concentração para regiões de baixa concentração até que o equilíbrio seja atingido.
- **Transporte mediado por carreadores:** a difusão facilitada e o transporte ativo são mecanismos de transporte mediados por carreadores proteicos. Na difusão facilitada, os fármacos atravessam a membrana celular através de proteínas transportadoras transmembrana especializadas, sem o gasto de energia. O gradiente de concentração também é a força-motriz para esse processo de transporte. A difusão facilitada possibilita o transporte de moléculas grandes ou hidrossolúveis, que não conseguem passar passivamente pela membrana. Enquanto isso, o transporte ativo envolve proteínas transportadoras dependentes de energia. Pela quebra da molécula de adenosina trifosfato (ATP), essas proteínas estruturais da membrana são capazes de transportar moléculas de fármacos contra seu gradiente de concentração.
- **Endocitose:** esse processo permite o transporte de moléculas do meio extra para o intracelular, através da invaginação da membrana plasmática e formação de vesículas endocíticas. Essas vesículas são "engolfadas" para o interior da célula. Moléculas de fármacos com alto peso molecular podem ser transportadas através desse processo.

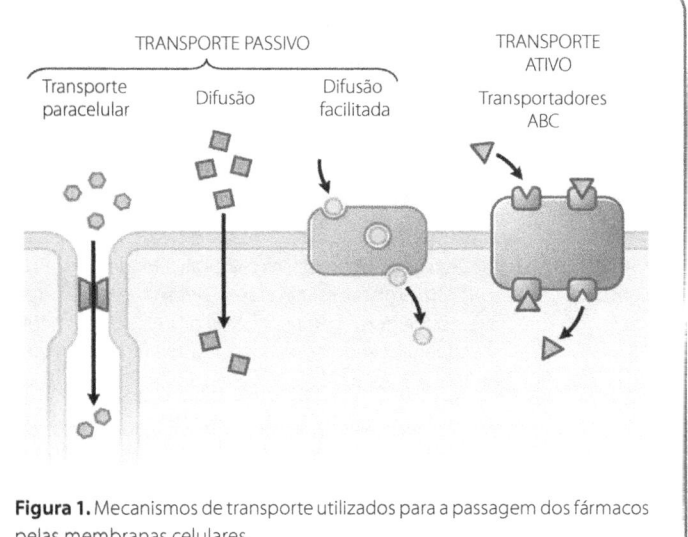

Figura 1. Mecanismos de transporte utilizados para a passagem dos fármacos pelas membranas celulares.
Fonte: Dandan e Brunton (2015).

Fique atento

Medicamentos de referência (também chamados de medicamentos de marca) e medicamentos genéricos são intercambiáveis, isto é, podem ser substituídos um pelo outro. Isso ocorre porque esses medicamentos apresentam equivalência farmacêutica e bioequivalência comprovadas. A equivalência farmacêutica se refere ao fato de esses medicamentos apresentarem os mesmos componentes ativos, mesma concentração, igual forma farmacêutica e via de administração. Enquanto isso, a bioequivalência ocorre quando as formulações do fármaco não apresentam diferenças significativas em sua biodisponibilidade e no tempo para que o fármaco alcance o pico de concentração plasmática e início de ação.

Movimento do fármaco no organismo

A primeira etapa farmacocinética consiste na absorção do fármaco. A absorção consiste na passagem do fármaco de seu local de administração para a corrente sanguínea. As propriedades físico-químicas do fármaco, bem como as características da membrana influenciam esse processo. Na Tabela 1, você poderá verificar alguns dos principais fatores que influenciam a absorção.

Tabela 1. Fatores que alteram a absorção de fármacos.

Fator	Descrição
Tamanho da molécula do fármaco	Moléculas pequenas têm maior facilidade em se difundir pelas membranas celulares. Fármacos grandes, por exemplo, algumas proteínas, têm dificuldade em permear as membranas, sendo necessária sua administração diretamente no local de ação.
pH	Muitos fármacos são ácidos ou bases fracas. Esses fármacos podem se encontrar na forma conjugada ou ionizada, de acordo com o pH do meio em que se encontram: Fármaco ácido: $HA \rightleftharpoons H^+ + A^-$ Fármaco básico: $BH^+ \rightleftharpoons B + H^+$ A forma não ionizada desses fármacos (sem cargas) apresenta maior lipossolubilidade. Portanto, os fármacos ácidos ou bases fracas apresentam maior facilidade em passar as membranas quando estão nas suas formas não ionizadas (HA, para ácidos fracos e B, para bases fracas). A relação entre as formas conjugada ou ionizada de um fármaco é dada pelo seu pKa e pH do meio. Assim, fármacos ácidos são absorvidos em locais em que o pH é ácido. Enquanto isso, fármacos básicos, são absorvidos em ambientes com pH básico.
Área disponível para absorção	Ambientes com maior área superficial facilitam a absorção dos fármacos. A mucosa intestinal, por exemplo, facilita a chegada dos fármacos ao sangue, pois apresenta uma superfície cheia de microvilosidades, que aumentam a superfície de contato com os fármacos.
Fluxo sanguíneo	Órgãos com maior fluxo sanguíneo favorecem o processo absortivo.
Tempo de contato do fármaco com a superfície de absorção	O tempo de contato entre o fármaco e as membranas celulares determina a extensão da sua absorção. Fármacos administrados por via oral e que ficam por pouco tempo em contato com a mucosa do trato gastrintestinal (por exemplo, na diarreia), podem ter sua absorção reduzida. Contudo, um esvaziamento gástrico lento, retarda a chegada do fármaco ao intestino, o que pode reduzir a velocidade com que é absorvido.

A biodisponibilidade representa a fração de fármaco que chega à corrente circulatória na sua forma inalterada, após sua administração. Na via intravenosa, o fármaco é administrado diretamente na circulação sistêmica. Desse modo, a via intravenosa (IV) apresenta biodisponibilidade total (1 ou 100%). Com exceção da via IV, as demais vias de administração sempre apresentam perdas do fármaco até a sua chegada ao sangue, e sua biodisponibilidade é inferior a 1 (ou 100%). A forma farmacêutica do medicamento, a solubilidade do fármaco e o metabolismo de primeira passagem são alguns fatores que influenciam na biodisponibilidade.

Após a absorção ou administração do fármaco pela via IV, ele passa da corrente circulatória para o líquido intersticial e, então, para as células dos tecidos. Essa etapa farmacocinética é denominada distribuição. A distribuição do fármaco é afetada por fatores fisiológicos, como débito cardíaco, fluxo sanguíneo regional, permeabilidade capilar e volume do tecido, como também pelas características físico-químicas do fármaco, como lipossolubilidade e afinidade por proteínas plasmáticas e teciduais.

Inicialmente, os fármacos se distribuem para órgãos com maior irrigação sanguínea, por exemplo, rins, fígado e pulmões. A chegada e interação do fármaco com tecidos menos irrigados, como músculo esquelético, pele, tecido adiposo é mais lenta.

Alguns fármacos circulam no sangue ligados a proteínas plasmáticas, tais como a albumina, glicoproteína ácida α-1 e globulinas. Essas proteínas atuam como reservatórios e podem retardar a distribuição do fármaco. Somente a fração livre do fármaco está em equilíbrio entre os líquidos extra e intracelular. Portanto, à medida que a concentração de fármaco livre reduz, em função da sua liberação nos diferentes tecidos e eliminação, o fármaco ligado se solta da proteína. Essa propriedade também pode limitar a biotransformação e a filtração do fármaco.

Após a entrada do fármaco no organismo, o processo de eliminação já inicia. O organismo elimina fármacos e outras moléculas exógenas pelos processos de biotransformação e excreção. A biotransformação consiste no metabolismo do fármaco. Esse processo ocorre para tornar moléculas lipofílicas em mais hidrofílicas. Os fármacos com maior lifofilicidade apresentam maior dificuldade em serem eliminados do organismo. Esses fármacos são filtrados pelo glomérulo renal, porém, são facilmente reabsorvidos pela circulação sistêmica em função da sua afinidade pelas membranas celulares. Para que possam ser eliminados, fármacos lipofílicos primeiramente são biotransformados em moléculas mais polares.

As reações de biotransformação são classificadas em dois grupos: reações de fase I e reações de fase II. As reações de fase I, também chamadas de reações não sintéticas ou catabólicas, se constituem por oxidação, redução, hidrólise, ciclização ou desciclização. Nessas reações, grupos hidrofílicos (p. ex., -OH, -NH_2, -SH), são introduzidos ou liberados na molécula do fármaco, tornando-o mais polar. Grande parte das reações de fase I são catalisadas pelas enzimas da família citocromo P450 (CYP). Quando os produtos das reações de Fase I são polares o suficiente, eles podem ser excretados facilmente. Contudo, muitos metabólitos de Fase I passam por uma reação subsequente. As reações de fase II são também chamadas de sintéticas, anabólicas ou de conjugação e são constituídas por acetilação, metilação e conjugações. Nessas reações, os produtos de fase I são conjugados a moléculas endógenas, altamente hidrofílicas. Normalmente, o metabólito é conjugado a ácido glicurônico, ácido sulfúrico, ácido acético ou a um aminoácido, por exemplo, a glicina. Essas reações resultam em moléculas altamente polares, normalmente inativas, e que são facilmente eliminadas. As reações de biotransformação ocorrem principalmente no fígado. Com menor frequência, essas reações também podem ocorrer no trato gastrintestinal (TGI), nos pulmões, na pele, nos rins e no cérebro.

Fármacos absorvidos em órgãos do TGI, como estômago e intestino, entram na circulação portal antes de alcançar a circulação sistêmica. Tais fármacos estão sujeitos à biotransformação por enzimas metabolizadoras localizadas na parede intestinal e, principalmente, no fígado. Esse processo é denominado metabolismo de primeira passagem e faz com que a biodisponibilidade oral seja reduzida, já que a quantidade de fármaco inalterado que de fato chega à circulação sistêmica é reduzida.

A excreção consiste na saída do fármaco do organismo. Ela pode ocorrer por diferentes vias, sendo a urinária a principal. A excreção pelo sistema renal envolve os processos de filtração glomerular, secreção tubular e reabsorção. Os fármacos hidrofílicos são facilmente eliminados por essa via. Eles são filtrados pelo glomérulo e permanecem no túbulo renal, pois não têm afinidade pelas membranas celulares. Alterações da função renal afetam o processo de excreção do fármaco. A insuficiência renal, por exemplo, pode limitar a excreção de fármacos e de outras substâncias exógenas, ocasionando seu acúmulo no organismo. Além da excreção renal, a excreção biliar e pulmonar são importantes modalidades de saída do fármaco do organismo. Suor, leite materno, lágrimas, fezes e saliva também representam algumas vias de excreção.

> **Saiba mais**
>
> Grande parte das interações medicamentosas ocorre por alteração do metabolismo dos fármacos. Alguns fármacos podem induzir ou inibir o metabolismo de outro, alterando sua farmacocinética. Alguns fármacos podem aumentar a taxa de síntese ou reduzir a taxa de degradação do complexo enzimático P450, sendo chamados indutores enzimáticos. A indução enzimática pode provocar o aumento do metabolismo de outros fármacos, que são biotransformados pelo P450. Esses fármacos podem ter sua ação limitada, pois acabam sendo eliminados precocemente. Para os fármacos que são metabolizados em metabólitos ativos, a indução enzimática pode fazer com suas concentrações plasmáticas aumentem rapidamente, exacerbando sua toxicidade. Alguns fármacos podem ocasionar a inibição enzimática por se ligar ao P450 e reduzir a sua atividade. Esse mecanismo faz com que fármacos metabolizados por essa enzima permaneçam por mais tempo na corrente circulatória, elevando suas concentrações plasmáticas e tissulares.

Vias de administração

A via de administração compreende a maneira pela qual o fármaco entra em contato com o organismo humano. A sua escolha é determinada por diferentes fatores, como as características físico-químicas da molécula do fármaco, a forma farmacêutica em que ele se apresenta, efeito local ou sistêmico, assim como pelas características do paciente, quadro clínico, tempo necessário para o início do efeito e duração do tratamento.

As vias de administração podem ter ação local ou ação sistêmica quando chegam à corrente circulatória. Além disso, elas podem ser classificadas em enterais e parenterais. As vias enterais são aquelas em que o medicamento é administrado por algum órgão que compõe o TGI. Enquanto isso, vias parenterais são aquelas que não entram em contato com os órgãos do TGI.

Vias enterais

- **Via oral:** representa a administração e deglutição do medicamento pela boca. Essa via é a forma mais utilizada para administração de medicamentos. Entre suas vantagens se destacam o baixo custo e a facilidade na administração, o que favorece a autoadministração. Além disso, ela é considerada uma via de uso relativamente seguro, visto que a toxicidade e doses exacerbadas de medicamentos podem ser neutralizadas ou revertidas por lavagem gástrica, carvão ativado ou outros antídotos que previnam a absorção do fármaco. Contudo, essa via apresenta algumas desvantagens, como a baixa biodisponibilidade devido a absorção limitada de alguns fármacos, metabolismo de primeira passagem e inativação de alguns fármacos por enzimas ou pH gástrico. Ainda, a via oral não pode ser utilizada em pacientes que apresentam quadro de náuseas, vômitos ou que se encontram desacordados.

- **Via sublingual:** consiste na administração do medicamento sob a língua e sua difusão para a rede de capilares presentes no local. Essa via apresenta vantagens, como a rápida absorção, ausência do metabolismo de primeira passagem e ausência do contato com demais órgãos do TGI, em que pode ocorrer a inativação do fármaco.

Vias parenterais

- **Via intravenosa:** consiste na administração do fármaco diretamente na circulação sistêmica. Essa via apresenta biodisponibilidade total e é bastante utilizada em situações de emergência. Porém, é de difícil reversão e deve ser aplicada por profissionais capacitados. O local de aplicação da injeção deve ser adequadamente higienizado para que infecções sejam evitadas. A velocidade da injeção deve ser controlada de acordo com o fármaco a ser administrado. Hemólise ou precipitação do fármaco no sangue pode ocorrer em função da sua chegada rápida no sangue. Assim, o paciente deve ser monitorado durante e após a administração de fármacos pela via IV.
- **Via intramuscular (IM):** utilizada para efeito rápido, bem como para efeito prolongado. Fármacos em soluções aquosas são rapidamente absorvidos e apresentam início de ação rápido. Enquanto isso, preparações oleosas ou suspensões do fármaco em outros veículos proporcionam sua difusão lenta para fora do tecido muscular, favorecendo sua liberação sustentada durante um maior período de tempo. A via intramuscular deve ser utilizada por profissionais qualificados e não deve ser empregada para fármacos que causem danos teciduais, que possam causar irritação ou necrose, por exemplo.

- **Via subcutânea (SC):** a administração do fármaco logo abaixo da camada cutânea, assim como a via IM, pode apresentar uma absorção rápida ou prolongada, de acordo com as características físico-químicas da formulação farmacêutica. Essa via é utilizada para administração de algumas vacinas e de alguns hormônios (anticoncepcionais, insulina), por exemplo. A via subcutânea apresenta menor risco de hemólise ou distúrbios sanguíneos, como a trombose, do que a via intravenosa. Contudo, assim como a via IM, a via SC não deve ser utilizada para fármacos que apresentem risco de danos teciduais.
- **Via inalatória:** utilizada para efeito local ou sistêmico. Essa via é bastante vantajosa para administração de fármacos utilizados para problemas respiratórios. Por meio da inalação, esses fármacos são administrados diretamente no local de ação, evitando efeitos sistêmicos. Para fármacos com efeito sistêmico, ele é absorvido pela mucosa do trato respiratório e epitélio pulmonar. Em função da grande área superficial pulmonar, a absorção dessa via é bastante rápida. Além disso, a via inalatória evita perdas pelo metabolismo de primeira passagem.
- **Via tópica:** alguns fármacos são aplicados diretamente na pele ou mucosas, como nasofaringe, conjuntiva, vagina, colo, uretra, a fim de provocar efeitos locais.

Link

O artigo disponível no link a seguir descreve interações medicamentosas farmacocinéticas em função de uma proteína chamada glicoproteína P, que provoca o transporte de efluxo de fármacos das células.

https://goo.gl/sQyDiZ

Exemplo

A nitroglicerina é um fármaco vasodilatador, utilizado para evitar a crise de angina. Nesse quadro, é importante que esse medicamento apresente início de efeito rápido. Em função disso, os comprimidos de nitroglicerina são administrados pela via sublingual. Ao serem colocados embaixo da língua, são rapidamente dissolvidos e absorvidos pela mucosa oral, proporcionando efeito rápido. A angina pode ocorrer em função do infarto agudo do miocárdio. Portanto, a administração da nitroglicerina pela via oral não é indicada nesse quadro. A absorção pela via oral é mais lenta, além dessa via ser suscetível ao metabolismo de primeira passagem.

Exercícios

1. A farmacocinética estuda o movimento dos fármacos no organismo humano. Sobre o processo farmacocinético de absorção, marque a opção correta.
   a) Consiste na chegada do fármaco ao tecido-alvo.
   b) Consiste na passagem do fármaco do sangue para os líquidos intersticiais.
   c) Consiste na passagem do fármaco do local de administração para a corrente circulatória.
   d) Representa a passagem do fármaco por enzimas de metabolismo para a sua ativação.
   e) Representa a etapa de exposição do fármaco ao organismo humano.

2. Absorção, distribuição e eliminação dos fármacos são processos que dependem da passagem dessas moléculas pelas membranas celulares. Sobre o movimento dos fármacos através das membranas celulares, aponte a afirmação correta.
   a) Fármacos com alto peso molecular utilizam-se dos processos de difusão passiva e facilitada para que possam passar pelas membranas celulares.
   b) Os fármacos lipossolúveis têm maior facilidade em passar pelas membranas celulares do que fármacos hidrossolúveis.
   c) Fármacos hidrossolúveis passam as membranas celulares através do processo de difusão passiva.
   d) Fármacos ácidos são absorvidos em ambientes com o pH alto, por exemplo, o intestino.
   e) Fármacos ácidos e básicos apresentam maior facilidade em passar pelas membranas celulares quando estão na sua forma ionizada.

3. A eliminação dos fármacos consiste nos processos de biotransformação e excreção. Sobre esses processos,

marque a alternativa correta.
a) Na biotransformação, as moléculas dos fármacos são transformadas em moléculas mais lipofílicas para que possam ser mais facilmente excretadas.
b) Moléculas hidrofílicas apresentam grande dificuldade de eliminação pela via renal.
c) A biotransformação consiste em reações catabólicas e de conjugação que tornam os fármacos mais hidrofílicos.
d) Os rins são os principais órgãos responsáveis pela biotransformação dos fármacos.
e) A via renal consiste na principal forma de excreção dos fármacos lipofílicos.

4. A biodisponibilidade consiste na fração do fármaco que chega inalterada à corrente circulatória. Diferentes fatores afetam a biodisponibilidade de um fármaco, por exemplo, sua via de administração. Sobre a biodisponibilidade das vias de administração oral, sublingual e intravenosa, o que é possível afirmar?
a) A via oral apresenta a maior biodisponibilidade entre as três vias citadas.
b) A via sublingual apresenta maior biodisponibilidade que a via oral e menor biodisponibilidade que a via intravenosa.
c) Apesar de consistir na aplicação do fármaco diretamente no sangue, a via intravenosa apresenta perdas do fármaco devido ao metabolismo de primeira passagem.
d) A via sublingual apresenta perdas do fármaco durante o processo de absorção, dessa forma, apresenta biodisponibilidade menor do que a via oral.
e) A via sublingual apresenta a menor biodisponibilidade das três vias citadas, pois o fármaco é absorvido pelo sistema entérico porta-hepático.

5. A escolha da via de administração de um fármaco depende de diferentes fatores, tais como as características do fármaco e as necessidades do paciente. Sobre as vias de administração, marque a opção correta.
a) A via oral é uma das vias mais utilizadas devido à sua facilidade de administração e é a via mais indicada em situações de emergência.
b) Os fármacos administrados pela via inalatória apresentam apenas efeito local.
c) A ação dos fármacos administrados pela via intravenosa é rápida e facilmente revertida.
d) A via sublingual apresenta a vantagem de poder ser utilizada para administração de fármacos que são inativados pelo pH ácido e enzimas do suco gástrico.
e) A via intramuscular pode ser utilizada para o efeito rápido ou prolongado e favorece a autoaplicação do fármaco pelo paciente.

Referência

DANDAN, R. H.; BRUNTON, L. L. *Manual de farmacologia e terapêutica de Goodman e Gilman*. 2. ed. Porto Alegre: AMGH, 2015.

Leituras recomendadas

KATZUNG, B. G.; TREVOR, A. J. *Farmacologia básica e clínica*. 13. ed. Porto Alegre: Artmed, 2017.

SILVA, P. *Farmacologia*. 8. ed. Rio de Janeiro: Guanabara Koogan, 2010.

WHALEN, K.; FINKELI, R.; PANAVELIL, T. A. *Farmacologia ilustrada*. 6. ed. Porto Alegre: Artmed, 2016.

Mecanismos de ação dos fármacos

Objetivos de aprendizagem

Ao final deste texto, você deve apresentar os seguintes aprendizados:

- Compreender os principais mecanismos de ação dos fármacos.
- Identificar as principais classes de receptores farmacológicos e os tipos de interação entre fármacos e receptores.
- Determinar os efeitos da interação fármaco-receptor sobre a resposta terapêutica.

Introdução

A maioria dos fármacos exerce seus efeitos terapêuticos no organismo a partir da sua interação com macromoléculas, chamadas de receptores farmacológicos. A ligação do fármaco ao seu receptor desencadeia mudanças moleculares ou bioquímicas nas células, que culminam com a modulação de funções do organismo humano. A partir disso, podemos observar o efeito farmacológico e terapêutico de um fármaco.

Neste capítulo, você vai identificar os principais mecanismos de interação entre os fármacos e seus receptores. Além disso, você compreenderá os efeitos dessa interação sobre a resposta farmacológica.

Mecanismos de ação dos fármacos

A farmacodinâmica é a área da farmacologia que avalia e estuda os efeitos da ação dos fármacos sobre o organismo humano. Os fármacos podem apresentar ações específicas e inespecíficas sobre o organismo.

Os efeitos terapêuticos, adversos ou até mesmo tóxicos da maioria dos fármacos ocorrem por meio da sua interação com macromoléculas do organismo, as quais são chamadas de receptores. A interação do fármaco com essas macromoléculas leva à formação dos chamados complexos fármaco-receptor. Esses complexos ocasionam mudanças bioquímicas e/ou fisiológicas nas células e tecidos que causam a modulação dos sistemas e, por fim, culminam com os efeitos observados do fármaco. Os fármacos que atuam sobre receptores específicos são caracterizados como fármacos com ação específica. Por outro lado, os fármacos que exercem seus efeitos sem interagirem com receptores específicos são chamados de fármacos com ação inespecífica. A ação desses fármacos resulta de suas propriedades físico-químicas e ocorre em função do seu acúmulo em locais vitais das células. São exemplos de fármacos com ação inespecífica: os antissépticos, alguns antifúngicos tópicos e alguns inseticidas.

Os receptores farmacológicos dos fármacos de ação específica são macromoléculas endógenas, como proteínas, enzimas ou ácidos nucleicos. A maior parte dos receptores são proteínas transdutoras de sinais, as quais são representadas por canais iônicos sensíveis a ligantes; receptores acoplados à proteína G; receptores ligados a enzimas e os receptores intracelulares. Dessa forma, grande parte dos fármacos têm seu mecanismo de ação baseado na ativação ou inativação de enzimas, na supressão da função gênica ou na interação com a membrana celular, causando sua alteração ou interferindo nos seus sistemas de transporte.

Agora vamos identificar os principais tipos de receptores farmacológicos (Figura 1):

- **Canais iônicos sensíveis a ligantes:** os canais iônicos são poros, formados por proteínas e imersos na membrana plasmática. Os canais iônicos exercem papel fundamental na transdução de sinal através da passagem seletiva de íons sinalizadores, como Na^+, K^+, Cl^- e Ca^{2+}. Esses canais exibem um local para a ligação de moléculas sinalizadoras (ligantes) e normalmente exibem dois estados conformacionais: aberto e fechado. Normalmente, a interação de um ligante ao canal faz com que ele se abra, permitindo a passagem do íon. Esses receptores são alvo para a modulação da neurotransmissão no sistema nervoso central, bem como a transmissão elétrica nos músculos esquelético e cardíaco.

- **Receptores acoplados à proteína G:** constituídos por proteínas transmembrana que atravessam a bicamada lipídica sete vezes. Essas proteínas estão ligadas a uma molécula transdutora de sinal, chamada proteína G, que é formada por três subunidades: α, β e γ. As proteínas G, através da subunidade α, se ligam aos nucleotídeos da guanosina, como o trifosfato de guanosina (GTP). A interação do receptor transmembrana com um ligante desencadeia uma mudança da sua conformação, ocasionando a separação do complexo αGTP do complexo βγ. Cada um desses complexos pode interagir com efetores celulares, que podem produzir mensageiros, desencadeando uma cascata de sinalização. A adenililciclase e a fosfolipase C são exemplos de efetores, que quando ativados produzem mensageiros, o monofosfato de adenosina cíclico (AMPc) e trifosfato-1,4,5-inositos (IP_3) e diacilglicerol (DAG), respectivamente.
- **Receptores ligados à enzima:** consistem em uma proteína transmembrana, que apresenta domínio extracelular para interação com ligante e domínio intracelular com atividade enzimática. Grande parte desses receptores apresenta atividade tirosinocinase. Quando ocorre a interação de ligantes com seu domínio extracelular, esses receptores sofrem uma mudança conformacional, o que ocasiona sua ativação. Os receptores ativados fosforilam resíduos de tirosina em sua própria estrutura, e/ou outras proteínas-alvo, desencadeando uma cascata de sinalização intracelular.
- **Receptores intracelulares:** são inteiramente intracelulares e atuam principalmente sobre a modulação de fatores de transcrição nucleares. Para que possam interagir com os receptores intracelulares, os ligantes devem apresentar a capacidade de se difundir pelas membranas celulares. Dessa forma, devem apresentar natureza lipofílica. A formação do complexo ligante-receptor leva à ativação do receptor intracelular e seu deslocamento até o núcleo da célula. No núcleo, esse complexo interage com fatores de transcrição que regulando a expressão gênica, ocasionam sua ativação ou inibição. Como modulam a transcrição do DNA em RNA e a tradução do RNA em proteínas, a resposta desses receptores é longa, podendo perdurar por horas ou, até mesmo, dias.

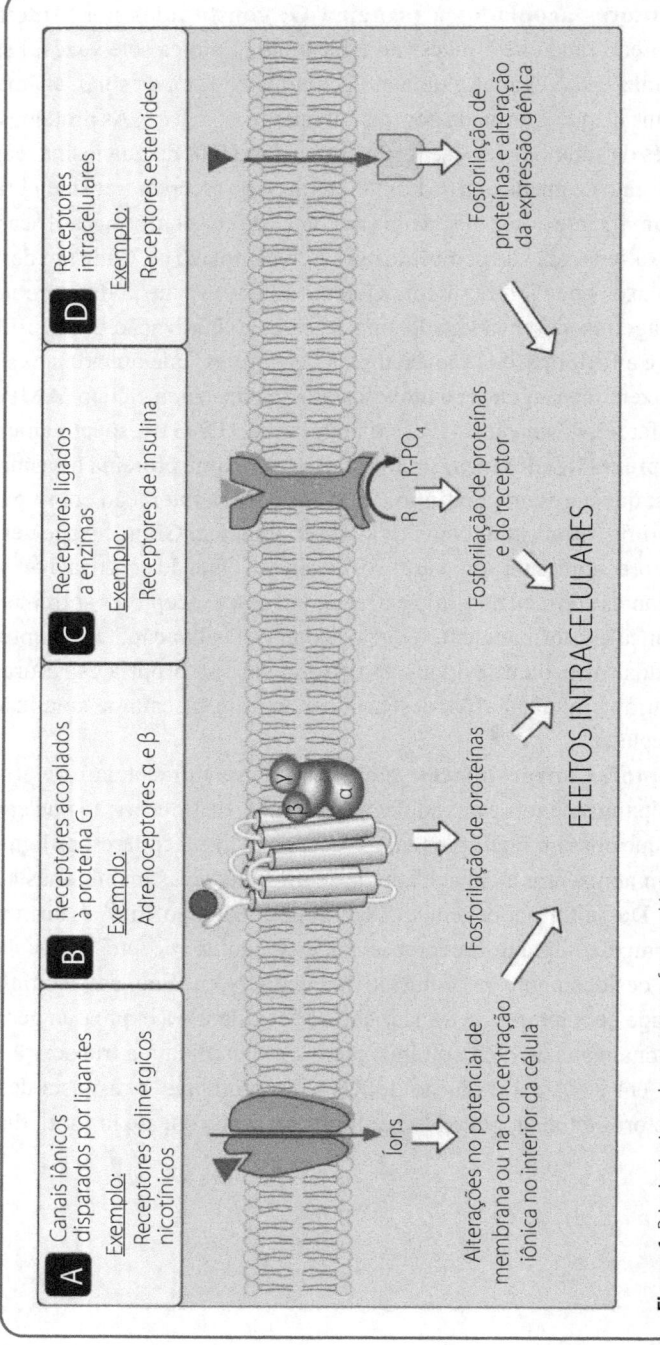

Figura 1. Principais tipos de receptores farmacológicos.
Fonte: Whalen, Finkel e Panavelil (2016).

> **Fique atento**
>
> **Dessensibilização e supersensibilização de receptores:** a maioria dos receptores fisiológicos está sujeita à regulação por retroalimentação por produtos de sua sinalização. A estimulação constante dos receptores por fármacos agonistas pode ocasionar alterações na sua responsividade, causando dessensibilização. A dessensibilização de um receptor resulta na redução do efeito do agonista, podendo ser causada pelo fenômeno denominado taquifilaxia ou por internalização dos receptores. A taquifilaxia consiste na alteração do receptor, por exemplo, por fosforilação, que o torna não responsivo ao ligante. Enquanto isso, na internalização, o receptor é sequestrado para o interior celular. Dessa forma, um menor número de receptores fica disponível para interação com ligantes. Esses fenômenos são bastante importantes do ponto de vista terapêutico e podem ocasionar a tolerância do organismo a determinados fármacos.
>
> Outro efeito que pode ocorrer mediante o bloqueio continuado de um receptor é sua supersensibilidade a fármacos agonistas. A exposição contínua a fármacos antagonistas, por exemplo, pode resultar no aumento de receptores na membrana. Dessa forma, um maior número de receptores fica disponível para interação com seus ligantes, tornando a célula mais sensível a agonistas e mais refratária a antagonistas.

Tipos de interação entre fármaco e receptor

Os fármacos podem exibir diferentes ações sobre seus receptores. Basicamente, eles podem interagir como agonistas, agonistas inversos ou como antagonistas. Vamos entender melhor como ocorrem essas interações.

- **Agonistas:** aqueles que mimetizam a ação de ligantes endógenos do seu receptor. A ligação do agonista ao receptor o estabiliza em determinada conformação, ocasionando sua ativação. De acordo com a resposta que geram sobre o receptor, esses fármacos podem ser classificados como agonistas totais e agonistas parciais.
    - Agonista total: apresenta grande eficácia em ativar seu receptor. Quando ligado ao receptor, esse fármaco ocasiona uma resposta biológica máxima, semelhante ao seu ligante endógeno, produzindo um efeito máximo.
    - Agonista parcial: apresenta eficácia menor que o agonista total, mesmo que ocupe todos os receptores disponíveis. Ele apresenta atividade intrínseca maior que zero, porém, inferior a um.
- **Agonistas inversos:** alguns receptores fisiológicos apresentam uma atividade constitutiva, isto é, apresentam atividade mesmo na ausência

de um ligante. Os fármacos agonistas inversos, ao se ligarem a esse tipo de receptor, o estabilizam em uma conformação inativa. Portanto, fármacos agonistas inversos têm ação oposta à dos fármacos agonistas, apresentando eficácia negativa.

- **Antagonistas:** os fármacos antagonistas ligam-se aos receptores, porém, não exercem sua ativação ou inativação, isto é, não apresentam atividade intrínseca. Esses fármacos impedem a interação do receptor com seus ligantes endógenos ou outros fármacos agonistas. São classificados em antagonistas competitivos e não competitivos, podendo ser classificados ainda como alostéricos e irreversíveis.
  - Antagonista competitivo: é aquele que se liga por meio de ligações não covalentes, reversíveis, ao receptor, no mesmo sítio em que agonistas se ligam. Assim, o fármaco antagonista competitivo impede a ligação de agonistas ao receptor por "competir" pelo mesmo sítio de ligação. O aumento da concentração de moléculas agonistas em torno do receptor pode reverter a ligação dos antagonistas com seu sítio de ação.
  - Antagonista alostérico: se liga ao receptor por ligações reversíveis, em domínios diferentes daqueles em que o agonista interage. A sua ligação com o receptor faz com que exiba alteração conformacional. Dessa forma, o agonista não reconhece o seu sítio de ação e, assim, não consegue se ligar.
  - Antagonista irreversível: interage com os receptores por ligações covalentes. O estabelecimento de ligações fortes entre o antagonista e o sítio de ação dos receptores impede que agonistas se liguem. Mesmo com o aumento da concentração de agonistas, ele permanece ligado ao receptor.

> **Saiba mais**
>
> **Índice terapêutico:** por meio do estudo da relação entre dose e resposta, o índice terapêutico (IT), ou janela terapêutica, de um fármaco pode ser calculado. O IT compreende o intervalo entre a dose mínima eficaz e a dose máxima tóxica de um fármaco. Esse parâmetro é uma medida de segurança do fármaco, em que um valor elevado de IT reflete um intervalo maior de doses que podem ser utilizadas, entre a dose efetiva e a dose tóxica.

Aspectos quantitativos da interação entre fármaco-receptor e a relação dose-resposta

A relação entre a dose administrada de um fármaco e a resposta clínica observada é bastante complexa e depende de uma série de fatores. A dose administrada e as características farmacocinéticas do fármaco influenciam diretamente em sua resposta. Além disso, a resposta fisiológica proveniente da interação de um fármaco com o seu receptor depende de alguns parâmetros farmacodinâmicos, como eficácia, afinidade e potência.

A eficácia corresponde à capacidade de um fármaco se ligar ao receptor e ocasionar sua ativação. Ela depende da atividade intrínseca do fármaco e também do número de receptores ativados. A eficácia máxima de um fármaco (E_{max}) é obtida quando todos os receptores estão ocupados pelo fármaco e uma resposta maior não será obtida pelo aumento de sua concentração. De acordo com esse conceito, fármacos agonistas apresentam eficácias positivas, e fármacos agonistas inversos apresentam eficácia negativa. Enquanto isso, os fármacos antagonistas apresentam eficácia nula.

A afinidade reflete a capacidade de um fármaco se ligar ao receptor. Fármacos com alta afinidade conseguem se ligar a um grande número de receptores, mesmo estando em baixa concentração no local de ação. Além disso, esses fármacos apresentam baixa constante de dissociação. Tanto os fármacos agonistas como os agonistas inversos e os antagonistas apresentam a capacidade de se ligarem aos seus receptores. Portanto, todos apresentam afinidade positiva.

A potência de um fármaco refere-se à quantidade de moléculas necessárias para que um efeito em intensidade determinada seja produzido. Quanto menor a quantidade de moléculas necessárias do fármaco para que um efeito seja produzido, maior sua potência. Normalmente, a potência de um fármaco é analisada pelo parâmetro CE_{50} – concentração do fármaco que produz 50% do efeito máximo.

O gráfico apresentado na Figura 2 demonstra a curva dose-resposta de três fármacos. Como pode ser visualizado, o fármaco A precisa de uma dose menor do que os fármacos B e C para atingir 50% de seu efeito máximo. Portanto, ele apresenta a maior potência entre os três. Enquanto isso, o fármaco C apresenta efeito biológico inferior aos fármacos A e B, e também precisa de maiores doses para que atinja a CE_{50}. Dessa forma, o fármaco C apresenta a menor eficácia e a menor potência entre os três fármacos apresentados.

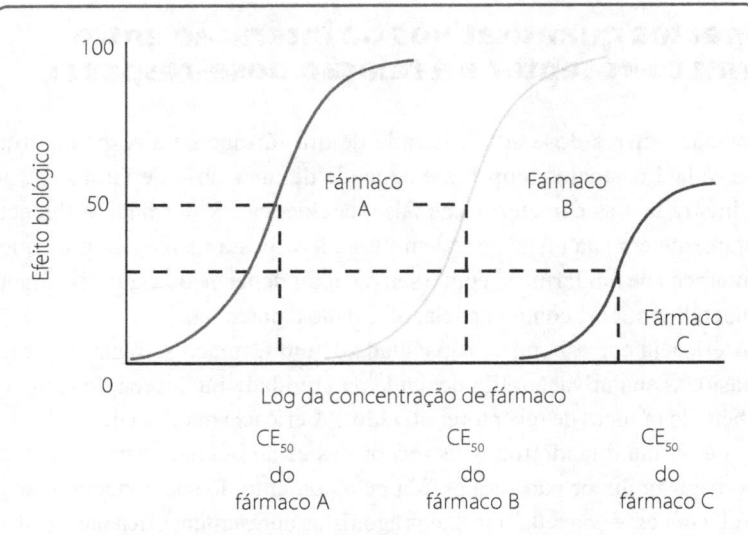

Figura 2. Curva dose-resposta (potência relativa e eficácia) de três fármacos agonistas A, B e C. Compare a concentração em que cada um deles atinge 50% de seu efeito máximo (CE_{50}) e a intensidade de efeito que produzem.
Fonte: Whalen, Finkeli e Panavelil (2016, p. 31).

Link

Neste link, você poderá aprender sobre os efeitos da variabilidade genética, farmacodinâmica e também farmacocinética de medicamentos.

https://goo.gl/MeSVzs

Exemplo

A warfarina é um fármaco anticoagulante que apresenta baixo índice terapêutico, isto é, a dose eficaz é bastante próxima à dose tóxica. Dessa forma, variações farmacocinéticas, como elevação de sua biodisponibilidade, podem resultar em aumento das doses plasmáticas de warfarina, o que pode gerar o quadro de hemorragia. Em função disso, pacientes sob o uso de medicação devem ser constantemente monitorados em relação aos seus efeitos. Isso pode ser realizado por exames de coagulação.

Exercícios

1. A interação entre os fármacos e receptores pode ocorrer de diferentes formas. Sobre esses mecanismos de interação, aponte a alternativa correta.
   a) Fármacos agonistas são aqueles que, ao se ligarem aos receptores, os estabilizam em conformação inativa.
   b) Fármacos agonistas são aqueles que apresentam afinidade pelos seus receptores, porém eficácia negativa.
   c) Fármacos antagonistas são aqueles que se ligam aos seus receptores com alta afinidade, porém, têm eficácia nula.
   d) Fármacos agonistas inversos são aqueles que se ligam aos seus receptores e aumentam sua atividade intrínseca.
   e) Fármacos agonistas inversos são aqueles que se ligam aos seus receptores e não alteram suas atividades.

2. Os fármacos antagonistas podem atuar de diferentes formas, podendo ser classificados em competitivos, não competitivos alostéricos e não competitivos irreversíveis. Marque a opção correta acerca do assunto.
   a) Os antagonistas competitivos ligam-se a diferentes domínios do receptor, ocasionando mudança de estrutura e, assim, impedindo sua interação com agonistas.
   b) Os antagonistas irreversíveis ligam-se por ligações covalentes ao receptor e, em função disso, seu efeito não é revertido com o aumento da concentração de agonistas.
   c) Os antagonistas alostéricos ligam-se por ligações covalentes ao sítio de ação dos receptores.
   d) Os antagonistas competitivos interagem com o sítio de ligação dos agonistas aos receptores.

de maneira covalente.
e) Os antagonistas alostéricos competem com os fármacos agonistas pelo sítio de ligação com o receptor farmacológico.

3. Os fármacos podem interagir com seus receptores com diferentes afinidades, resultando em potências também diferentes. A respeito dos conceitos de afinidade e potência, marque a alternativa correta.
a) Fármacos com alta afinidade conseguem se ligar a um número suficiente de receptores, mesmo em baixas concentrações.
b) Fármacos com alta potência precisam ocupar um grande número de receptores para que apresentem resposta terapêutica.
c) Fármacos com baixa afinidade precisam estar presentes em altas concentrações no local de ação para que possam exercer seu efeito terapêutico.
d) Fármacos agonistas inversos não apresentam afinidade pelos seus receptores, sendo considerada negativa para essas moléculas.
e) Para que apresentem alta potência, os fármacos devem sempre ser administrados em altas concentrações.

4. O diazepam é um fármaco utilizado como sedativo e hipnótico, sendo indicado para os quadros de ansiedade e transtornos do sono. Esse fármaco provoca a ativação dos receptores gabaérgicos no sistema nervoso central, ocasionando abertura e entrada do íon cloreto (Cl^-), de maneira similar ao seu ligante endógeno, o neurotransmissor GABA. Ao interagir com esses canais iônicos, como o diazepam atua?
a) Agonista.
b) Agonista inverso.
c) Antagonista competitivo.
d) Antagonista alostérico.
e) Antagonista irreversível.

5. No gráfico a seguir, você pode verificar a relação dose-resposta de dois fármacos: X e Y. Sobre esses fármacos, aponte a opção correta.

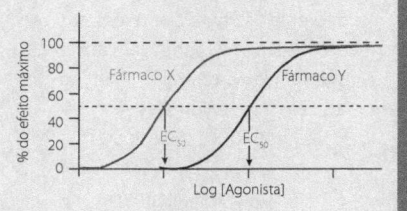

a) O fármaco X apresenta uma maior eficácia que o fármaco Y.
b) O fármaco Y apresenta uma maior eficácia que o fármaco X.
c) O fármaco X apresenta uma maior potência que o fármaco Y.
d) O fármaco Y apresenta uma maior potência que o fármaco Y.
e) O fármaco Y apresenta uma maior afinidade que o fármaco X.

Referência

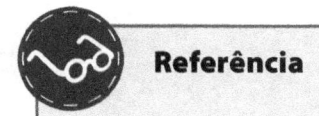

WHALEN, K.; FINKELI, R.; PANAVELIL, T. A. *Farmacologia ilustrada*. 6. ed. Porto Alegre: Artmed, 2016.

Leituras recomendadas

DANDAN, R. H.; BRUNTON, L. L. *Manual de farmacologia e terapêutica de Goodman e Gilman*. 2. ed. Porto Alegre: AMGH, 2015.

KATZUNG, B. G.; TREVOR, A. J. *Farmacologia básica e clínica*. 13. ed. Porto Alegre: Artmed, 2017.

SILVA, P. *Farmacologia*. 8. ed. Rio de Janeiro: Guanabara Koogan, 2010.

UNIDADE 2

Sistema nervoso autônomo

Objetivos de aprendizagem

Ao final deste texto, você deve apresentar os seguintes aprendizados:

- Caracterizar as funções do sistema nervoso simpático e parassimpático.
- Identificar os neurotransmissores e tipos de receptores localizados nos gânglios autônomos e nos diversos órgãos-alvo inervados pelo sistema nervoso autônomo.
- Listar os modos pelos quais os fármacos podem atuar para alterar a função dos processos envolvidos na transmissão do sistema nervoso autônomo.

Introdução

O sistema nervoso autônomo é a parte do sistema nervoso responsável pelo controle da homeostasia do organismo. Ele é subdividido em sistemas simpático e parassimpático. O sistema nervoso autônomo simpático (SNAS) está relacionado às ações chamadas de fuga ou luta, isto é, ele tem como principal função adequar o organismo a situações de estresse. Enquanto isso, o sistema nervoso autônomo parassimpático (SNAP) exerce ações relacionadas ao descanso, digestão e eliminação de resíduos. A maioria dos órgãos do nosso organismo recebe inervação tanto do SNAS quanto do SNAP. Dessa forma, suas funções são finamente reguladas por esses dois sistemas. Quando há alteração na atividade do SNAS ou do SNAP, fármacos podem ser utilizados para a modulação.

Neste capítulo, você vai identificar as funções do sistema nervoso autônomo e aprender como ele está organizado. Além disso, você vai compreender como os fármacos podem agir para modular as duas subdivisões autonômicas: simpática e parassimpática.

O sistema nervoso autônomo e suas funções

O sistema nervoso humano é dividido em sistema nervoso central (SNC) e sistema nervoso periférico. O SNC compreende os órgãos envolvidos pela barreira hematencefálica: medula espinal e encéfalo. Enquanto isso, o sistema periférico envolve os neurônios que realizam a comunicação entre o SNC e a periferia, sendo formado por vias eferentes e aferentes. Os neurônios eferentes são aqueles que se originam no SNC e transportam sinais provenientes do cérebro e medula espinal para os tecidos periféricos. Os neurônios aferentes, por sua vez, realizam o transporte de informações e sinais provenientes da periferia em direção aos órgãos do SNC. O sistema nervoso periférico é dividido em sistema periférico somático e sistema periférico autônomo. O sistema periférico somático apresenta controle voluntário e inerva os músculos esqueléticos. O sistema periférico autônomo regula funções que ocorrem sem o controle consciente do cérebro, sendo, por isso, também chamado de sistema vegetativo ou sistema involuntário.

O sistema nervoso autônomo (SNA) é a parte do sistema nervoso responsável pelo controle das funções internas e homeostasia do organismo, sendo subdividido em sistemas simpático e parassimpático. Esses dois, normalmente, exercem funções antagônicas sobre o corpo. Um exemplo é a ação deles sobre o controle da frequência cardíaca: o sistema simpático ocasiona o aumento desse parâmetro, enquanto que o sistema parassimpático exerce sua redução.

O sistema nervoso autônomo simpático (SNAS) é conhecido como sistema de luta ou fuga. Essa denominação é baseada no fato de que o SNAS tem, como principal função, adequar o organismo às situações de estresse. Enquanto isso, o sistema nervoso autônomo parassimpático (SNAP) controla funções relacionadas ao descanso e à digestão. Como veremos na Figura 1, a maioria dos órgãos do nosso organismo recebe inervação tanto do sistema simpático quanto do parassimpático. Dessa forma, as suas funções são finamente controladas por esses sistemas.

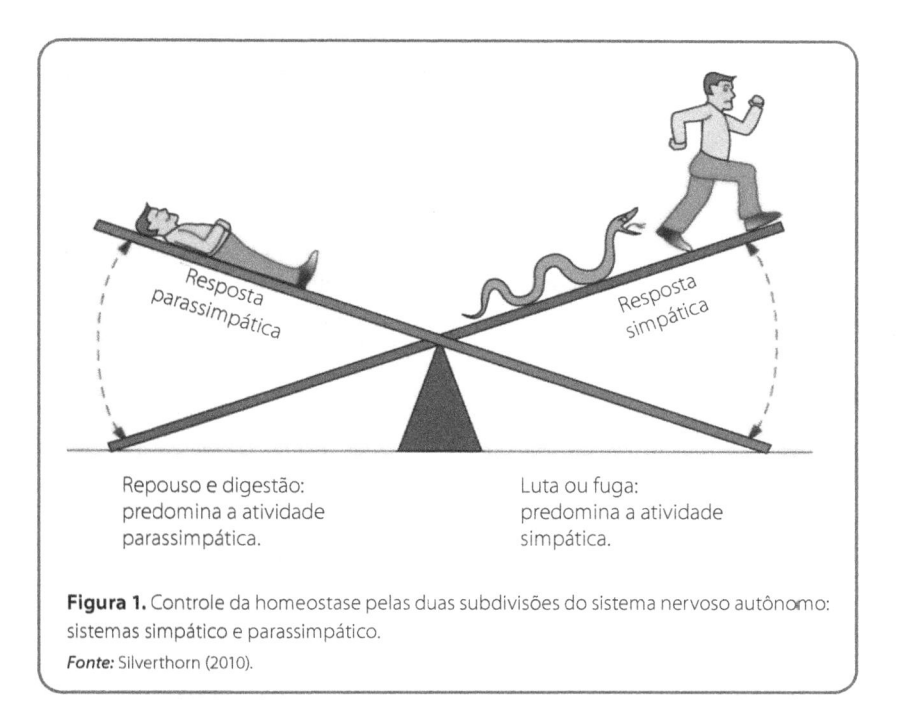

Figura 1. Controle da homeostase pelas duas subdivisões do sistema nervoso autônomo: sistemas simpático e parassimpático.
Fonte: Silverthorn (2010).

Funções dos sistemas simpático e parassimpático

O SNAS tem como principal função adequar o organismo humano a situações de estresse, por exemplo, medo, frio, trauma, atividades físicas, hipoglicemia. A estimulação do SNAS resulta em diferentes efeitos, sobre diferentes órgãos. Sua ação sobre o músculo cardíaco resulta em aumento da frequência cardíaca e, também, aumento sobre a força de contração cardíaca. No trato respiratório, ele ocasiona a broncodilatação. O SNAS também ocasiona midríase (dilatação das pupilas), e redução da atividade do trato gastrintestinal (TGI) e urinário. Nesses sistemas, o SNAS ocasiona o relaxamento muscular, reduzindo a motilidade dos órgãos e a contração dos esfíncteres (anal e urinário). A denominação sistema de luta ou fuga é proveniente das alterações que ocorrem no organismo em situações de emergência, em que o SNAS é estimulado. Nessas situações, o SNAS, além de estimular diretamente seus órgãos efetores, também ocasiona estimulação da medula suprarrenal. Essa glândula libera adrenalina e noradrenalina, aumentando as concentrações plasmáticas. A reação de luta ou fuga é importante para preparar o indivíduo para situações de alerta e perigo.

O SNAP atua equilibrando ou se opondo às ações do SNAS. Esse sistema predomina em situações de "repouso" e desempenha funções principalmente relacionadas ao processo de digestão e de eliminação de lixos metabólicos. O sistema parassimpático ocasiona a contração da musculatura lisa do TGI, estimula a contração da bexiga, assim como relaxa os esfincteres anal e urinário. Dessa forma, o SNAP estimula os reflexos para defecação e micção. Além disso, essa divisão autonômica causa a contração da pupila (miose), reduz a frequência e força de contração cardíaca e causa broncoconstrição.

Fique atento

Uma terceira divisão do SNA é o sistema entérico. Esse sistema consiste em fibras nervosas localizadas no interior dos órgãos do TGI, assim como pâncreas e vesícula biliar. O sistema entérico regula a motilidade e secreções dos órgãos do TGI e, também, sua microcirculação. Esse sistema contém neurônios sensoriais, interneurônios e neurônios motores. Em função disso, ele é considerado o "cérebro do TGI". O sistema entérico funciona de maneira independente ao SNC e é controlado pelos sistemas simpático e parassimpático.

Organização e neurotransmissores do sistema nervoso autônomo

Os receptores localizados nos órgãos periféricos – receptores de pressão sanguínea (barorreceptores), receptores de composição química sanguínea (quimiorreceptores), receptores de temperatura corporal (termorreceptores) e receptores de distensão muscular (mecanorreceptores) – detectam informações a respeito desses órgãos. Essas informações são repassadas ao SNC pelas vias aferentes do SNA. Enquanto isso, as informações oriundas do SNC são conduzidas pelo SNA aos órgãos periféricos, através das vias eferentes.

A via eferente autonômica é formada por dois tipos de neurônios: os pré--ganglionares e os pós-ganglionares. Os pré-ganglionares têm seus núcleos localizados no SNC e se projetam para os gânglios autonômicos, e realizam sinapses com o segundo neurônio eferente, os neurônios pós-ganglionares. Os neurônios pós-ganglionares têm seus núcleos localizados nos gânglios e seus axônios projetados até os órgãos periféricos (os gânglios consistem em aglomerações de corpos neuronais, localizados no sistema nervoso periférico).

Os sistemas simpático e parassimpático exibem algumas diferenças anatômicas em relação às suas vias eferentes, se diferenciando em relação ao ponto de origem no SNC e à localização de seus gânglios. O sistema simpático apresenta neurônios pré-ganglionares que se originam na região torácica e lombar da medula espinal (T1 a L2) e tem seus gânglios localizados próximos à medula. Dessa forma, normalmente, os neurônios pré-ganglionares simpáticos são curtos, enquanto os neurônios pós-ganglionares simpáticos são longos devido à distância entre os gânglios simpáticos até o tecido-alvo. Enquanto isso, o sistema parassimpático tem seus neurônios pré-ganglionares originados no tronco encefálico (nervos cranianos III, VII, IX e X), e na região sacral da medula espinal. Esses neurônios realizam sinapses com os neurônios parassimpáticos pós-ganglionares nos gânglios parassimpáticos, que estão localizados próximos ou dentro dos órgãos-efetores. Dessa forma, o sistema parassimpático apresenta neurônios pré-ganglionares longos e neurônios pós-ganglionares curtos.

Além de diferenças anatômicas, as subdivisões autonômicas simpáticas e parassimpáticas apresentam diferenças em relação aos seus neurotransmissores e receptores. Os neurônios pré-ganglionares, tanto simpáticos quanto parassimpáticos, liberam em suas terminações nervosas o neurotransmissor acetilcolina (Ach). A Ach interage com a membrana dos neurônios pós-ganglionares por meio de sua ligação com os receptores colinérgicos, chamados nicotínicos. Esses receptores consistem em canais de sódio (Na^+), que são abertos quando ocorre a ligação com o neurotransmissor.

Enquanto os neurônios pré-ganglionares simpáticos e parassimpáticos liberam o mesmo neurotransmissor, os neurônios pós-ganglionares liberam diferentes neurotransmissores. A maioria dos neurônios pós-ganglionares simpáticos são adrenérgicos, isto é, liberam noradrenalina (NE) em suas terminações nervosas. A NE interage com os órgãos-efetores por meio de receptores transmembranas chamados adrenérgicos, que podem ser do tipo α ou β. Enquanto isso, os neurônios pós-ganglionares parassimpáticos são colinérgicos, isto é, liberam o neurotransmissor acetilcolina em seus terminais. A Ach liberada por essas fibras interage com os tecidos-alvo pelos receptores colinérgicos do tipo muscarínicos. Os receptores muscarínicos são receptores transmembranas acoplados à proteína G e se apresentam em diferentes subtipos, tais como M_1 (glândulas salivares e estômago), M_2 (células nodais cardíacas) e M_3 (músculo liso e algumas glândulas).

A grande maioria dos órgãos apresenta inervação dual, ou seja, são inervados tanto por fibras simpáticas quanto por fibras parassimpáticas. Dessa forma, os órgãos são ajustados dinamicamente por esses sistemas antagônicos, mantendo a homeostase de suas funções. Alguns órgãos como rins, medula suprarrenal e glândulas sudoríparas não apresentam inervação por ambos os sistemas, recebendo somente inervação do sistema simpático (Figura 2).

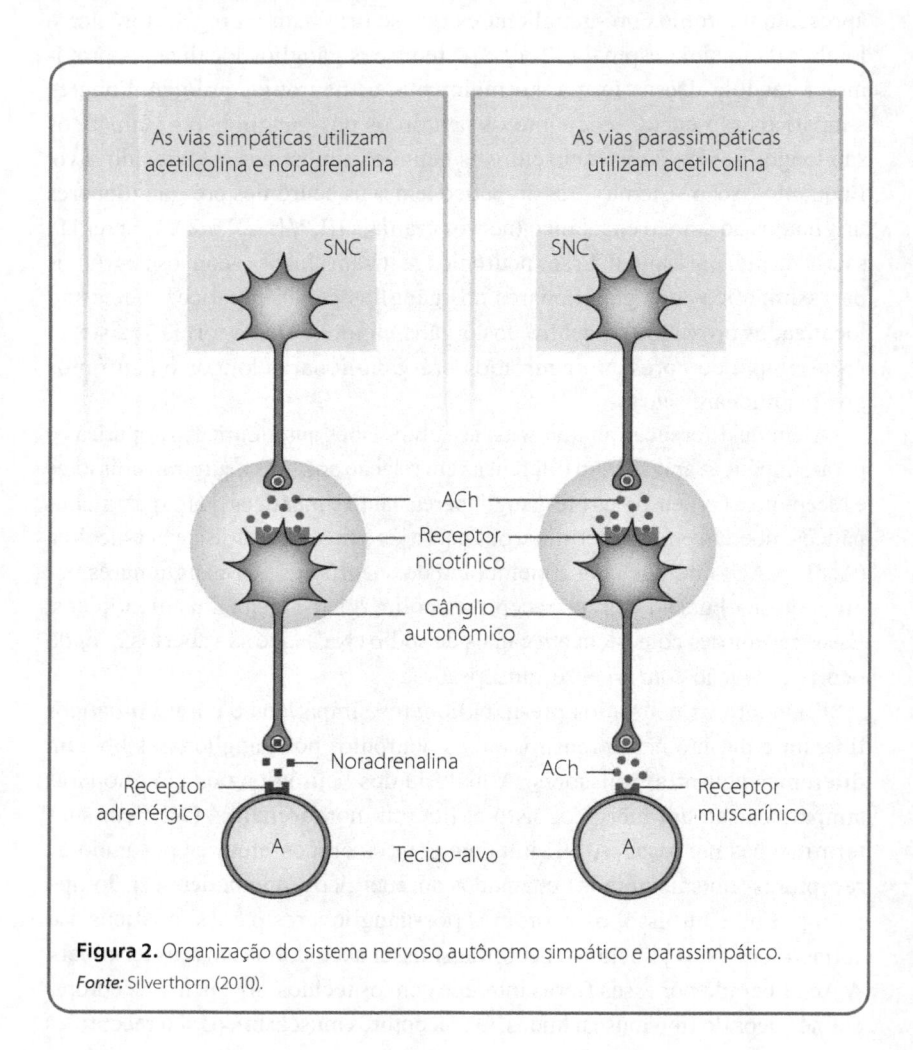

As vias simpáticas utilizam acetilcolina e noradrenalina

As vias parassimpáticas utilizam acetilcolina

SNC — ACh — Receptor nicotínico — Gânglio autonômico — Noradrenalina — Receptor adrenérgico — Tecido-alvo — ACh — Receptor muscarínico

Figura 2. Organização do sistema nervoso autônomo simpático e parassimpático.
Fonte: Silverthorn (2010).

> **Saiba mais**
>
> As vias autonômicas, tanto simpáticas quanto parassimpáticas, apresentam a característica chamada de divergência. Essa característica se refere ao fato de que um neurônio faz sinapse com vários outros. Um neurônio pré-ganglionar, por exemplo, faz sinapse com, em média, outros oito neurônios pós-ganglionares. Dessa forma, um único sinal proveniente do SNC pode afetar diferentes órgãos, já que cada neurônio pós-ganglionar pode inervar um tecido-alvo diferente.

Fármacos com atuação no sistema nervoso autônomo

Várias doenças resultam da alteração do SNA ou causam o mau funcionamento desse sistema. Essas condições podem provocar a redução da atividade do sistema autônomo simpático e/ou parassimpático ou, então, a hiperatividade. Nesses casos, se faz necessário o uso de fármacos que modulem as ações do SNAS ou do SNAP para que a homeostasia do organismo possa ocorrer.

Os fármacos que interagem com o sistema nervoso autônomo são classificados de acordo com seu mecanismo de ação. Os fármacos podem agir como agonistas ou antagonistas dos sistemas simpático ou parassimpático. Os fármacos que modulam as ações do sistema simpático, normalmente, atuam sobre os receptores adrenérgicos. Os fármacos agonistas da noradrenalina são chamados de fármacos simpatomiméticos ou agonistas adrenérgicos. Esses fármacos mimetizam as ações da noradrenalina, estimulando o SNAS. Conforme os receptores em que se ligam, esses fármacos podem, portanto, causar o aumento da frequência cardíaca e a broncodilatação, por exemplo. Enquanto isso, os fármacos que atuam como antagonistas da noradrenalina são denominados fármacos simpatolíticos, antagonistas adrenérgicos ou, ainda, antiadrenérgicos. Esses fármacos reduzem as ações do SNAS. De acordo com os receptores que atuam, eles podem, por exemplo, reduzir a pressão arterial.

Os fármacos que modulam o SNAP interagem com os receptores colinérgicos muscarínicos. Aqueles que agem de maneira agonista à acetilcolina são chamados parassimpatomiméticos ou agonistas colinérgicos, e causam a estimulação do SNAP. Um exemplo de seus efeitos é o aumento da motilidade gástrica e do estímulo para micção. Os fármacos que atuam como antagonistas da Ach são denominados parassimpatolíticos, antagonistas colinérgicos, ou anticolinérgicos, e reduzem a atividade do SNAP. Exemplos de efeitos dos fármacos anticolinérgicos são a retenção urinária e a constipação.

Link

O artigo a seguir é sobre pesticidas anticolinesterásicos. Essas substâncias atingem o sistema nervoso autônomo parassimpático e são importantes causas de intoxicação em trabalhadores rurais.

https://goo.gl/N7euCb

Exemplo

O **íleo paralítico** é um quadro clínico em que a motilidade da parede intestinal está reduzida. Dessa forma, o trânsito intestinal é reduzido, e o indivíduo apresenta constipação. Esse quadro pode ter diferentes etiologias, tais como infecções, redução da irrigação sanguínea na parede intestinal ou cirurgias prévias. Fármacos que estimulam o sistema parassimpático, ou seja, fármacos parassimpatomiméticos, podem ser utilizados no tratamento do íleo paralítico. Esses fármacos, por exemplo, o betanecol, aumentam a motilidade do TGI.

Exercícios

1. O sistema nervoso autônomo (SNA) é responsável pela homeostase do organismo humano. Sobre a organização do SNA, qual afirmação está correta?
   a) Apresenta vias aferentes que transportam informações do sistema nervoso central para os órgãos periféricos.
   b) As vias aferentes são divididas em vias pré-ganglionares e pós-ganglionares.
   c) As vias eferentes transportam informações dos receptores periféricos até o SNC.
   d) As vias eferentes são formadas por neurônios pré-ganglionares, que se originam no sistema nervoso central e fazem sinapses nos gânglios autonômicos.

e) Os neurônios pós-ganglionares eferentes têm origem nos órgãos efetores e se direcionam aos gânglios autonômicos.

2. O sistema nervoso autônomo é subdividido em sistemas simpático (SNAS) e parassimpático (SNAP). Esses sistemas apresentam diferentes funções e organizações. Sobre as vias eferentes do SNAS e SNAP, marque a alternativa correta.
   a) Os neurônios pré-ganglionares simpáticos liberam acetilcolina, que interage com receptores muscarínicos, localizados nas membranas dos neurônios pós-ganglionares.
   b) Os neurônios pós-ganglionares simpáticos liberam o neurotransmissor acetilcolina.
   c) Os neurônios pré-ganglionares simpáticos liberam o neurotransmissor noradrenalina, que interage com receptores adrenérgicos nas membranas dos neurônios pós-ganglionares.
   d) Os neurônios pós-ganglionares parassimpáticos liberam o neurotransmissor acetilcolina, que interage com receptores muscarínicos nos órgãos-efetores.
   e) Os neurônios pós-ganglionares parassimpáticos liberam o neurotransmissor acetilcolina, que interage com receptores nicotínicos nos órgãos-efetores.

3. O sistema autônomo simpático (SNAS) é chamado de sistema de luta ou fuga. O que ocorre quando o SNAS é estimulado?
   a) Aumento da motilidade gástrica.
   b) Relaxamento do esfincter urinário.
   c) Dilatação da via respiratória.
   d) Redução da frequência cardíaca.
   e) Contração da pupila.

4. Os sistemas simpático e parassimpático normalmente atuam de maneira antagônica sobre os órgãos que inervam. O sistema parassimpático está relacionado principalmente a funções de descanso e digestão. Sobre o sistema parassimpático, aponte a opção correta.
   a) Causa a constrição do esfincter anal.
   b) Ocasiona o relaxamento muscular da bexiga.
   c) Aumenta o peristaltismo e motilidade do TGI.
   d) Ocasiona o relaxamento da musculatura lisa do TGI.
   e) Aumenta a frequência cardíaca.

5. Alterações do funcionamento do sistema nervoso autônomo podem ser moduladas através de fármacos agonistas ou antagonistas dos sistemas simpático e/ou parassimpático. Um fármaco que atua como antagonista do sistema simpático pode exibir qual efeito clínico?
   a) Aumento da frequência dos batimentos cardíacos.
   b) Dilatação das vias aéreas.
   c) Redução da motilidade gástrica.
   d) Redução da pressão arterial.
   e) Dilatação da pupila (midríase).

Referência

SILVERTHORN, D. U. *Fisiologia humana:* uma abordagem integrada. 5. ed. Porto Alegre: Artmed, 2010.

Leituras recomendadas

BARRETT, K. E. et al. *Fisiologia médica de Ganong*. 24. ed. Porto Alegre: AMGH, 2014. (Lange).

DANDAN, R. H.; BRUNTON, L. L. *Manual de farmacologia e terapêutica de Goodman e Gilman*. 2. ed. Porto Alegre: AMGH, 2015.

KATZUNG, B. G.; TREVOR, A. J. *Farmacologia básica e clínica*. 13. ed. Porto Alegre: Artmed, 2017.

PRESTON, R. R. *Fisiologia ilustrada*. Porto Alegre: Artmed, 2014.

WHALEN, K.; FINKELI, R.; PANAVELIL, T. A. *Farmacologia ilustrada*. 6. ed. Porto Alegre: Artmed, 2016.

Fármacos colinérgicos

Objetivos de aprendizagem

Ao final deste texto, você deve apresentar os seguintes aprendizados:

- Identificar os subtipos de receptores muscarínicos nos diversos órgãos-alvo.
- Relacionar os efeitos adversos e as contraindicações da acetilcolina e dos fármacos colinérgicos de ação direta (agonistas muscarínicos) e de ação indireta (inibidores de acetilcolinesterase).
- Caracterizar os efeitos farmacológicos e usos terapêuticos da acetilcolina e fármacos de ação direta (agonistas muscarínicos) e de ação indireta (inibidores de acetilcolinesterase).

Introdução

Os fármacos agonistas colinérgicos são fármacos que atuam sobre o sistema nervoso autônomo parassimpático, estimulando suas ações. Esses fármacos podem agir por meio da ligação direta aos receptores colinérgicos muscarínicos. Estes são denominados fármacos colinérgicos e podem ocasionar diferentes efeitos, tais como miose, aumento da motilidade e das secreções gástricas, assim como indução à micção.

Neste capítulo, você vai compreender os principais efeitos dos fármacos agonistas colinérgicos e identificar seus principais usos terapêuticos e efeitos adversos.

Fármacos agonistas do sistema autônomo parassimpático

Os fármacos que afetam o sistema nervoso autônomo parassimpático (SNAP) podem atuar como seus agonistas ou antagonistas. Os fármacos agonistas mimetizam as ações do neurotransmissor parassimpático acetilcolina (Ach). Dessa forma, eles estimulam a atividade do SNAP. Enquanto isso, os fármacos antagonistas do SNAP inibem as ações da Ach, reduzindo as atividades dessa subdivisão autonômica.

Os fármacos agonistas do SNAP são chamados de agentes colinomiméticos ou fármacos parassimpatomiméticos. Esses medicamentos podem estimular a atividade do sistema parassimpático diretamente quando se ligam e ativam os receptores de acetilcolina. Nesse caso, são denominados de **fármacos colinérgicos**. Os fármacos parassimpatomiméticos também podem atuar indiretamente, pela ligação à enzima acetilcolinesterase. Nesse caso, eles são chamados de fármacos anticolinesterásicos (AchE). A enzima AchE é responsável pela hidrólise da Ach endógena.

Os efeitos da acetilcolina e dos fármacos colinérgicos sobre os órgãos-alvo se dão por meio da sua interação com os receptores colinérgicos do tipo muscarínicos. Os receptores muscarínicos são receptores metabotrópicos. Eles apresentam sete domínios transmembrana e são acoplados às proteínas G, que atuam como transdutoras de sinal (Figura 1). Os receptores muscarínicos regulam vias de sinalização intracelular por meio da produção de segundos mensageiros e da indução de canais iônicos, pelas suas proteínas G.

Os receptores muscarínicos estão localizados em neurônios do sistema nervoso central, em gânglios autonômicos, em órgãos inervados pelas vias parassimpáticas e em alguns outros tipos de células, como as endoteliais. Esses receptores se apresentam em cinco subtipos, do M1 ao M5. Contudo, como podemos ver na Tabela 1, os receptores M2 e M3 são os subtipos predominantes nos tecidos-alvo autonômicos. Esses receptores ocasionam diferentes ações intracelulares quando ativados por seus ligantes. Os receptores muscarínicos do subtipo M2 estão ligados às proteínas G inibitórias (G_i) e, quando ativados, sofrem uma mudança conformacional, estimulando a proteína G_i. Essa proteína tem ação inibitória sobre a adenililciclase e aumenta a entrada do íon K^+ nas células. Os receptores do tipo M2 são encontrados no coração e, quando ativados, causam, portanto, a redução do ritmo cardíaco e da força de contração. Enquanto isso, os receptores M3 estão presentes na musculatura lisa do trato gastrintestinal, por exemplo, e são acoplados às proteínas G excitatórias (G_q). Quando ativados, esses receptores sofrem mudança conformacional e estimulam a proteína G_q, que ativa a enzima fosfolipase C, ocasionando a produção de segundos mensageiros, como o trifosfato (1,4,5) de inositol (IP_3) e o diacilglicerol, e de terceiros mensageiros, como o cálcio e a proteinocinase C. O aumento de Ca^{2+} intracelular pode causar uma variedade de efeitos, tais como a contração, a hiperpolarização ou a secreção celular.

Fármacos colinérgicos 65

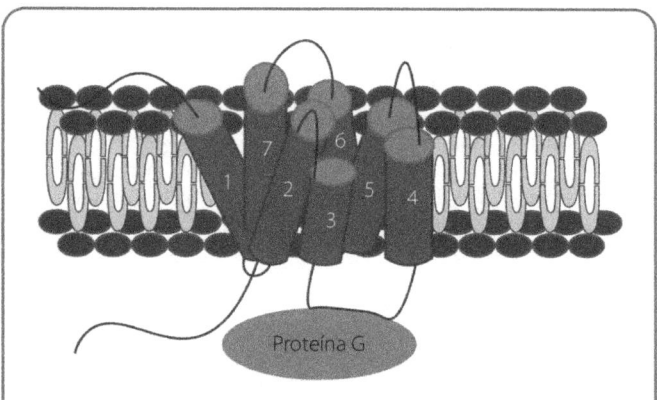

Figura 1. Estrutura dos receptores colinérgicos muscarínicos. Observe os sete domínios que transpassam a membrana celular e a sua alça de interação com a proteína G.
Fonte: Ventura et al. (2010).

Tabela 1. Subtipos de receptores muscarínicos.

Tipo de receptor	Outros nomes	Localização	Aspectos estruturais	Mecanismo pós-receptor
M1		Nervos	Sete segmentos transmembrana, ligados à proteína $G_{q/11}$	IP_3, cascata DAG
M2	M2 cardíaco	Coração, nervos, músculo liso	Sete segmentos transmembrana, ligados à proteína $G_{i/o}$	Inibição da produção de AMPc, ativação de canais de K^+
M3		Glândulas, músculo liso, endotélio	Sete segmentos transmembrana, ligados à proteína $G_{q/11}$	IP_3, cascata DAG
M4		SNC	Sete segmentos transmembrana, ligados à proteína $G_{i/o}$	Inibição da produção de AMPc
M5		SNC	Sete segmentos transmembrana, ligados à proteína $G_{q/11}$	IP_3, cascata DAG

Fonte: Katzung e Trevor (2017).

> **Fique atento**
>
> Todos os subtipos de receptores muscarínicos são encontrados no sistema nervoso central e estão relacionados ao controle de funções cognitivas e motoras. Em função disso, alguns fármacos agonistas dos receptores muscarínicos são utilizados para estimular a função colinérgica no sistema nervoso central e aliviar alguns sintomas cognitivos na doença de Alzheimer.

Usos terapêuticos dos fármacos colinérgicos e da acetilcolina

Como já vimos anteriormente, os fármacos agonistas colinérgicos têm como mecanismo de ação a sua ligação aos receptores muscarínicos e a ativação destes. As atividades do sistema autônomo parassimpático são estimuladas com essa interação.

Os agonistas colinérgicos são divididos em dois grandes grupos conforme a sua estrutura química: os ésteres de colina (quando se inclui a própria acetilcolina e outros fármacos sintéticos) e os alcalóides naturais. Alguns exemplos do grupo ésteres de colina são: a acetilcolina, a metacolina, o carbacol e o betanecol. Como exemplos de fármacos alcaloides naturais, há a nicotina, a pilocarpina e a lobelina. Vamos aprender agora quais são os principais efeitos farmacológicos da acetilcolina e dos fármacos colinérgicos sobre o organismo humano.

- **Sistema cardiovascular:** esses fármacos ocasionam alterações do ritmo cardíaco. No coração, esses fármacos interagem com os receptores M2, ocasionando a redução da frequência e da força de contração cardíaca. Eles também reduzem a velocidade de condução no nodo atrioventricular.

  De acordo com as concentrações administradas, alguns desses fármacos podem provocar a dilatação vascular (p.ex., administração de acetilcolina em baixas doses). A vasodilatação ocasiona a redução da pressão sanguínea, que pode ser acompanhada por um aumento reflexo do ritmo cardíaco.
- **Olhos:** a estimulação de receptores muscarínicos presentes nos olhos pode provocar a contração do músculo esfíncter da pupila, que resulta

em miose, e, também, a contração do músculo ciliar, causando a acomodação da visão. A estimulação desses receptores também causa o aumento das secreções lacrimais.
- **Sistema respiratório:** fármacos agonistas muscarínicos ocasionam a constrição brônquica e o aumento das secreções traqueobrônquicas.
- **Trato gastrintestinal:** a ação dos fármacos colinérgicos sobre os receptores muscarínicos nos órgãos do trato gastrintestinal causa o aumento do seu tônus. Eles aumentam a sua motilidade, bem como a sua atividade secretora. A maioria dos esfíncteres também são relaxados por ação desses fármacos.
- **Trato geniturinário:** os fármacos colinérgicos estimulam a micção. Eles causam a contração do músculo detrusor da bexiga, aumentando a pressão no seu interior e, ao mesmo tempo, relaxando o esfíncter urinário.

Saiba mais

Micetismo
Alguns cogumelos são extremamente tóxicos e ocasionam graves quadros de intoxicação (micetismo). Alguns cogumelos, como os dos gêneros *Inocybe* e *Clitocybe*, exibem toxicidade devido à presença do princípio ativo chamado **muscarina**. A muscarina se liga aos receptores colinérgicos muscarínicos e desencadeia a sua ativação, ocasionando o aumento da atividade parassimpática. Os sintomas da intoxicação muscarínica incluem salivação, lacrimejamento, náuseas, vômitos, diarreia, distúrbios visuais, urgência urinária, broncoespasmo, bradicardia e hipotensão. Normalmente, antagonistas colinérgicos, como a atropina, são utilizados no tratamento desse quadro.

Usos terapêuticos e efeitos adversos dos fármacos colinérgicos

Grande parte dos fármacos colinérgicos exibe baixa seletividade de ação. Em função disso, acabam apresentando vários efeitos adversos, o que faz com que eles não sejam amplamente utilizados na rotina clínica.

As principais utilidades clínicas dos fármacos colinérgicos estão relacionadas ao tratamento da xerostomia, dos distúrbios urinários e do trato gastrintestinal, e também ao tratamento de glaucoma, com colírios mióticos. Enquanto isso, os efeitos adversos mais comuns desses fármacos incluem diarreia, cólicas intestinais, náuseas e vômitos (em função do aumento da atividade do trato gastrintestinal), incontinência urinária e sensação de pressão na bexiga (devido à contração do músculo detrusor da bexiga), dificuldade de acomodação visual e hipotensão. Esses efeitos adversos são menos comuns e/ou intensos em fármacos colinérgicos que são administrados pela via tópica.

A Tabela 2, a seguir, demonstra alguns exemplos de fármacos colinérgicos, suas principais indicações terapêuticas e seus efeitos adversos.

Tabela 2. Usos terapêuticos e efeitos adversos dos fármacos colinérgicos.

Grupo fármaco	Indicação clínica	Efeitos adversos
Ésteres de colina		
Acetilcolina	Indução da miose em procedimentos oftálmicos	Dificuldade visual
Metacolina	Diagnóstico de hiper-reatividade brônquica	Broncoconstrição
Betanecol	Bexiga atônica, retenção urinária, atonia gástrica, gastroparesia, íleo adinâmico	Diaforese, salivação, rubor, hipotensão sanguínea, náuseas, dores abdominais, broncoespasmo
Carbacol	Glaucoma, indução da miose em procedimentos oftálmicos	Dificuldade de acomodação visual *Quando usado topicamente, apresenta poucos efeitos adversos, pois tem baixa absorção sistêmica
Alcaloides naturais		
Pilocarpina	Xerostomia, glaucoma	Visão turva, cegueira, dor na testa

Em função de sua ação sobre a árvore brônquica, os fármacos colinérgicos são contraindicados aos pacientes que apresentem asma, doença pulmonar obstrutiva crônica (DPOC), úlcera péptica, hipotensão, doença cardiovascular, obstrução dos tratos geniturinário ou gastrintestinal e aos pacientes com hipertireoidismo (os fármacos colinérgicos podem induzir quadro de fibrilação atrial).

Link

Faça a leitura do artigo "Sistema colinérgico: revisitando receptores, regulação e a relação com a doença de Alzheimer, esquizofrenia, epilepsia e tabagismo" (VENTURA et al., 2010). Você vai compreender melhor a estrutura e a regulação de receptores colinérgicos.

https://goo.gl/pXDehx

Exemplo

A xerostomia, ou sensação de boca seca, é um sintoma causado por certas patologias ou pelo uso de alguns medicamentos. Algumas patologias que podem ocasionar esse sintoma são as doenças de glândulas salivares, que causam baixa ou nenhuma produção de saliva, e a diabetes melito. Tratamentos como quimioterapia e radioterapia na região da cabeça e do pescoço também podem ocasionar xerostomia. O uso de fármacos colinérgicos é uma estratégia bastante utilizada para o tratamento desse quadro. A pilocarpina e a cevimelina são agonistas de receptores muscarínicos e exibem ação sialagoga, isto é, elas estimulam a secreção das glândulas salivares.

Exercícios

1. Os fármacos parassimpatomiméticos, também chamados de fármacos colinérgicos, estimulam a atividade da subdivisão autonômica parassimpática. Sobre o mecanismo de ação desses fármacos, é possível afirmar que:
a) eles atuam reduzindo a atividade dos receptores colinérgicos muscarínicos.
b) eles atuam reduzindo a atividade dos receptores adrenérgicos.
c) eles atuam sobre receptores colinérgicos nicotínicos, causando sua ativação.
d) eles atuam sobre receptores

colinérgicos nicotínicos, causando sua inativação.
e) eles atuam sobre receptores colinérgicos muscarínicos, causando sua ativação.

2. Os fármacos parassimpatomiméticos ocasionam diferentes efeitos sobre o organismo humano. Selecione a alternativa em que é descrito o efeito esperado desses fármacos.
   a) Dilatação brônquica.
   b) Redução da salivação.
   c) Retenção urinária.
   d) Aumento do peristaltismo do trato gastrintestinal.
   e) Aumento da frequência cardíaca.

3. Os receptores muscarínicos são divididos em cinco subtipos, denominados: M1, M2, M3, M4 e M5. Os fármacos colinérgicos exercem seus efeitos pela ativação de tais receptores. Sobre os subtipos de receptores muscarínicos, é correto afirmar que:
   a) quando ativados, os receptores muscarínicos M1 desencadeiam a redução da frequência cardíaca.
   b) os receptores M2 estão localizados, majoritariamente, no sistema nervoso central.
   c) quando ativados, os receptores M3 ocasionam o aumento do tônus muscular do trato gastrintestinal.
   d) o subtipo M4 representa os receptores muscarínicos que modulam as ações colinérgicas no coração.
   e) o subtipo M5 representa os receptores muscarínicos que modulam as ações colinérgicas no trato urinário.

4. Uma mulher idosa ingeriu, acidentalmente, cogumelos do gênero *Inocybe*. Esse gênero é caracterizado por apresentar quantidades expressivas de muscarina, uma molécula que se liga aos receptores muscarínicos, causando sua ativação. Qual dos seguintes sintomas espera-se observar nessa paciente?
   a) Atonia gástrica.
   b) Taquicardia.
   c) Midríase (dilatação das pupilas).
   d) Xerostomia (boca seca).
   e) Urgência urinária.

5. Os fármacos colinérgicos são indicados para diferentes quadros, como alguns distúrbios do trato gastrintestinal e geniturinário, procedimentos oftalmológicos, bem como para o tratamento do glaucoma. Porém, eles também são responsáveis por diferentes efeitos adversos. Um efeito adverso dos fármacos colinérgicos está descrito em qual alternativa?
   a) Xerostomia.
   b) Diaforese.
   c) Taquicardia.
   d) Retenção urinária.
   e) Constipação.

Referências

KATZUNG, B. G.; TREVOR, A. J. *Farmacologia básica e clínica*. 13. ed. Porto Alegre: Artmed, 2017.

VENTURA, A. L. M. et al. Sistema colinérgico: revisitando receptores, regulação e a relação com a doença de Alzheimer, esquizofrenia, epilepsia e tabagismo. *Revista de Psiquiatria Clínica*, São Paulo, v. 37, n. 2, 2010. Disponível em: <http://www.scielo.br/scielo.php?script=sci_arttext&pid=S0101-60832010000200007>. Acesso em: 01 dez. 2017.

Leituras recomendadas

BARRETT, K. E. et al. *Fisiologia médica de Ganong*. 24. ed. Porto Alegre: AMGH, 2014. (Lange).

DANDAN, R. H.; BRUNTON, L. L. *Manual de farmacologia e terapêutica de Goodman e Gilman*. 2. ed. Porto Alegre: AMGH, 2015.

PRESTON, R. R. *Fisiologia ilustrada*. Porto Alegre: Artmed, 2014.

SILVA, P. *Farmacologia*. 8. ed. Rio de Janeiro: Guanabara Koogan, 2010.

SILVERTHORN, D. U. *Fisiologia humana*: uma abordagem integrada. 5. ed. Porto Alegre: Artmed, 2010.

WHALEN, K.; FINKELI, R.; PANAVELIL, T. A. *Farmacologia ilustrada*. 6. ed. Porto Alegre: Artmed, 2016.

Anticolinérgicos

Objetivos de aprendizagem

Ao final deste texto, você deve apresentar os seguintes aprendizados:

- Identificar o mecanismo de ação de fármacos anticolinérgicos.
- Caracterizar os efeitos farmacológicos e os usos terapêuticos de fármacos anticolinérgicos.
- Relacionar os efeitos adversos e as contraindicações de fármacos anticolinérgicos.

Introdução

Os fármacos anticolinérgicos são fármacos antagonistas dos receptores muscarínicos, isto é, eles evitam que a acetilcolina se ligue a esses receptores e exerça suas ações. Dessa forma, os anticolinérgicos reduzem as ações do sistema nervoso autônomo parassimpático, e as ações de estimulação simpática ficam sem oposição. Os fármacos anticolinérgicos atuam sobre diferentes sistemas do nosso organismo, sendo úteis em diversos quadros clínicos.

Neste capítulo, você vai compreender o mecanismo de ação dos fármacos colinérgicos e identificar seus principais usos clínicos e seus efeitos indesejáveis.

Mecanismo de ação

Os fármacos que modulam a atividade do sistema nervoso autônomo parassimpático são classificados em parassimpatomiméticos e parassimpatoclíticos. Os fármacos parassimpatomiméticos mimetizam as ações da acetilcolina, estimulando as ações mediadas pelo sistema parassimpático. Enquanto isso, os fármacos parassimpatoclíticos têm ação contrária. Eles reduzem a atividade dessa subdivisão autonômica.

Os fármacos parassimpatocolíticos também são chamados de fármacos antagonistas colinérgicos, fármacos antimuscarínicos ou fármacos anticolinérgicos. O mecanismo de ação desses fármacos se dá pela sua ação antagonista sobre os receptores colinérgicos muscarínicos. Esses fármacos se ligam aos receptores muscarínicos e evitam os efeitos do neurotransmissor parassimpático, a acetilcolina, pois impedem a sua ligação com os receptores localizados nos órgãos-alvos (Figura 1). Dessa forma, as ações mediadas pelo sistema parassimpático são inibidas ou reduzidas.

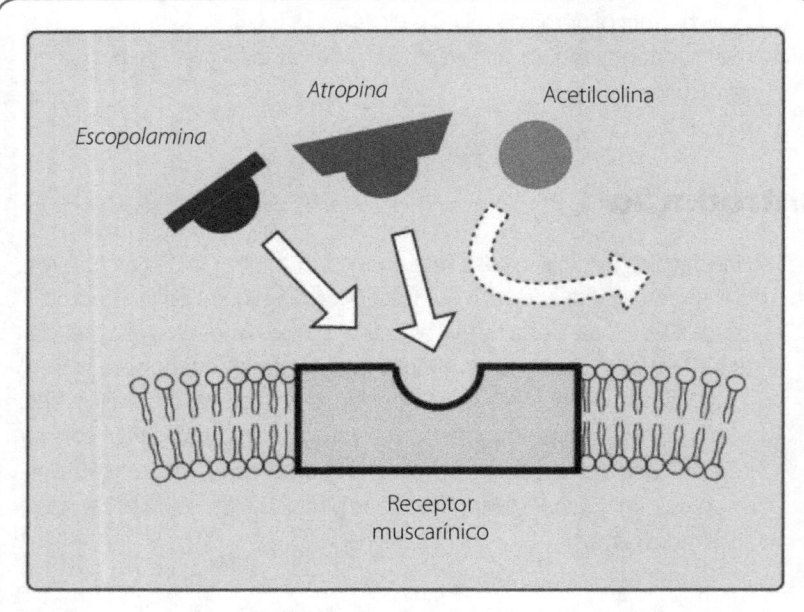

Figura 1. Competição entre os antagonistas muscarínicos (escopolamina e atropina) com a acetilcolina pela ligação com o receptor.
Fonte: Whalen, Finkeli e Panavelil (2016).

> **Fique atento**
>
> A atropina é um alcaloide encontrado na planta *Atropa belladona*, conhecida por beladona (em italiano: bela mulher). Essa terminologia foi atribuída porque as mulheres, durante a Renascença, utilizavam o extrato dessa planta para que ficassem com as pupilas dilatadas, o que era considerado algo esteticamente desejável na época.

Efeitos dos fármacos anticolinérgicos e seus usos terapêuticos

Os fármacos antimuscarínicos são divididos em três classes: alcaloides naturais (atropina e escopolamina), derivados semissintéticos dos alcaloides naturais (homatropina) e derivados sintéticos (p.ex., ipratrópio, tiotrópio, oxitrópio, benztropina, propantelina). Os antagonistas muscarínicos podem apresentar ações sobre diferentes sistemas. Vamos aprender agora quais são seus principais efeitos sobre o organismo humano.

- **Olhos:** a inervação parassimpática dos olhos ocasiona a contração do músculo constritor da pupila (ajusta a pupila de acordo com a intensidade da luz e regula a pressão intraocular) e do músculo ciliar (ajusta a curvatura do cristalino). Os antagonistas muscarínicos bloqueiam as respostas colinérgicas nesses músculos. Assim, eles dilatam a pupila (midríase) e causam cicloplegia. A cicloplegia se refere ao enfraquecimento da contração do músculo ciliar, o que causa dificuldade para acomodação visual. Os fármacos antimuscarínicos também reduzem a secreção lacrimal.

O humor aquoso é secretado pelas células que recobrem o corpo ciliar e é drenado pelo canal de Schlemm. Pacientes com glaucoma, principalmente com ângulo estreitado da câmara anterior, apresentam obstrução da drenagem do humor aquoso quando ocorre a dilatação da pupila. Na midríase, uma prega do tecido da íris pode ocluir o ângulo de drenagem do humor aquoso, ocasionando o aumento da pressão intraocular (Figura 2).

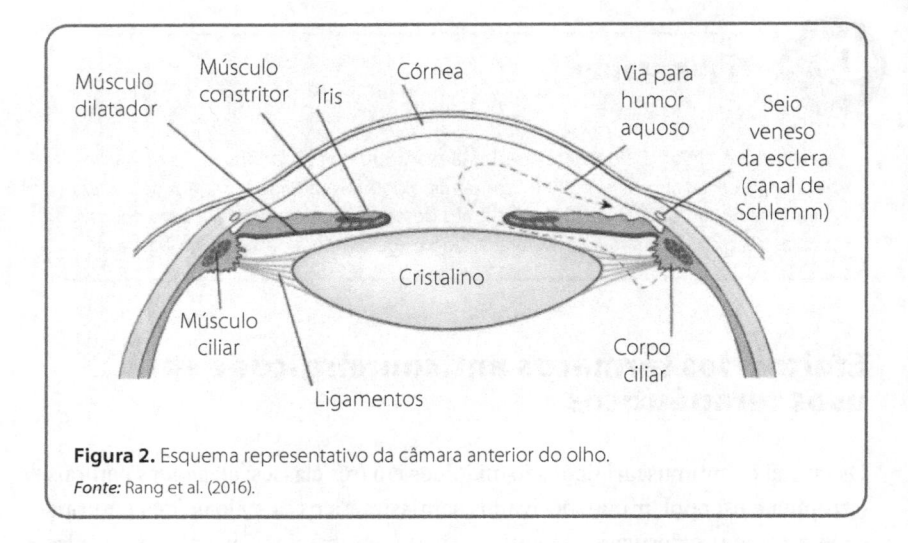

Figura 2. Esquema representativo da câmara anterior do olho.
Fonte: Rang et al. (2016).

- **Sistema cardiovascular:** os efeitos antimuscarínicos sobre o sistema cardiovascular dependem da sua dose. Em doses baixas, a atropina ocasiona o antagonismo de receptores M1 inibitórios pré-sinápticos. Dessa forma, a acetilcolina é liberada e uma redução da frequência cardíaca é notada. Contudo, em doses mais altas, a atropina atua sobre os receptores M_2, podendo ocasionar taquicardia. A maioria dos vasos sanguíneos não apresenta inervação parassimpática direta, sendo assim, os antagonistas antimuscarínicos apresentam pouca ação sobre o leito vascular. Contudo, eles podem reduzir a vasodilatação causada por fármacos agonistas colinérgicos.
- **Sistema respiratório:** os antagonistas muscarínicos apresentam duas ações principais sobre o sistema respiratório: ocasionam a dilatação brônquica e reduzem as secreções das glândulas respiratórias.
- **Trato gastrintestinal (TGI):** os efeitos da acetilcolina sobre o TGI são reduzidos pela ação antimuscarínica. Os antagonistas muscarínicos

causam diminuição do tônus muscular, reduzindo a motilidade do TGI, assim como também reduzem as suas secreções (p.ex., secreção salivar). Contudo, o TGI também apresenta inervação pelo sistema autônomo entérico. Dessa forma, os antagonistas muscarínicos não conseguem causar o bloqueio total das atividades desses órgãos.

- **Trato geniturinário:** os antagonistas muscarínicos reduzem a atividade da acetilcolina sobre os músculos lisos da bexiga e dos uréteres. Assim, eles causam o relaxamento dessa musculatura, evitando a micção.
- **Glândulas sudoríparas:** as glândulas sudoríparas écrinas são inervadas pelo sistema autônomo parassimpático e a acetilcolina ocasiona o aumento de suas secreções. Esse mecanismo é utilizado para o ajuste da temperatura corporal. Os antagonistas muscarínicos, portanto, reduzem a atividade dessas glândulas, fazendo com que a pele se torne seca e quente.
- **Sistema nervoso central (SNC):** os antagonistas muscarínicos também podem exercer alguns efeitos sobre o SNC. A atropina, em baixas doses, pode causar estimulação de centros parassimpáticos bulbares. Por outro lado, em altas concentrações, causa a depressão do SNC.

Usos terapêuticos

Como podemos ver, os antagonistas muscarínicos têm ação sobre diferentes sistemas no organismo humano. Dessa forma, os fármacos antimuscarínicos têm sido utilizados no tratamento de diferentes quadros clínicos. Eles são utilizados, principalmente, para minimizar os efeitos da inervação parassimpática do trato gastrintestinal, geniturinário, respiratório, coração e olhos. Eles também são empregados para o tratamento de alguns distúrbios do sistema nervoso central e no envenenamento/intoxicação por agentes colinérgicos. Na tabela a seguir, você poderá identificar quais são as principais indicações clínicas dos fármacos antimuscarínicos.

Tabela 1. Principais usos terapêuticos dos fármacos antimuscarínicos.

Sistema	Uso terapêutico	Exemplo de fármacos utilizados
Trato gastrintestinal	■ Antiespasmódico (relaxamento da motilidade do TGI) ■ Prevenção da cinetose, êmese e das náuseas pós-cirúrgicas	■ Escopolamina
Olhos	■ Midríase com cicloplegia em exames oftalmológicos	■ Ciclopentolato ■ Tropicamida ■ Homatropina ■ Atropina ■ Escopolamina
Trato respiratório	■ Asma ■ Doença pulmonar obstrutiva crônica (DPOC)	■ Ipratrópio ■ Tiotrópio
Sistema cardiovascular	■ Tratamento inicial do infarto agudo do miocárdio (IAM) (tônus vagal excessivo) ■ Bradicardia	■ Atropina
Trato geniturinário	■ Urgência urinária ■ Bexiga hiperativa	■ Oxibutinina ■ Tolterodina ■ Fesoterodina
SNC	■ Redução dos sintomas extrapiramidais induzidos por fármacos (p.ex., antipsicóticos convencionais) ■ Doença de Parkinson	■ Mesilato de benztropina ■ Cloridrato de triexifenidila ■ Biperideno
	■ Envenenamento colinérgico (agonistas colinérgicos diretos ou anticolinesterásicos) (p. ex., inseticidas organofosforados e cogumelos que contêm muscarina)	■ Atropina

> **Saiba mais**
>
> **Intoxicação por atropina ou outros anticolinérgicos**
> O uso de altas concentrações de atropina pode ocasionar o bloqueio parassimpático. Normalmente, o uso de altas concentrações desse alcaloide está relacionado à busca por efeitos euforizantes ou alucinógenos. Os indivíduos intoxicados por atropina exibem xerostomia, midríase, aumento da frequência cardíaca, agitação, delírio e aumento da temperatura da pele.
> A intoxicação por doses elevadas de atropina ou de outros anticolinérgicos é tratada sintomaticamente. Em alguns casos, doses controladas de fisostigmina podem ser utilizadas. A fisostigmina é um anticolinesterásico, ela gera o aumento da concentração de acetilcolina junto aos receptores muscarínicos, minimizando os efeitos dos anticolinérgicos, tanto em nível central como periférico.

Efeitos adversos e contraindicações dos antagonistas muscarínicos

A maioria dos fármacos antagonistas muscarínicos disponíveis clinicamente não é seletiva em relação aos subtipos de receptores muscarínicos (M1 a M5). A eficácia clínica da maioria desses fármacos é proveniente de um equilíbrio de ações antagônicas sobre dois ou mais subtipos desses receptores. Em função disso, o uso desses fármacos no tratamento direcionado a algum sistema do organismo pode acarretar efeitos indesejados em outros sistemas. Os principais efeitos adversos relacionados são:

- xerostomia ou boca seca (em função da redução da secreção salivar);
- dificuldade visual/visão turva (em função da midríase e da cicloplegia);
- ressecamento dos olhos (areia nos olhos) (redução da secreção lacrimal);
- taquicardia (em função do bloqueio dos receptores muscarínicos M2);
- constipação (em função da redução da motilidade do TGI).

Indivíduos que apresentam algum tipo de obstrução do trato geniturinário ou do TGI, assim como glaucoma (ou suscetibilidade), devem evitar o uso desses fármacos. Os fármacos anticolinérgicos devem ser utilizados com cuidado em homens de idade mais avançada e evitados naqueles que apresentarem histórico de hiperplasia prostática. O relaxamento da musculatura lisa do trato geniturinário pode ocasionar o aumento da pressão sobre a próstata.

Link

Para aprender um pouco mais sobre o uso da escopolamina na prevenção da cinetose, acesse o link ou o código a seguir.

https://goo.gl/z57NjK

Exemplo

A cinetose espacial, conhecida como doença do movimento, é um quadro clínico em que o indivíduo pode apresentar diferentes sinais e sintomas, como zumbido, tontura, escotomia (alteração do campo visual), vômito, desorientação, náuseas, cefaleia, palidez e sudorese. Ela ocorre quando há um conflito nas informações processadas no SNC, provenientes, por exemplo, da visão, do tato e do labirinto. A cinetose constitui uma reação natural do SNC para atividades que o organismo não está preparado fisiologicamente para desempenhar. O uso de anticolinérgicos, como a escopolamina, reduz as manifestações desse quadro.

Exercícios

1. Os fármacos parassimpatocolíticos são utilizados no tratamento de diferentes quadros clínicos. Sobre o mecanismo de ação desses fármacos, qual alternativa está correta?
   a) Mimetizam a atividade da acetilcolina; são agonistas dos receptores muscarínicos.
   b) Mimetizam a atividade da noradrenalina; são agonistas dos receptores adrenérgicos.
   c) Reduzem a atividade da acetilcolina; atuam como agonistas dos receptores muscarínicos.
   d) Reduzem a atividade da acetilcolina; atuam como antagonistas dos receptores muscarínicos.
   e) Estimulam a atividade do sistema nervoso autônomo parassimpático; agem como antagonistas dos receptores muscarínicos.

2. Os fármacos anticolinérgicos apresentam ação sobre diferentes sistemas do organismo humano e

atuam sobre os diferentes subtipos de receptores muscarínicos. Um efeito que os anticolinérgicos podem causar está corretamente descrito em qual alternativa?
a) Constrição brônquica.
b) Aumento da secreção salivar.
c) Aumento da motilidade do TGI.
d) Relaxamento do músculo liso da bexiga.
e) Aumento da sudoração.

3. A escopolamina é um fármaco anticolinérgico, do grupo dos alcaloides naturais. Assinale a alternativa que descreve corretamente um uso clínico da escopolamina.
a) Constipação.
b) Retenção urinária.
c) Antiespasmódico.
d) Colírio miótico.
e) Íleo adinâmico.

4. A maioria dos fármacos anticolinérgicos não apresenta uma ação seletiva em relação aos subtipos de receptores muscarínicos. Em função disso, estes acabam exibindo alguns efeitos adversos. Um efeito adverso que os fármacos anticolinérgicos podem exibir está descrito corretamente em qual alternativa?
a) Dificuldade visual.
b) Cólicas abdominais.
c) Urgência urinária.
d) Fechamento das vias aéreas.
e) Hipersalivação.

5. Os organofosforados são pesticidas agrícolas causadores de um grande número de intoxicações, principalmente em trabalhadores rurais. A sua ação tóxica se dá pela inibição da enzima acetilcolinesterase, fazendo com que as concentrações de acetilcolina em torno dos receptores colinérgicos fiquem aumentadas. Sobre um fármaco que pode ser utilizado no quadro de intoxicação por organofosforados, selecione a alternativa correta.
a) Carbacol.
b) Atropina.
c) Betanecol.
d) Pilocarpina.
e) Adrenalina.

Referências

RANG, H. P. et al. *Rang & Dale farmacologia*. 8. ed. Rio de Janeiro: Elsevier, 2016.

WHALEN, K.; FINKELI, R.; PANAVELIL, T. A. *Farmacologia ilustrada*. 6. ed. Porto Alegre: Artmed, 2016.

Leituras recomendadas

DANDAN, R. H.; BRUNTON, L. L. *Manual de farmacologia e terapêutica de Goodman e Gilman*. 2. ed. Porto Alegre: AMGH, 2015.

KATZUNG, B. G.; TREVOR, A. J. *Farmacologia básica e clínica*. 13. ed. Porto Alegre: Artmed, 2017.

PANUS, P. C. et al. *Farmacologia para fisioterapeutas*. Porto Alegre: AMGH, 2011.

SILVA, P. *Farmacologia*. 8. ed. Rio de Janeiro: Guanabara Koogan, 2010.

SILVERTHORN, D. U. *Fisiologia humana*: uma abordagem integrada. 5. ed. Porto Alegre: Artmed, 2010.

Anticolinesterásicos

Objetivos de aprendizagem

Ao final deste texto, você deve apresentar os seguintes aprendizados:

- Identificar o mecanismo de ação de fármacos anticolinesterásicos
- Caracterizar efeitos farmacológicos e usos terapêuticos de fármacos anticolinesterásicos.
- Relacionar efeitos adversos e contraindicações de fármacos anticolinesterásicos.

Introdução

A acetilcolina (Ach) é um neurotrasmissor que atua nas junções de várias terminações nervosas colinérgicas com seus órgãos efetores ou nos locais pós-sinápticos. A acetilcolinesterase (AchE) é a enzima que põe término à ação da acetilcolina, e é sobre esse tipo de enzima que os fármacos anticolinesterásicos atuam. Eles inibem a enzima promovendo o consequente acúmulo de Ach e a estimulação excessiva dos receptores colinérgicos. Esses fármacos diferem quanto às suas características de interação com a enzima, o que reflete nos seus diversos empregos terapêuticos, entre os quais está o tratamento de miastenia grave, Alzheimer, glaucoma de ângulo aberto e também há representantes letais, como o gás sarin.

Neste capítulo, você vai aprender como agem os fármacos anticolinesterásicos, por consequência, quais são os seus efeitos farmacológicos e usos terapêuticos e, por fim, você vai aprender a relacionar seus efeitos adversos e suas contraindicações.

Mecanismo de ação dos anticolinesterásicos

Os fármacos anticolinesterásicos têm como mecanismo de ação a inibição da colinesterase. A colinesterase é, ou como veremos a seguir, são as enzimas responsáveis pelo término da sinalização da ACh nas sinapses colinérgicas, por meio da hidrólise desse neurotransmissor. Ao inibir a colinesterase, os anticolinesterásicos promovem o consequente acúmulo de acetilcolina na fenda sináptica e a continuação ou o aumento das suas vias de sinalização. Esses fármacos são utilizados no tratamento de patologias, como miastenia grave, Alzheimer e glaucoma de ângulo aberto. Além disso, como a transmissão colinérgica está presente em todas as espécies animais, alguns agentes anticolinesterásicos são também eficazes toxinas, atuando como pesticidas, inseticidas ou ainda como gás letal para humanos, como é o caso do gás sarin.

Acetilcolina

A Ach é um neurotransmissor que atua em diversas partes do corpo como um mensageiro entre as células nervosas. É importante, tanto para as sinapses do sistema nervoso central (SNC), como para o sistema nervoso periférico (SNP), atuando como agonista de receptores nicotínicos e muscarínicos. Os receptores muscarínicos estão localizados nas membranas celulares dos tecidos inervados por fibras pós-ganglionares parassimpáticas, nas membranas celulares dos tecidos inervados por fibras pós-ganglionares simpáticas colinérgicas (glândulas sudoríparas e vasos da musculatura esquelética) e na membrana pré-sináptica de terminações nervosas simpáticas e parassimpáticas. Já os receptores nicotínicos estão expressos nos gânglios autonômicos, na placa motora e nas células da supra-renal. Assim, as principais funções da acetilcolina são:

- vasodilatação;
- redução da frequência cardíaca a partir da diminuição da contração do coração (regulando a taxa cardíaca);
- aumento de secreções (salivação e sudorese);
- relaxamento intestinal;
- contração dos músculos esqueléticos;
- auxílio na cognição (no aprendizado e na memória do cérebro);
- transmissão ganglionar autônoma.

Além disso, a ACh está presente na maioria das células e dos órgãos humanos, incluindo células epiteliais, mesoteliais, endoteliais, circulantes e imunes, mas sua função exata nessas células não é conhecida. Acredita-se que ela participe da regulação da mitose, da locomoção, do automatismo, da atividade ciliar, do contato célula-célula, da função barreira, da respiração, da secreção e também da regulação dos linfócitos.

A síntese de ACh é realizada no citosol das terminações axônais, em uma reação de acetilação da colina com acetil coenzima, a que é catalisada pela colina acetiltransferase. A etapa limitante da síntese de ACh é o transporte de colina do plasma para o interior dos neurônios. Depois de sintetizada, a ACh é armazenada em vesículas e liberada na fenda sináptica por exocitose quando há o impulso nervoso (despolarização).

Caracterização da colinesterase

Existem dois tipos de colinesterase: a AchE e a pseudocolinesterase, mais conhecida como butirilcolinesterase (BuchE). Apesar da semelhança na estrutura molecular com 50% de homogenia entre os aminoácidos, os 50% de heterogenia são responsáveis pelas diferenças de localização, especificidade pelo substrato e pela função (ARAÚJO; SANTOS; GONSALVES, 2016). Ambas apresentam subunidades catalíticas globulares que podem ser encontradas na forma solúvel.

A BuchE pode ser encontrada em tecidos como fígado, pele e cérebro, mas sua função nesses locais ainda é desconhecida. Sua forma solúvel, encontrada no plasma, é responsável pela manutenção dos níveis de acetilcolina abaixo do limite de detecção, o que caracteriza a Ach estritamente como neurotransmissor e não como um hormônio. A BuChE é menos seletiva, hidrolisa mais rapidamente seu substrato sintético, a butirilcolina (BuCh) e outros ésteres, como os fármacos procaína, suxametônio e propanidina, do que a AchE.

A AchE é encontrada na forma solúvel no líquido cefaloraquidiano. Ela se encontra ancorada à membrana plasmática nas junções neuromusculares do SNP, no SNC e na membrana dos eritrócitos. Quando ancorada à membrana plasmática, a AChE apresenta três ramificações, ligadas por pontes dissulfeto, ancoradas à membrana celular por colágeno. Cada ramificação possui quatro subunidades proteicas que são capazes de hidrolisar a ACh, resultando, dessa forma, no total de 12 sítios ativos por enzima (PATRICK et al., 2009) (Figura 1). A AchE tem alta especificidade pela Ach e para ésteres muito semelhantes a ela, como a metacolina. Sua função é hidrolisar a Ach nas sinapses colinérgicas, finalizando rapidamente a ação desse neurotransmissor. Possivelmente, a AchE possui outras funções que ainda são desconhecidas, visto que a correspondência entre a distribuição da enzima e a distribuição das sinapses colinérgicas é fraca, ou seja, a enzima está presente em outros locais do organismo além das sinapses colinérgicas.

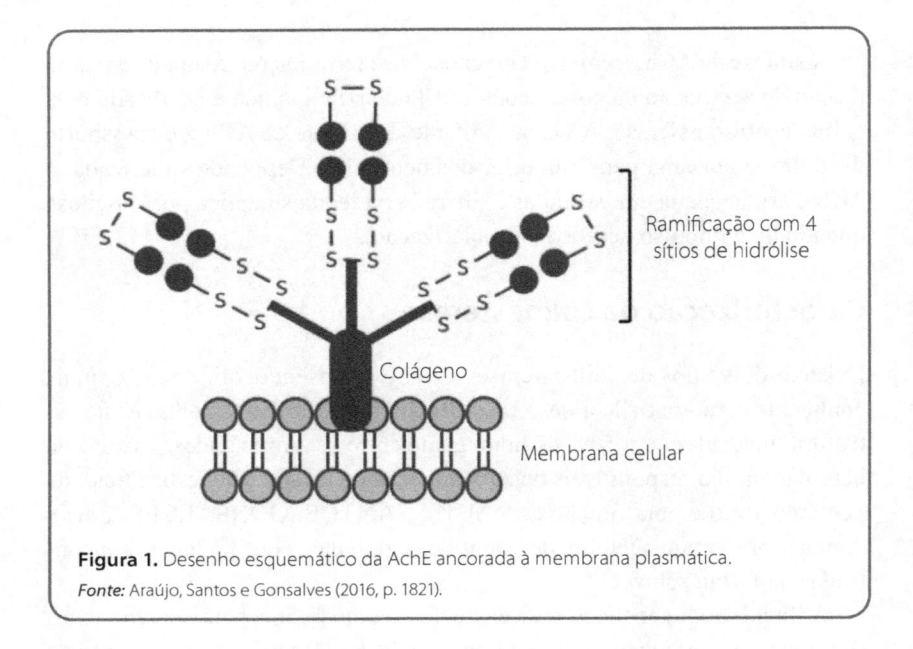

Figura 1. Desenho esquemático da AchE ancorada à membrana plasmática.
Fonte: Araújo, Santos e Gonsalves (2016, p. 1821).

Mecanismo de ação de fármacos anticolinesterásicos

O mecanismo de ação dos fármacos anticolinesterásicos se baseia na inibição da enzima colinesterase atuante e no consequente acúmulo e aumento do tempo de ação da ACh. A enzima possui três sítios distintos de ligação aos fármacos: o bolso acil do centro ativo, o subsítio para a colina do centro ativo e o local aniônico periférico, sendo que cada anticolinesterásico interage com um desses sítios. O tipo e a força de ligação que caracterizam essa interação com a enzima determinam o tempo de ação do fármaco e, em decorrência disso, a sua aplicação terapêutica. De forma sucinta, o que acontece é: o fármaco se liga à enzima, enquanto ligado, ele está exercendo seu efeito e, em seguida, o complexo fármaco-enzima é hidrolisado, restaurando a enzima, a qual fica livre para exercer sua função. Então, quanto mais forte o tipo de ligação fármaco-enzima, mais estável será esse complexo e, portanto, mais tempo será necessário para o retorno da enzima ao estado original (maior o tempo de ação do fármaco). De acordo com essas características, os anticolinesterásicos são classificados em três grupos: os inibidores reversíveis não covalentes de ação curta, os inibidores reversíveis carbamoilantes de ação de média e os inibidores organofosforados ou irreversíveis.

Anticolinesterásicos reversíveis de ação curta

Os fármacos desse grupo interagem com a enzima de forma não covalente, facilitando a hidrólise do complexo fármaco-proteína e, dessa forma, têm ação de curta duração. O edrofônio faz uma ligação iônica com o subsítio para a colina, sua estrutura quaternária limita a sua atividade as sinapses do SNP, restringe seu volume de distribuição e facilita sua eliminação renal, caracterizando sua ação de curta duração.

Anticolinesterásicos reversíveis de média duração

Os componentes desse grupo são a neostigmina (prostigmina), a piridostigmina, a fisiostigmina, a tacrina, a donezepila e a galantamina. Esses fármacos são aminas terciárias ou quaternárias e são carbamoil-ésteres. Com exceção da tacrina, que se liga ao subsítio para a colina, e da donezepila, que interage com o centro ativo, os demais componentes do grupo interagem com o ponto aniônico da enzima, formando uma molécula de enzima carbamilada. A hidrólise da enzima carbamilada é mais lenta, levando minutos, em vez dos microsegundos da enzima acetilada (interação Ach-enzima). Assim, a lenta recuperação da enzima carbamilada indica a ação prolongada desses fármacos. Os inibidores carbamoilantes são altamente lipossolúveis e por isso são capazes de ultrapassar a barreira hematoencefálica e agir no SNC.

Anticolinesterásicos irreversíveis

São os organofosforados, compostos de fósforo pentavalente com um grupo lábil, como o floreto do diflos ou um grupo orgânico no paration e no ecotiopato. Com exceção do ecotiopato que possui um nitrogênio quaternário, esses compostos não interagem com o ponto aniônico da enzima. O grupo lábil é liberado e é o grupo fósforo que interage com a serina da enzima formando uma molécula de enzima fosforilada, que é geralmente muito estável, ou seja, a hidrólise do grupamento fósforo da serina da enzima com consequente regeneração da enzima leva dias e, em alguns casos, pode depender da síntese de novas moléculas da enzima, levando semanas. A maior parte dos organofosforados foi desenvolvida para utilização como arma química, que é o caso do gás sarin, ou como pesticida. O malation, o paration, o metilparationzinon e os clorpirifos já foram inseticidas populares, contudo, com exceção do malation, os demais foram retirados do mercado devido aos seus efeitos tóxicos. Os efeitos farmacológicos desses compostos se devem, principalmente, à inibição irreversível da colinesterase, no entanto, esses compostos agem sobre outras serina hidrolases, como a tripsina e a atrombina. A falta de especificidade se deve à ausência de um grupo quaternário. O malation tem baixa absorção sistêmica quando administrado na pele (< 10%), por isso, seu uso tópico é inidicado para pediculose. O ecotiopato é usado na clínica, limitado à administração oftalmológica, pois não é volátil, nem penetra rapidamente na pele.

Efeito e emprego farmacológico dos anticolinesterásicos

A acetilcolina foi a primeira substância a ser identificada como um neurotransmissor. Ela age em diversos sítios, como nas junções neuromusculares esqueléticas, induzindo a contração do músculo, nas sinapses entre o nervo vago e as fibras musculares cardíacas, induzindo bradicardia, nas sinapses dos gânglios do sistema motor visceral, controlando o parassimpático, e em diversos sítios do SNC, controlando a atenção, o aprendizado e a memória. Uma vez que os fármacos anticolinesterásicos aumentam a concentração de Ach nas sinapses colinérgicas periféricas e centrais, por intermédio da inibição da colinesterase, o resultado será a intensificação da ação da Ach. Dessa forma, disfunções causadas pela baixa concentração de acetilcolina, ou pela resposta à Ach diminuída, serão candidatas ao emprego terapêutico desses fármacos.

Efeitos sobre as sinapses colinérgicas autonômicas

São os efeitos resultantes, principalmente, do aumento da atividade da Ach nas sinapses parassimpáticas pós-ganglionares (aumento da secreção glandular, da broncoconstrição, da bradicardia e da hipotensão, constrição pupilar, diminuição da pressão intraocular). Inicialmente, doses grandes estimulam e depois bloqueiam os gânglios autônomos, devido à despolarização, produzindo efeitos autônomos complexos.

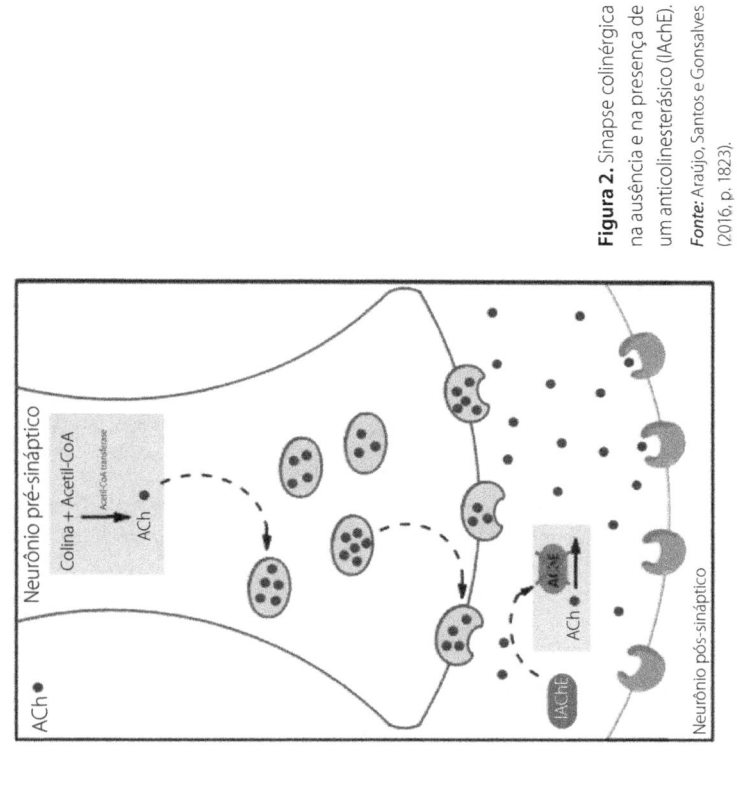

Figura 2. Sinapse colinérgica na ausência e na presença de um anticolinesterásico (IAchE).
Fonte: Araújo, Santos e Gonsalves (2016, p. 1823).

Ainda não foi esclarecido como e por que ocorre, mas os anticolinesterásicos apresentam certa seletividade de sinapses colinérgicas autônomas, caracsterística que é explorada para sua aplicação terapêutica. A neostigmina e a piridostigmina tendem a afetar mais a transmissão neuromuscular do que o sistema autônomo, enquanto a fisostigina e os organofosforados apresentam o padrão oposto.

> **Exemplo**
>
> **Atonia do músculo liso da bexiga:** essa patologia ou sintoma se caracteriza pela diminuição da força de contração do músculo liso da bexiga, causando dificuldade de urinar. Empregando um anticolinesterásico, aumentamos a ação da Ach, que estimula a contração muscular por meio de receptores muscarínicos. O tratamento pode ser realizado com neostigmina.
>
> **Glaucoma de ângulo aberto:** caracteriza-se pelo aumento da pressão intraocular devido à baixa drenagem do humor aquoso. O tratamento é feito com fisostigmina para aumentar a drenagem do humor aquoso.

Efeitos sobre a junção neuromuscular

Em geral, a Ach liberada na junção neuromuscular é hidrolisada tão rapidamente que cada estímulo induz apenas um potencial de ação na fibra muscular. Quando a transmissão é interrompida por um agente bloqueador não despolarizante, a adição de um anticolinesterásico restaura rapidamente a transmissão. No caso de o número de receptores estar reduzido, ou grande parte deles inibidos, o emprego de um anticolinesterásico aumenta a chance da Ach encontrar um receptor e induzir a transmissão a acontecer antes de ser degradada.

> **Exemplo**
>
> **Miastenia grave:** caracteriza-se por uma patologia autoimune, que afeta cerca de 1 a cada 2 mil indivíduos, em que ocorre a destruição e a diminuição do número de receptores nicotínicos na junção neuromuscular, resultando em fraqueza muscular. O emprego de um anticolinesterásico não evita a evolução da doença, mas aumenta o tempo de contração. Podem ser empregados no tratamento a piridostigmina, a neostigmina e o ambenônio, que aumentam a força de contração por 2 a 6 horas. A dose e o intervalo de administração entre as doses devem ser ajustados para cada paciente, de acordo com o estágio evolutivo no qual cada paciente se encontra, a fim de evitar a falta ou o excesso de estímulo. O edrofônio é utilizado para o diagnóstico e, quando aplicado de forma intravenosa, ele tem uma ação muito rápida, de cerca de dois minutos, na qual é verificado o aumento da força muscular ao fechar a palma da mão 45 segundos após a aplicação, sem fasciculação lingual.

Efeitos sobre o SNC

Na doença de Alzheimer, ocorre a formação das placas de depósito da proteína β-amiloide, a formação de aglomerados neurofibrilares, o encolhimento do cérebro e a perda de neurônios, entre eles, perda de colinérgicos do córtex frontal com consequente indução de um quadro de demência, uma vez que esses neurônios participam dos processos de atenção, memória e aprendizado. A demência é caracterizada, inicialmente, por perda ou falhas de memória e de funções cognitivas que afetam a vida diária do indivíduo.

A tacrina, a donezepila, a rivastigmina e a galatamina são os anticolinesterásicos empregados no tratamento do Alzheimer, a fim de retardar o surgimento da demência, no entanto, infelizmente ainda não há cura para essa patologia. Com a diminuição do número de neurônios, o aumento de Ach potencializa o efeito do neurotransmissor, que não terá mais efeito à medida que o número de neurônios não for suficiente para a manutenção das funções cognitivas (Quadro 1).

Quadro 1. Estrutura e características farmacológicas dos anticolinesterásicos.

Fármaco	Estrutura	Duração da ação	Principal local de ação	Observações
Edrofônio		Curta	JNM	Utilizado principalmente no diagnóstico da miastenia grave. Ação muito curta para ter uso terapêutico.
Neostigmina		Média	JNM	Utilizada por via intravenosa para reverter o bloqueio neuromuscular competitivo. Utilizada por via oral no tratamento da miastenia grave. Efeitos colaterais viscerais.
Fisostigmina		Média	P	Utilizada em forma de colírio no tratamento do glaucoma.
Piridostigmina		Média	JNM	Utilizada por via oral no tratamento da miastenia grave. Mais bem absorvida que a neostigmina e tem duração de ação mais prolongada.

(Continua)

(Continuação)

Quadro 1. Estrutura e características farmacológicas dos anticolinesterásicos.

Fármaco	Estrutura	Duração da ação	Principal local de ação	Observações
Diflos	(estrutura química)	Longa	P	Organofosforado altamente tóxico, com ação muito prolongada. Tem sido utilizado em forma de colírio em casos de glaucoma.
Ecotiopato	(estrutura química)	Longa	P	Utilizado em forma de colírio no tratamento do glaucoma. Ação prolongada; pode causar efeitos sistêmicos.
Paration	(estrutura química)	Longa	-	Convertido em metabólito ativo pela substituição do enxofre por oxigênio. Utilizado como inseticida, mas também causa envenenamento em humanos.

Fonte: Rang et al. (2016).

Efeitos adversos e contraindicações dos anticolinesterásicos

As possibilidades de efeitos adversos compreendem as mesmas possibilidades dos efeitos farmacológicos. Como atuam no aumento da sinalização da Ach, os anticolinesterásicos induzem efeitos em todo o organismo. É o que podemos observar nos efeitos adversos dos medicamentos para Alzheimer, como a tacrina, que causa vômito, diarreia e hepatite medicamentosa (Quadro 2). Apesar de induzirem efeitos em todo o organismo, os sintomas de toxicidade são mais facilmente observados em três vias, as quais apresentam maior densidade de receptores, são elas:

- **Sinapses colinérgicas autonômicas:** estimulação dos receptores muscarínicos nos órgãos efetores, que leva à superestimulação do parassimpático, intoxicação aguda, que provoca bradicardia grave, hipotensão e dificuldade de respirar.
- **Gânglios autônomos musculoesquelético:** grandes doses iniciam com a estimulação, seguida de depressão ou paralisação musculoesquelética, o chamado efeito paradoxal. Ocorre, pois, inicialmente, o aumento de Ach ativa o parassimpático, levando à contração muscular, contudo, com a estimulação contínua, há a despolarização, acarretando no bloqueio. A paralisação também é induzida via receptores nicotínicos que ativam a entrada de sódio. Com a superestimulação, ocorre o acúmulo de sódio, o que dificulta a repolarização, levando à fadiga e à paralisação.
- **SNC:** compostos terciários, como a fisiostigmina e os organofosforados, atravessam a BHE, causando uma excitação inicial que pode provocar convulsões e acabar em um estado de depressão ocasional devido à superestimulação dos receptores colinérgicos no SNC.

Além disso, muitos organofosforados podem causar desmielinização dos nervos periféricos, causando fraqueza e comprometimento sensorial progressivos. Sintomas esses que são observados nos envenenamentos por pesticidas. São efeitos adversos importantes e relacionados às contraindicações:

- **Olhos:** o anticolinesterásico causa miose e, com isso, bloqueio do reflexo de acomodação para longe, isto é, o indivíduo não enxerga objetos longe, sendo, dessa forma, prejudicado nas suas atividades. Além disso, há aumento da irrigação, levando à vermelhidão e à irritação.
- **Trato gastrintestinal (TGI):** o estímulo do parassimpático leva ao aumento da secreção de acido gástrico, por isso é contraindicado para indivíduos com úlcera péptica.
- **Bexiga:** o estímulo do músculo liso leva ao aumento da sensação de bexiga cheia, por essa razão é contraindicado para pessoas com retenção urinária, por acumular efeito e gerar dor. Além disso, pessoas com enurese, que corresponde à dificuldade de contração e de retenção da urina, também terão esse sintoma potencializado.
- **Sistema cardiovascular:** a Ach desencadeia bradicardia, então o débito cardíaco diminui e, como não tem compensação vascular, há queda na pressão. A hipotensão representa risco de morte para hipotensos, sendo assim, é contraindicada a esses pacientes.
- **Glândulas sudoríparas e salivares:** o uso dos anticolinesterásicos provoca aumento da secreção, o que é positivo para xerostomia (bloqueio da secreção de saliva).
- **Pulmões:** provocam aumento das secreções traqueobrônquicas, por isso são contraindicados para pessoas com asma, pois diminuem a área útil para troca de gases dos alvéolos, que já é restrita nesses pacientes.

Quadro 2. Efeitos adversos dos medicamentos para Alzheimer.

Fármaco	Efeitos adversos	Contraindicações
Edrofônio	Diarreia, vômitos, salivação excessiva, ansiedade, coceira, bradicardia, fraqueza e espasmos musculares.	Pessoas com bloqueio físico no intestino (obstrução intestinal) e pessoas com bloqueio físico no trato urinário (obstrução uretral).
Neostigmina	Náuseas, vômito, diarreia, cólicas abdominais, aumento do peristaltismo e das secreções brônquicas, hipersalivação e lacrimejamento, bradicardia, miose, espasmos musculares, contrações e fraqueza muscular.	Pacientes com obstrução intestinal mecânica ou do trato urinário.
Piridostignina	Náuseas, vômitos, diarreia, cólicas abdominais, aumento do peristaltismo e das secreções brônquicas, hipersalivação, bradicardia e miose.	Contraindicado nos casos de obstáculo mecânico do TGI ou nas vias urinárias. Deve ser administrado com extrema precaução em pacientes com bradicardia, asma brônquica e diabetes melito, e após intervenções cirúrgicas no estômago e nos intestinos.
Donezepila	Diarreia, cãibras, fadiga, acidentes, dores, cefaleia, náusea, vômitos, insônia, agressividade, alucinações, agitação, convulsões, hepatite, úlcera gástrica, úlcera duodenal e hemorragia gastrintestinal.	Pacientes com problemas cardíacos, pacientes com história de doença ulcerosa ou recebendo medicamentos anti-inflamatórios não esteroides e pacientes com histórico de asma ou doença pulmonar obstrutiva.
Tacrina	Sudorese, diarreia, poliúria, náuseas, vômitos e desconforto abdominal, além de icterícia e alteração na cor das fezes (preta ou muito escura).	Pacientes com disfunção hepática ativa e pacientes com úlcera gástrica ou duodenal ativa e não tratada.

Exercícios

1. Os anticolinesterásicos inibem a colinesterase, aumentando, assim, a quantidade de acetilcolina e potencializando a sua sinalização. Por isso, são também conhecidos como?
   a) Antagonistas colinérgicos.
   b) Agonistas parassimpatomiméticos.
   c) Antagonista adrenérgico.
   d) Agonista colinérgico direto.
   e) Agonista colinérgico indireto.

2. A classificação dos anticolinesterásicos é feita de acordo com a interação desses fármacos com a sua enzima alvo. O que difere entre os grupos?
   a) Somente a classe química, todos interagem com a enzima da mesma forma.
   b) Somente o tempo de ligação.
   c) Somente o sítio de ligação.
   d) Os anticolinesterásicos vão diferir quanto ao tempo, à forma ou ao tipo e ao sítio de ligação.
   e) Somente quanto ao tipo de colinesterase que inibem.

3. O edrofônio e a fisiostigmina não podem ser utilizados no tratamento da miastenia grave, pois os fármacos utilizados são a neostigmina e a piridostigmina. Por quê?
   a) O edrofônio e a fisiostigmina não podem ser utilizados por serem anticolinesterásicos de curto tempo de duração.
   b) O edrofônio não pode ser utilizado, pois é um anticolinesterásico de curto tempo de duração. A fisiostigmina não é utilizada porque tem maior ação nas junções pós-ganglionares parassimpáticas.
   c) O edrofônio não pode ser utilizado, pois é um anticolinesterásico de curto tempo de duração. A fisiostigmina é de média duração e é amplamente utilizada para tratamento de miastenia grave.
   d) O edrofônio não é utilizado por ser um organofosforado altamente tóxico.
   e) A fisiostigmina não é utlizada no tratamento de miastenia grave, pois sua distribuição atinge mais o cérebro, o que determina seu emprego no tratamento paliativo de Alzheimer.

4. Com relação ao emprego terapêutico dos organofosforados, é correto afirmar que:
   a) não são usados para nenhum tratamento, pois todos eles são tóxicos devido à sua ligação irreversível à AChE.
   b) são amplamente utilizados como pesticidas.
   c) são todos utilizados no tratamento de glaucoma.
   d) são utilizados para o tratamento de Alzheimer e miastenia grave.
   e) alguns, como é o caso do ecotiopato, podem ser usados como colírio para glaucoma, pois seu uso tópico não é nocivo.

5. De forma geral, por que os anticolinesterásicos apresentam diversos efeitos adversos?
   a) Porque atuam diminuindo a sinalização da Ach pela

inibição das colinesterases e, dessa forma, afetam diversas funções do organismo.
b) Porque atuam aumentando a sinalização da Ach pela inibição das colinesterases e, dessa forma, afetam diversas funções do organismo.
c) Porque atuam pela inibição das colinesterases que hidrolisam diversos neurotransmissores que terão suas sinalizações exacerbadas.
d) Os efeitos adversos dos anticolinesterásicos se restringem aos organofosforados.
e) Os anticolinérgicos não apresentam efeitos adversos.

Referências

ARAÚJO, C. R. M.; SANTOS, V. L. dos A.; GONSALVES, A. A. Acetilcolinesterase - AChE: uma enzima de interesse farmacológico. *Revista Virtual de Química*, São Paulo, v. 8, n. 6, p. 1818-1834, 2016.

PATRICK, G. L. *An introduction to medicinal chemistry*. 4. ed. Oxford: Oxford University Press, 2009. cap. 22.

RANG, H. P. et al. *Rang & Dale farmacologia*. 8. ed. Rio de Janeiro: Elsevier, 2016.

Leituras recomendadas

ALMEIDA O.P. Tratamento da Doença de Alzheimer: avaliação crítica sobre o uso de anticolinesterásicos. *Arquivos de Neuro-Psiquiatria*, São Paulo, v. 56, n. 3B, p. 688-696, set. 1998.

BRUNTON, L. L.; DANDAN, R. H. *Manual de farmacologia e terapêutica de Goodman & Gilman*. 2. ed. Porto Alegre: Artmed, 2015.

CRAIG, C. R.; STITZEL, R. E. *Farmacologia moderna*. 6. ed. Rio de Janeiro: Guanabara Koogan, 2005.

LEMKE, T. L.; WILLIAMS, D. A. (Ed.). *Foye's principles of medicinal chemistry*. 6. ed. Philadelphia: Lippincott Williams & Wilkins, 2007. cap. 12.

LULLMANN, H.; MOHR, K.; HEIN, L. *Farmacologia*: texto e atlas. 7. ed. Rio de Janeiro: Guanabara Koogan, 2017.

Bloqueadores neuromusculares

Objetivos de aprendizagem

Ao final deste texto, você deve apresentar os seguintes aprendizados

- Identificar o mecanismo de ação de fármacos que atuam na junção neuromuscular.
- Caracterizar efeitos farmacológicos e usos terapêuticos de fármacos bloqueadores neuromusculares.
- Relacionar os efeitos adversos e as contraindicações de fármacos bloqueadores neuromusculares.

Introdução

Os bloqueadores neuromusculares (BNMs) atuam na comunicação entre o neurônio motor e as fibras musculares, a chamada junção neuromuscular. Eles atuam por meio de dois mecanismos diferentes para impedir a contração muscular, promovendo o relaxamento do músculo. Por isso, são utilizados, principalmente, como adjuvantes em anestesia cirúrgica, uma vez que a musculatura relaxada facilita a manipulação operatória, na anestesia, para a realização de laringoscopia, broncoscopia e fagoscopia, em procedimentos ortopédicos, como, por exemplo, correção de luxações e alinhamento de fraturas. Os BNMs de ação curta são bastante utilizados para facilitar a intubação endotraqueal e são, ainda, utilizados em conjunto com a eletroconvulsoterapia para evitar traumatismos. A população, em geral, não tem acesso a essa classe de medicamentos devido às suas aplicações terapêuticas e ao seu potencial letal, o acesso é restrito aos médicos (principalmente aos anestesiologistas).

Neste capítulo, você vai aprender a identificar o mecanismo de ação de fármacos que atuam na junção neuromuscular, a caracterizar os efeitos farmacológicos e os usos terapêuticos dos fármacos BNMs e relacionar os efeitos adversos às contraindicações dessa classe de medicamento.

Mecanismo de ação dos BNMs

Os BNMs exercem sua ação terapêutica na junção neuromuscular, portanto, você precisa saber do que se trata a junção neuromuscular para que possa entender o mecanismo de ação desses fármacos.

Sinapse neuromuscular ou junção neuromuscular

A **junção neuromuscular** (ou junção mioneural) é um processo químico. Trata-se da sinapse que ocorre entre o neurônio motor e a fibra muscular. É importante você lembrar que a unidade motora é o conjunto formado pelo neurônio motor e as fibras musculares que esse neurônio inerva, e a placa motora é a porção do sarcolema (membrana da fibra muscular) que participa da sinapse com o neurônio motor (Figura 1).

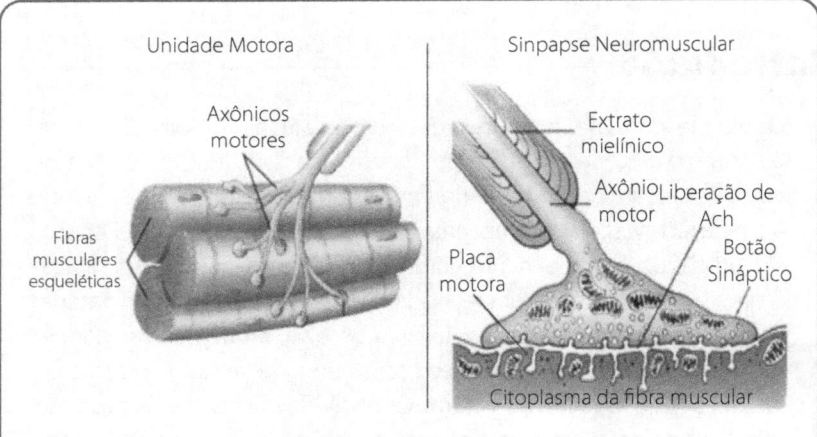

Figura 1. Representação da unidade motora, formada pelo neurônio motor e as fibras musculares com as quais se comunica, e da sinapse neuromuscular ou junção neuromuscular.
Fonte: Adaptado de [Musculatura...], ([201-?]).

O impulso nervoso sai do cérebro pelo neurônio pré-sináptico ou neurônio motor superior, que faz sinapse com o neurônio pós-sináptico ou o neurônio motor inferior na medula espinhal. Esses neurônios são multipolares e unidirecionais, isto é, o impulso nervoso passa por eles sempre no mesmo sentido: dendrito – corpo celular – axônio/terminal sináptico. É o axônio do neurônio motor inferior que faz sinapse com a fibra muscular. O impulso elétrico que vem do neurônio se transforma em impulso químico porque leva à fusão das vesículas, contendo acetilcolina com a membrana pré-sináptica, caracterizando a liberação da acetilcolina por exocitose. A acetilcolina (ACh) se difunde na fenda sináptica e se liga no receptor nicotínico da placa motora, induzindo a entrada de sódio na célula, e é então hidrolisada pela acetilcolinesterase. Com a entrada de sódio na fibra muscular, inicia o potencial de ação (-70 mV), novos canais de sódio voltagem dependentes são abertos, há entrada de sódio e saída de potássio e ocorre a despolarização da célula (+ 35mV), então ocorre também a liberação de cálcio pelo retículo sarcoplasmático sensível à voltagem. Esse cálcio se liga ao complexo troponina-tropomiosina, liberando o sítio de ligação actina-miosina e assim permitindo a contração muscular e o consequente movimento. A repolarização da célula ocorre pela abertura dos canais de potássio, que sai da célula (até -95 mV) e na sequência a bomba sódio/potássio ATPase reestabelece o equilíbrio e o potencial de repouso (-90mV). Veja que assim temos o potencial de repouso restabelecido e novamente o potássio no meio intracelular e o sódio extracelular, de forma que a fibra muscular está pronta para a indução de uma nova contração.

O receptor nicotínico de acetilcolina

O receptor nicotínico é assim denominado porque responde à acetilcolina e à nicotina. Na periferia do corpo humano, o receptor nicotínico de acetilcolina medeia a neurotransmissão pós-sináptica no sistema musculoesquelético e nos gânglios autônomos periféricos, enquanto no sistema nervoso central (SNC) ele é responsável por controlar a liberação de neurotransmissores, como glutamato e dopamina, nos locais pré-sinápticos.

O receptor nicotínico que desencadeia o potencial de membrana na placa motora do músculo é um canal iônico e, estruturalmente, é um pentâmero composto por quatro subunidades proteicas distintas (α, β, γ e δ), em uma composição 2:1:1:1, respectivamente.

Classificação e mecanismo de ação dos BNMs

Os BNMs agem na junção neuromuscular, prejudicando a transmissão sináptica e, consequentemente, provocando o relaxamento da musculatura. Devido aos diferentes mecanismos com os quais agem para provocar esse mesmo efeito, os BNMs são classificados em despolarizantes e não despolarizantes.

Os agentes não despolarizantes são os antagonistas competitivos dos receptores nicotínicos, que competem com a ACh pela ligação com o receptor. Esses fármacos se ligam reversivelmente ao receptor, impedindo a ligação da acetilcolina e, consequentemente, também impedindo a despolarização da placa motora, assim, não há contração e o músculo permanece relaxado. Após a administração intravenosa de um bloqueador competitivo, a fraqueza motora evolui para paralisia flácida total. Os primeiros músculos a relaxarem são os pequenos, os quais produzem movimentos rápidos, como, por exemplo, os músculos dos olhos, da mandíbula e da laringe. Posteriormente, os músculos do tronco e dos membros relaxam, sendo os últimos os músculos intercostais e o diafragma, levando à parada da respiração. A recuperação dos músculos ocorre na ordem inversa, sendo que, normalmente, o diafragma é o primeiro a recuperar sua função.

Existem três tipos químicos diferentes de bloqueadores competitivos: os benzilisoquinolínicos – a tubocurarina e o atracúrio, que são mais volumosos e rígidos –; os aminoesteróides – o vecurônio e o rocurônio –; e o gantacúrio, que é um derivado do clorofumarato (Figura 2). Uma vez que são inibidores competitivos, seus efeitos podem ser parados ou revertidos pela administração de anticolinesterásicos, os quais levam ao aumento da concentração de ACh na fenda sináptica devido à inibição da acetilcolinesterase. BNMs não despolarizantes não são metabolizados na junção neuromuscular, portanto, a resolução do bloqueio é decorrente de um efeito dilucional da droga na medida em que o tempo passa.

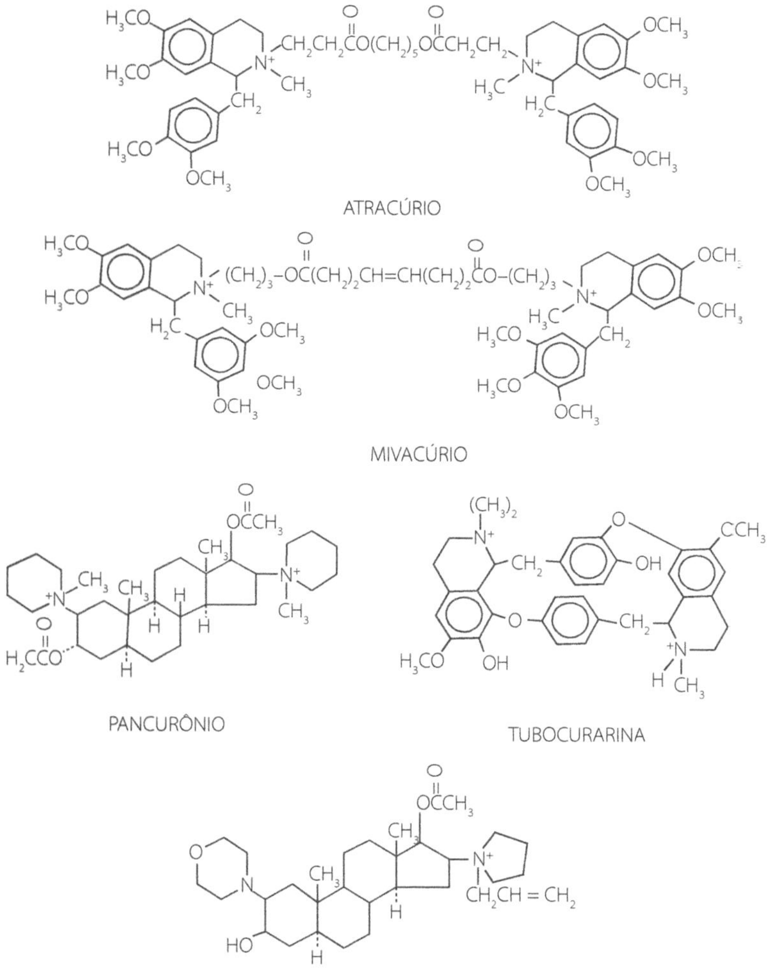

Figura 2. Estrutura dos BNMs competitivos ou não despolarizantes.
Fonte: Adaptado de Brunton (2010, p. 137).

Os agentes despolarizantes são compostos de amônio quaternário, de estrutura linear que se assemelham à acetilcolina, são o decametônio e a succinilcolina (Figura 3). Esses compostos agem como agonistas dos receptores nicotínicos, como a acetilcolina, portanto, vão induzir à despolarização e à contração muscular. Porém, por não serem degradados pela acetilcolinesterase, produzem uma despolarização mais prolongada do que a acetilcolina, a qual resulta na paralisação do músculo. De forma mais detalhada, para que você entenda como isso acontece, após a contração, os agentes despolarizantes continuam ligados ao receptor, mantendo o canal iônico para entrada de sódio aberto, o que impede a repolarização. A despolarização continuada inicialmente induz uma descarga de potenciais de ação na placa motora, resultando em um breve período de excitação repetitiva (fasciculação), que é seguida de parilisia flácida, a qual decorre da estimulação da placa já despolarizada pela Ach. Esse tipo de bloqueio não é antagonizado e pode ser acentuado por agentes anticolinesterase.

Após uma única dose intravenosa de 10 a 30 mg de suscinilcolina, acontecem breves fasciculações musculares, principalmente sobre o tórax e o abdome. O relaxamento ocorre no intervalo de 1 minuto, atinge o máximo em 2 min. e, geralmente, desaparece em 5 min. Para um relaxamento de maior tempo, pode-se empregar infusão intravenosa contínua.

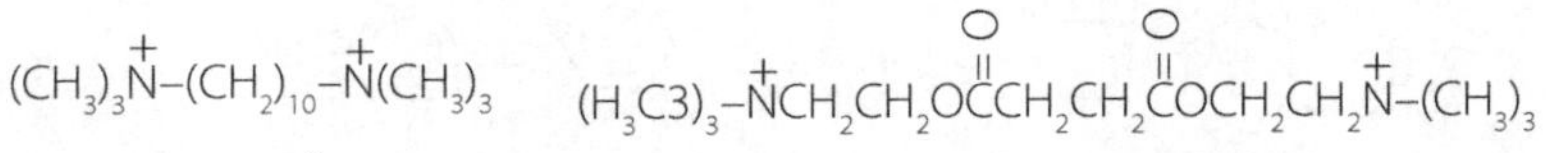

$$(CH_3)_3\overset{+}{N}-(CH_2)_{10}-\overset{+}{N}(CH_3)_3$$
DECAMETÔNIO

$$(H_3C3)_3-\overset{+}{N}CH_2CH_2O\overset{O}{\overset{\|}{C}}CH_2CH_2\overset{O}{\overset{\|}{C}}OCH_2CH_2\overset{+}{N}-(CH_3)_3$$
SUCCINILCOLINA

Figura 3. Estrutura dos BNMs despolarizantes.
Fonte: Adaptado de Brunton (2010, p. 137).

Outros fármacos, como a toxina botulínica e o dantroleno, afetam a contração muscular periférica, contudo, eles não agem diretamente na junção neuromuscular. Esses fármacos podem agir na pré-sinapse, inibindo a síntese ou a liberação de acetilcolina (Ach), é o caso da toxina botulínica que inibe a liberação de ACh na fenda sináptica. Já o dantroleno inibe a liberação do cálcio do retículo sarcoplasmático, então o complexo troponina-tropomiosina permanece ocupando o sítio de interação actina-miosina e, com isso, não ocorre a contração muscular (Figura 4).

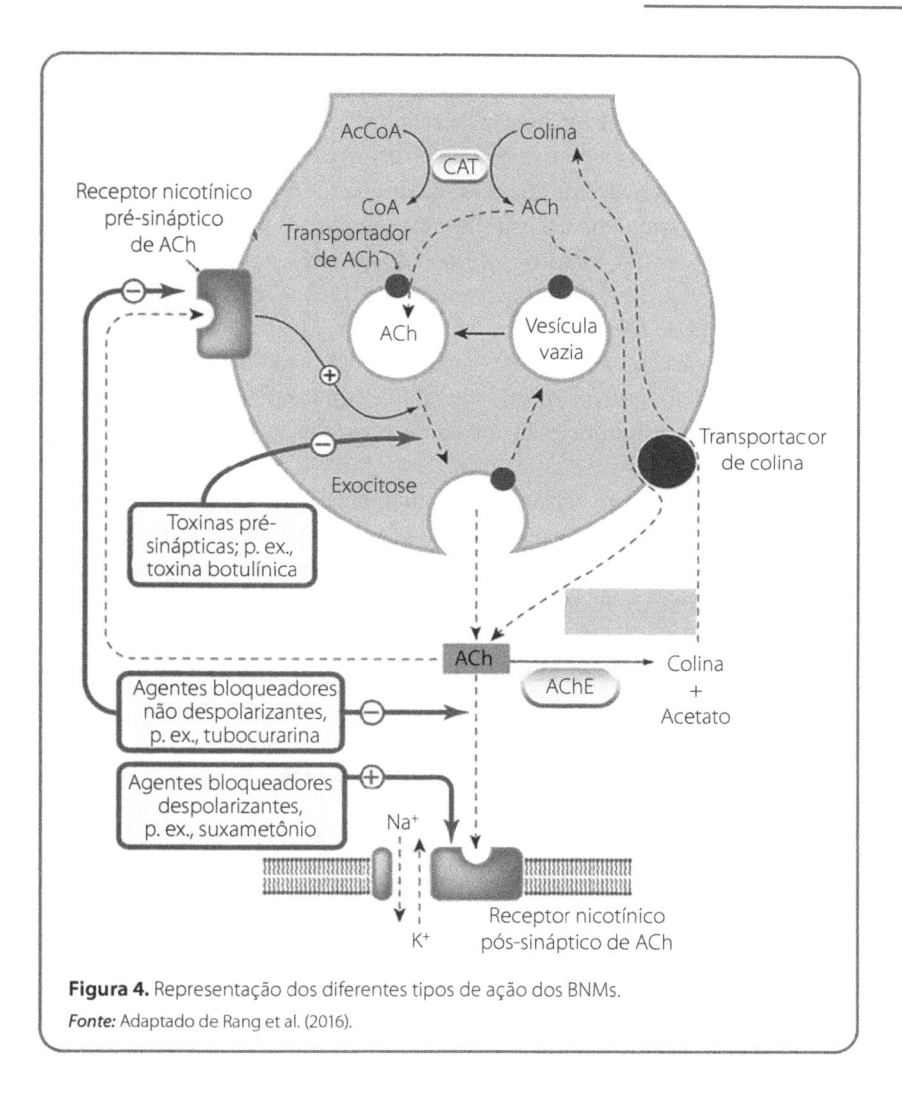

Figura 4. Representação dos diferentes tipos de ação dos BNMs.
Fonte: Adaptado de Rang et al. (2016).

Perfil farmacológico e uso terapêutico dos BNMs

Os BNMs são utilizados, principalmente, como adjuvantes em anestesia cirúrgica, uma vez que a musculatura relaxada facilita a manipulação operatória. Também são utilizados como adjuvantes na anestesia para a realização de laringoscopia, broncoscopia e fagoscopia. Os BNMs são úteis em procedimentos ortopédicos, como, por exemplo, correção de luxações e alinhamento de fraturas. Os BNMs de ação curta são bastante utilizados para facilitar a intubação endotraqueal e são ainda utilizados em conjunto com a eletroconvulsoterapia para evitar traumatismos. A eletrocunvulsoterapia é um tratamento para distúrbios psiquiátricos que, ao induzir convulsão, pode levar o paciente a traumatismos, isto é, luxações e fraturas devido aos espasmos musculares que são causados pela convulsão. O uso dos BNMs não compromete o tratamento, uma vez que o componente muscular da convulsão não é essencial para a obtenção do resultado.

De forma geral os BNMs têm baixa absorção pelo trato gastrintestinal (TGI). A absorção é adequada quando administrados pela via intramuscular, contudo, obtém-se um início de ação mais rápido quando administrados via intravenosa.

Os BNMs competitivos são drogas altamente ionizadas, hidrossolúveis, cujo volume de distribuição se aproxima àquele do plasma e do fluido extracelular. Os compostos benzilisoquinolínicos consistem em dois grupamentos amônios quaternários ligados entre si por uma cadeia de grupos metil. São mais suscetíveis à hidrólise no plasma e causam liberação de histamina. São exemplos dessa classe a tubocurarina, o atracúrio, o cisatracúrio e o mivacúrio. Vejamos a respeito de cada um dos BNMs benzilisoquinolínicos:

- **Tubocurarina:** tem grande latência e duração de ação prolongada. Causa liberação acentuada de histamina, resultando em hipotensão e taquicardia. O bloqueio ganglionar pode ocorrer com grandes doses. A tubocurarina é excretada e inalterada, principalmente, na urina, mas também na bile.
- **Atracúrio:** é uma mistura racêmica de 10 estereoisômeros e isômeros geométricos. Tem início e duração de ação intermediários. Causa liberação de histamina, porém, não causa efeitos cardiovasculares diretos. Seu metabolismo ocorre por meio de degradação de Hoffmann e hidrólise por esterases plasmáticas, portanto, sua duração de ação é independente de função renal ou hepática.
- **Cisatracúrio:** trata-se do isômero R-cis R'-cis do atracúrio. É constituído por 15% do composto precursor e é quatro vezes mais potente, com maior duração de ação. Diferentemente do atracúrio, o cisatracúrio não causa liberação de histamina. É metabolizado pela degradação de Hoffmann e não se acumula na insuficiência renal.

- **Mivacúrio:** o mivacúrio é uma droga com curta duração de ação (aproximadamente 15 minutos), o que o torna potencialmente útil para procedimentos rápidos. É uma mistura racêmica de três isômeros que é hidrolisada pela colinesterase plasmática. O mivacúrio é associado com a liberação histaminérgica, causando hipotensão significativa em doses maiores que 0,2mg/kg. Assim como a succinilcolina, sua duração de ação é aumentada em pacientes com colinesterase plasmática atípica.

Todos os BNMs aminoesteroides possuem, pelo menos, um grupamento amônio quaternário ligado a um anel esteróide. Eles tendem a não causar liberação de histamina e a sua maioria é metabolizada em um órgão-alvo antes da excreção.

- **Pancurônio:** foi o primeiro BNM esteroide. Tem início de ação lento e longa duração de ação, não causa liberação de histamina e apresenta propriedades simpatomiméticas discretas, portanto, causa taquicardia. É parcialmente desacetilado no fígado a um metabólito ativo e excretado inalterado na urina. Sua ação é prolongada em pacientes com disfunção renal ou hepática.
- **Vecurônio:** o vecurônio é estruturalmente semelhante ao pancurônio, contudo, tem início de ação discretamente mais rápido e duração de ação mais curta (intermediária). Não causa liberação de histamina e é desprovido de efeitos cardiovasculares. O metabolismo hepático o converte em metabólitos ativos que são excretados na urina e na bile. O vecurônio é instável em solução, por conseguinte, é armazenado na forma de pó liofilizado e requer diluição em água antes da sua administração.
- **Rocurônio:** é uma amina monoquaternária cujo início de ação é o mais rápido entre os BNMs não despolarizantes. Condições para intubação traqueal podem ser atingidas entre 60 e 90 segundos após uma dose de indução de 0,6 mg/kg. Apresenta duração de ação intermediária, sendo metabolizado no fígado e excretado na bile. O rocurônio exerce efeitos cardiovasculares mínimos e não libera histamina, contudo, tem maior incidência de reações anafiláticas do que os demais BNMs aminoesteroides.

> **Saiba mais**
>
> **Degradação de Hoffman**
> Também conhecida como *Rearranjo de Hoffman*, é a reação orgânica de uma amida primária com um haleto orgânico, levando a uma amina primária com um menor número de átomos de carbono, na qual ocorre uma etapa de rearranjo, seguida de degradação em que há liberação de gás carbônico.

A succinilcolina (suxametônio) é o único BNM despolarizante disponível para uso clínico atualmente. Estruturalmente, trata-se de duas moléculas de ACh ligadas entre si, que agem como um agonista do receptor nicotínico. Seu tempo de início de ação é de 60 segundos após a administração intravenosa, que é mais rápido que qualquer outro BNM. Normalmente, apresenta reversão espontânea do bloqueio após, aproximadamente, 10 minutos. Esse fármaco é rapidamente hidrolisado pela colinesterase plasmática em succinilmonocolina e colina (deve ser armazenada a 4 °C para prevenir a hidrólise), e cerca de 10% da droga é excretada na forma inalterada. Pode-se fazer uso de succinilcolina em infusão para produzir bloqueio neuromuscular prolongado, mas não é habitual e requer pré-tratamento com atropina. Quando administrada por via intramuscular, o início da ação é consideravelmente mais lento. Essa via é, geralmente, utilizada apenas em crianças, nas quais o acesso venoso não foi possível.

O Quadro 1 resume as características farmacocinéticas e as propriedades farmacológicas dos principais BNMs.

Quadro 1. Características farmacocinéticas e propriedades farmacológicas dos BNMs.

Agente	Grupamento químico	Propriedades farmacológicas	Tempo para o início da ação (min)	Duração clínica (min)	Forma de eliminação
Succinilcolina	Éster de dicolina	Duração muito curta; despolarizante.	1 a 1,5	5 a 8	Hidrólise pelas colinesterases plasmáticas.
D-tubocurarina	Alcaloide natural (benzilisoquinolina cíclica)	Duração longa; competição.	4 a 6	80 a 120	Eliminação renal; depuração hepática.
Atracúrio	Benzilosoquinolina	Duração intermediária; competição.	2 a 4	30 a 60	Degradação de Hofmann; hidrólise pelas esterases plasmáticas; eliminação renal.
Doxacúrio	Benzilosoquinolina	Longa duração; competição.	4 a 6	90 a 120	Eliminação renal.
Mivacúrio	Benzilosoquinolina	Curta duração; competição.	2 a 4	12 a 18	Hidrólise pelas colinesterases plasmáticas.
Pancurônio	Esteroide de amônio	Longa duração; competição.	4 a 6	120 a 180	Eliminação renal.
Pipecurônio	Esteroide de amônio	Longa duração; competição.	2 a 4	80 a 100	Eliminação renal; metabolismo e depuração hepáticos.
Rocurônio	Esteroide de amônio	Longa duração; competição.	1 a 2	30 a 60	Metabolismo hepático.
Vecurônio	Esteroide de amônio	Duração intermediária; competição.	2 a 4	60 a 90	Metabolismo e depuração hepáticos; eliminação renal.

Os efeitos adversos e as contraindicações dos BNMs

A escolha terapêutica deve ser feita com base no perfil farmacocinético do princípio ativo, que precisa ser compatível com a duração do procedimento, buscando, assim, minimizar os efeitos adversos, com atenção especial para pacientes com problemas cardiovasculares, insuficiência renal e insuficiência hepática. Nesse sentido, duas características determinarão a escolha do fármaco, a primeira diz respeito à duração da ação (já discutida anteriormente neste capítulo), e a segunda é quanto aos efeitos adversos e às contraindicações do fármaco frente às características do paciente.

Os principais efeitos adversos dos BNMs são:

- **Efeitos cardiovasculares:** ocorrem devido à estimulação dos gânglios autônomos, manifestando-se como bradicardia quando há estimulação sucessiva dos gânglios vagais, ou como hipertensão arterial e taquicardia, quando há estimulação sucessiva dos gânglios simpáticos. Fármacos que induzem esses efeitos adversos são contraindicados para pacientes com problemas cardíacos.
- **Liberação de histamina:** alguns BNMs causam a liberação de histamina, sendo contraindicados aos pacientes com crises alérgicas frequentes. O antracúrio libera histamina, mas é seguro para pacientes com insuficiência renal, enquanto o pancúronio tem liberação de histamina reduzida, mas bloqueia receptores muscarínicos, o que é perigoso para pacientes com problemas cardíacos.
- **Bloqueio prolongado devido à atividade reduzida da colinesterase plasmática:** esse efeito prolongado ocorre para o mivacúrio e a succinilcolina, que são, portanto, contraindicados para pacientes com atividade reduzida da colinesterase plasmática. Essa característica pode ser atribuída a causas congênitas ou adquiridas. As adquiridas incluem síntese enzimática diminuída, que pode ocorrer na presença de doença hepática, carcinomatose, gestação ou jejum prolongado (hipoproteinemia), insuficiência cardíaca, insuficiência renal e queimaduras. A coadministração de determinadas drogas, como etomidato, anestésicos locais, do tipo éster, metotrexate, remifentanil e esmolol, pode resultar na redução da atividade da colinesterase plasmática. Já as causas hereditárias ocorrem devido à produção de colinesterase plasmática atípica.

A estrutura da enzima colinesterase é geneticamente determinada por um gene no cromossomo 3, que é descrito como o gene normal (94% da população é homozigota). Existem três variantes desse gene, que são denominadas variante atípica, variante silenciosa e gene resistente a fluoretos. Indivíduos com esses genes variantes têm colinesterase plasmática atípica e apresentam bloqueio neuromuscular prolongado após a administração do mivacúrio e da succinilcolina.

- **Hiperpotassemia induzida pela succinilcolina:** pode ser fatal para pacientes que tenham sofrido queimaduras, ou que apresentem distrofias musculares, paraplegia e problemas cardíacos, sendo, portanto, contraindicada nesses casos.
- **Apneia prolongada devido a algum problema na reversão do bloqueio.**

Além disso, os BNMs são contraindicados em pacientes com miastenia grave (já possuem baixa capacidade de contração muscular) ou doença maligna que induza à síndrome miastênica, pacientes com redução do fluxo sanguíneo para o sistema musculosesquelético, o que causa retardo na remoção dos BNMs. Os BNMs que dependem da metabolização pelo fígado são contraindicados aos pacientes que têm insuficiência hepática e os BNMs que sofrem eliminação pelos rins são contrainidicados aos pacientes com insufuciência renal. Deve-se ter muito cuidado ao administrar esses fármacos em pacientes desidratados ou gravemente enfermos.

Saiba mais

Interações medicamentosas
Os BNMs têm interações importantes com alguns anestésicos, alguns antibióticos, bloqueadores de canais de cálcio e compostos anticolinesterásicos. Como os inibidores de acetilcolinesterase são capazes de reverter os efeitos dos BNMs competitivos, muitos anestesiologistas fazem uso da neostigmina ou do edrofônio após a cirurgia para diminuir a duração do bloqueio competitivo.
Já os despolarizantes são potencializados por anticolinesterásicos, por isso não devem ser usados concomitantemente. Podem ser usados antagonistas muscarínicos junto aos BNMs, a fim de evitar a redução da frequência cardíaca. Muitos anestésicos inalatórios, como halotano, isoflurano e enflurano, estabilizam a placa motora, atuando sinergicamente aos BMNs competitivos que, nesse caso, devem ter sua dose reduzida.

Efeitos adversos dos BNMs competitivos

Entre os BNMs competitivos benzilisoquinolínicos, a tubocurarina apresenta o maior número de efeitos adversos, ela causa liberação acentuada de histamina, resultando em hipotensão e taquicardia. Pode ocorrer bloqueio ganglionar com grandes doses e seus efeitos são prolongados na insuficiência renal. Seu uso foi suplantado por agentes com melhor perfil de efeitos colaterais e ela não está mais disponível no Reino Unido. O atracúrio causa liberação de histamina, porém, não causa efeitos cardiovasculares diretos. O mivacúrio causa liberação histaminérgica, resultando em hipotensão significativa em doses maiores que 0,2 mg/kg, e sua duração de ação é aumentada em pacientes com colinesterase plasmática atípica. O cisatracúrio não causa liberação de histamina, nem se acumula na insuficiência renal, sendo o mais seguro da classe.

No que diz respeito aos BNMs competitivos aminoesteroidais, o pancurônio causa taquicardia e sua ação é prolongada em pacientes com disfunção renal ou hepática. O vecurônio não causa liberação de histamina, ele é desprovido de efeitos cardiovasculares, mas tem metabolismo hepático. O rocurônio exerce efeitos cardiovasculares mínimos e não libera histamina, contudo, tem maior incidência de reações anafiláticas do que os demais BNMs aminoesteroides.

Efeitos adversos da succinilcolina:

- **Bradicardia:** ocorre devido à estimulação de receptores muscarínicos no nó sinoatrial. É mais comum em crianças e após doses repetidas. Por isso, é contraindicado aos pacientes com problemas cardíacos.
- **Aumento da pressão intraocular:** há um risco teórico de extravasamento de conteúdo vítreo após a utilização de succinilcolina em pacientes com lesão ocular penetrante.
- **Mialgia:** ocorre, de maneira comum e principalmente, em jovens saudáveis que deambulam precocemente após a cirurgia. Estratégias, como pré-curarização, existem para reduzir a sua incidência, porém, nenhuma estratégia é completamente preventiva.
- **Hipercalemia:** o potássio sérico médio aumenta em 0,5 mmol/l após a administração de succinilcolina. Pacientes com hipercalemia pré-existente estão sob risco de arritmias cardíacas e morte. A hipercalemia fatal pode ocorrer em pacientes com queimaduras, distrofias musculares, paraplegia e problemas cardíacos, como insuficiência cardíaca congestiva, que fazem uso de digoxina ou diuréticos. O risco máximo de hipercalemia em pacientes queimados ocorre do 9º ao 60º

dia pós-queimadura. A utilização de succinilcolina nos primeiros 2 a 3 dias após queimaduras graves é considerado seguro.
- **Bloqueio de fase II:** pode ocorrer após grandes ou repetidas doses de succinilcolina. O bloqueio neuromuscular é prolongado e a estimulação de nervo periférico resulta em fadiga da resposta de quatro estímulos e potenciação pós-tetânica.
- **Anafilaxia:** a succinilcolina é responsável por 50% das reações anafiláticas aos BNMs.
- **Bloqueio prolongado devido à atividade reduzida da colinesterase plasmática.**
- **Hipertermia maligna:** essa condição pode ser desencadeada pela succinilcolina e, portanto, seu uso está absolutamente contraindicado aos pacientes suscetíveis.

Exercícios

1. A principal diferença entre os BNMs despolarizantes e não despolarizantes é:
a) A natureza química. Os despolarizantes são benzilisoquinolinas e os não despolarizantes são aminoesteroides.
b) O tempo de início de ação. Os despolarizantes têm ação rápida e curta, enquanto os competitivos ou não despolarizantes têm início de ação demorado e longa duração.
c) A forma de eliminação. Os despolarizantes sofrem eliminação renal, enquanto os competitivos têm metabolização e depuração hepática seguida de eliminação renal.
d) O mecanismo de ação. Os despolarizantes são agonistas nicotínicos, enquanto os não despolarizantes são antagonistas competitivos.
e) O fato de que os despolarizantes podem ter seus efeitos revertidos por anticolinesterásicos, e os competitivos, não.

2. O que a aplicação terapêutica dos BNMs inclui?
a) Principalmente a atuação como adjuvantes de anestesias cirúrgicas, para facilitar a manipulação operatória.
b) Principalmente a atuação como adjuvantes de anestesias cirúrgicas e anestesias para procedimentos como broncoscopia e tratamento da miastenia grave.
c) Principalmente para evitar traumatismos decorrentes da eletroconvulsoterapia.

d) Principalmente para o tratamento da miastenia grave e do Mal de Parkinson.
   e) Principalmente a contraindicação para o uso em procedimentos ortopédicos, como, por exemplo, correção de luxações e alinhamento de fraturas.
3. Na escolha do fármaco ideal para atuar como adjuvante de uma cirurgia, o que é importante conhecer e considerar?
   a) Apenas o tempo de duração da ação do fármaco e a sua forma de eliminação.
   b) Apenas a forma e o tempo necessário para o fármaco ser metabolizado.
   c) O tempo de ação, os efeitos adversos e as contraindicações frente a características do procedimento e do paciente.
   d) Apenas as contraindicações que se aplicam ao paciente.
   e) Apenas o mecanismo de ação do fármaco.
4. Sobre os efeitos adversos dos BNMs, é correto afirmar que:
   a) todos os BNMs causam bloqueio prolongado devido à atividade reduzida da colinesterase plasmática.
   b) todos os BNMs causam efeitos cardiovasculares, apneia prolongada, liberação de histamina e aumento da ação devido à insuficiência renal ou hepática.
   c) todos os BNMs causam hiperpotassemia, que pode ser fatal para pacientes que tenham sofrido queimaduras, ou que apresentem distrofias musculares, paraplegia e problemas cardíacos.
   d) todos os BNMs causam efeitos cardiovasculares, apneia prolongada, liberação de histamina e convulsões.
   e) todos os BNMs causam potencialização quando administrados com anticolinesterásicos.
5. Analise as afirmativas abaixo e assinale a alternativa correta.
   a) A hiperpotassemia causada pela succinilcolina leva à sua contraindicação em pacientes com miastenia grave.
   b) A liberação de histamina por alguns BNMs faz com que eles sejam contraindicados aos pacientes com câncer de pequenas células do pulmão.
   c) A ativação causada em gânglios autônomos leva alguns dos BNMs a serem contraindicados aos pacientes que têm problemas cardiovasculares.
   d) A paralisia respiratória ou apneia prolongada, causada por todos os BNMs, faz com que eles sejam contraindicados aos pacientes com asma.
   e) Os BNMs que têm metabolização pelo rearranjo de Hoffman são contraindicados para pacientes com insuficiência renal.

Referências

[MUSCULATURA estriada esquelética]. [201-?]. Disponível em: <https://image.slidesha-recdn.com/metabolismoeenergia-130906163547-/95/metabolismo-e-energia-20-638.jpg?cb=1378485444>. Acesso em: 07 dez. 2017.

BRUNTON, L. et al. *Goodman & Guilman*: manual de farmacologia e terapêutica. Porto Alegre: AMGH, 2010.

RANG, H. P. et al. *Rang & Dale Farmacologia*. 8. ed. Rio de Janeiro: Elservier, 2016.

Leituras recomendadas

LOCKS, G de F. et al. Uso de bloqueadores neuromusculares no Brasil. *Revista Brasileira de Anestesiologia*, Rio de Janeiro, v. 65, n. 5, p. 319-325, 2015.

O'CONNOR, D.; GWINNUTT, C. *Tutorial de anestesia da semana farmacologia dos bloqueadores neuromusculares e anticolinesterásicos*. Sociedade Brasileira de Anestesiologia e World Federation of societies of anaesthesiologists, 2013. Disponível em: <http://grofsc.net/wp/wp-content/uploads/2013/06/FARMACOLOGIA-DOS-BLOQUEADORES--NEUROMUSCULARES-E-ANTICOLINESTARAXICOS.pdf>. Acesso em: 07 dez. 2017.

PIMENTA, K. B. Prolonged neuromuscular block after mivacurium: case report. *Revista Brasileira de Anestesiologia*, Rio de Janeiro, v. 55, n. 5, p. 552-557, 2005.

SOUSA, R. L. et al. Bloqueadores neuromusculares e reações alérgicas. *Revista Médica de Minas Gerais*, Belo Horizonte, v. 26, supl 1, p. S39-S46, 2016.

Sistema adrenérgico

Objetivos de aprendizagem

Ao final deste texto, você deve apresentar os seguintes aprendizados

- Identificar os subtipos de receptores adrenérgicos nos diversos órgãos-alvo.
- Caracterizar o mecanismo de ação, efeitos farmacológicos e usos terapêuticos dos fármacos agonistas adrenérgicos.
- Relacionar efeitos adversos e contraindicações da epinefrina/norepinefrina e dos demais fármacos agonistas adrenérgicos.

Introdução

Os fármacos que modulam a atividade do sistema nervoso autônomo simpático, mimetizando as ações da noradrenalina, são chamados de fármacos simpatomiméticos, ou de fármacos agonistas adrenérgicos. Esses fármacos estimulam a atividade simpática em diferentes sistemas do nosso organismo e, em função disso, são utilizados no tratamento de diferentes quadros clínicos.

Neste capítulo, você aprenderá como os fármacos agonistas adrenérgicos atuam no organismo. Além disso, você identificará os principais usos terapêuticos e efeitos adversos desses fármacos.

Sistema nervoso autônomo simpático

A subdivisão simpática do sistema nervoso autônomo desempenha várias ações no organismo humano, e estão relacionadas, principalmente, ao preparo do organismo para situações de estresse, como atividades físicas, frio e pânico. O sistema autônomo simpático inerva a maioria dos órgãos do nosso organismo, sendo um importante regulador da sua homeostase.

A ação do sistema autônomo simpático ocorre por meio da liberação do neurotransmissor noradrenalina e da sua ligação com os receptores adrenérgicos, localizados nos órgãos efetores. Em algumas situações, principalmente às relacionadas ao estresse, a medula da glândula adrenal libera o hormônio adrenalina, que é transportado através do sangue e também pode interagir com esses receptores.

Os receptores adrenérgicos, ou adrenoceptores, são receptores do tipo metabotrópicos, isto é, são receptores transmembrana acoplados à proteína G. Esses receptores transpassam a membrana celular por sete vezes e apresentam domínio extracelular, que interage com o ligante, e um domínio intracelular, que interage com a proteína heterotrimérica G. A proteína G apresenta três subunidades: α, β e γ. Quando a noradrenalina ou a adrenalina interage com o domínio extracelular dos adrenoceptores, eles sofrem uma mudança de sua conformação, que ocasiona a alteração estrutural da proteína G, provocando a dissociação da sua subunidade α das subunidades βγ. A subunidade α dissociada interage com seu efetor e modula sua atividade, ocasionando uma cascata de sinalização intracelular. Os seus efetores incluem a adenililciclase (AC), a fosfolipase C, canais iônicos e a GMPc fosfodiesterase. Conforme a ação/efetor da subunidade α, as proteínas G são classificadas em estimuladoras da adenililciclase (G_s), inibidoras da adenililciclase (G_i) ou acopladas à fosfolipase C (G_q).

Os receptores adrenérgicos são classificados em α e β. Essa classificação foi baseada na resposta desses receptores à ligação com noradrenalina, adrenalina e com o fármaco agonista isoproterenol. Essas duas famílias de adrenoceptores ainda são divididas em subtipos. Os adrenoceptores α são subdivididos em $α_1$ e $α_2$. Enquanto isso, os adrenoceptores β são subdivididos em $β_1$, $β_2$ e $β_3$. Esses adrenoceptores apresentam diferentes localizações no organismo humano e modulam diferentes respostas do sistema nervoso autônomo simpático.

Na Tabela 1, você pode comparar as diferentes localizações e atividades dos subtipos de adrenoceptores.

Tabela 1. Características dos receptores adrenérgicos.

Tipo	Proteína G	Efetor	Ação	Localização	Efeitos observados
$α_1$	G_q	Fosfolipase C	Inositol-1,4,5-trifosfato Diacilglicerol $↑Ca^{2+}$ citoplasmático	Membrana pós-sináptica da maioria dos tecidos-alvo simpáticos: ■ músculos lisos vasculares ■ músculo dilatador da pupila ■ músculo liso pilomotor ■ próstata	■ Contração do músculo liso ■ Constrição do esfíncter urinário ■ Vasoconstrição ■ Midríase ■ Ereção dos pelos
$α_2$	G_i	Adenililciclase	$↓$ AMPc	■ Terminações nervosas simpáticas pré-sinápticas ■ Neurônios pré-sinápticos parassimpáticos (retroalimentação inibitória) ■ Alguns músculos lisos vasculares	■ Inibição da liberação de noradrenalina ■ Inibição da liberação de acetilcolina ■ Contração ou dilatação (ação central)
$β_1$	G_s	Adenililciclase	$↑$ AMPc	■ Músculo cardíaco ■ Rins	■ Aumento da força de contração ■ Aumento da liberação de renina
$β_2$	G_s	Adenililciclase	$↑$ AMPc	■ Alguns vasos sanguíneos ■ Músculo liso de alguns órgãos: brônquios e útero ■ Fígado	■ Relaxamento dos músculos lisos ■ Broncodilatação ■ Relaxamento da musculatura uterina ■ Ativação da glicogenólise
$β_3$	G_s	Adenililciclase	$↑$ AMPc	■ Tecido adiposo	■ Ativação da lipólise

Fármacos com ação sobre o sistema autônomo simpático

Diferentes fármacos atuam sobre os receptores adrenérgicos e modulam a atividade do sistema nervoso autônomo simpático. De acordo com a ação que desempenham, esses fármacos são classificados em fármacos simpatomiméticos e simpatolíticos. Os simpatomiméticos mimetizam as ações da noradrenalina, estimulando a atividade do sistema nervoso autônomo simpático. Enquanto isso, os simpatolíticos inibem a ação da noradrenalina, reduzindo a atividade simpática.

Saiba mais

A noradrenalina é sintetizada a partir da tirosina, assim como a adrenalina e a dopamina. Para a síntese desses neurotransmissores, a tirosina é transportada para o interior dos neurônios adrenérgicos, e é transformada em di-hidroxifenilalanina (DOPA). A DOPA sofre reação de descarboxilação, que origina a dopamina. A dopamina é, então, armazenada nas vesículas sinápticas. A formação da noradrenalina ocorre dentro dessas vesículas por hidroxilação da dopamina. A partir da noradrenalina, ocorre a formação da adrenalina. A liberação de noradrenalina na fenda sináptica ocorre pelo estímulo nervoso, que ocasiona a fusão das vesículas de neurotransmissores à membrana celular (exocitose).

A dopamina, a noradrenalina e a adrenalina são chamadas de catecolaminas. As catecolaminas, quando utilizadas farmacologicamente, não são disponíveis para administração oral, pois acabam sendo degradadas pelas enzimas MAO ou COMT presentes no trato gastrintestinal.

Fármacos simpatomiméticos: mecanismos de ação e efeitos farmacológicos

Os fármacos simpatomiméticos são aqueles que mimetizam as ações da noradrenalina e/ou adrenalina. Portanto, os fármacos simpatomiméticos são considerados agonistas da noradrenalina e podem exercer suas ações de maneira direta ou indireta. Conforme o mecanismo de ação, os fármacos simpatomiméticos são classificados em três grupos:

- Agonistas de ação direta: se ligam diretamente aos adrenoceptores α ou β, causando sua ativação. Eles podem exibir seletividade a um subtipo específico de adrenoceptor, como também podem não apresentar seletividade, atuando sobre diferentes subtipos de adrenoceptores.
- Agonistas de ação indireta: estimulam as ações simpáticas por aumentar a disponibilidade de adrenalina ou noradrenalina endógenas. Eles podem ocasionar esse aumento por meio de diferentes mecanismos:
  - estimulação da liberação da noradrenalina presente nas vesículas neuronais pré-sinápticas;
  - bloqueio da recaptação da noradrenalina pelo neurônio, aumentando seu tempo de permanência no receptor; (c) inibição das enzimas de degradação das catecolaminas, como a monoaminoxidase (MAO) e catecol-O-metil transferase (COMT), aumentando a oferta dos transmissores.
- Agonistas de ação mista: estimulam diretamente os adrenoceptores, e a liberação de noradrenalina endógena.

Na Figura 1, você pode identificar alguns exemplos de fármacos agonistas adrenérgicos com ação direta, mista e indireta.

Os fármacos agonistas adrenérgicos apresentam diferentes efeitos sobre os sistemas do nosso organismo. Vamos identificar agora quais são seus principais efeitos farmacológicos.

- **Sistema cardiovascular:** os agonistas adrenérgicos apresentam efeitos cardíacos e vasculares. Os receptores α_1 estão presentes na musculatura lisa de praticamente todo o leito vascular. Quando os receptores α_1 são estimulados pelos agonistas adrenérgicos, levam a contração muscular, o que resulta na vasoconstrição arterial e venosa. Esse efeito resulta no aumento da pressão sanguínea. Enquanto isso, o músculo cardíaco exibe adrenoceptores β_1. Quando esses receptores são estimulados pelos agonistas adrenérgicos, causam a contração muscular, aumentando o débito cardíaco. Pela atividade agonista sobre esses receptores, ocorre o aumento da frequência (efeito cronotrópico positivo), e o aumento da força de contração cardíaca (efeito inotrópico positivo). Os receptores β_2 estão presentes em alguns vasos sanguíneos, principalmente da musculatura esquelética. Quando ativados, esses receptores provocam vasodilatação, o que pode provocar a redução da resistência periférica total.
- **Sistema respiratório:** a ativação dos receptores β_2, presentes no trato respiratório, ocasiona a dilatação brônquica, facilitando as trocas gasosas.

Agonistas adrenérgicos

Ação direta

Seletivos
- α_1 - fenilefrina
- α_2 - clonidina
- β_1 - dobutamina
- β_2 - terbutalina

Não seletivos
- α_1, α_2 - oximetazolina
- β_1, β_2 - isoproterenol
- $\alpha_1, \alpha_2, \beta_1, \beta_2$ - epinefrina
- $\alpha_1, \alpha_2, \beta_1$ - norepinefrina

Ação mista
- efedrina ($\alpha_1, \alpha_2, \beta_1, \beta_2$ e agentes de liberação)

Ação indireta

Agentes de liberação
- anfetamina
- tiramina

Inibidor da captação
- cocaína

Inibidores da MAO
- selegilina

Inibidores da COMT
- entacapona

Figura 1. Fármacos agonistas adrenérgicos com ação direta, mista e indireta.
Fonte: Dandan e Brunton (2015).

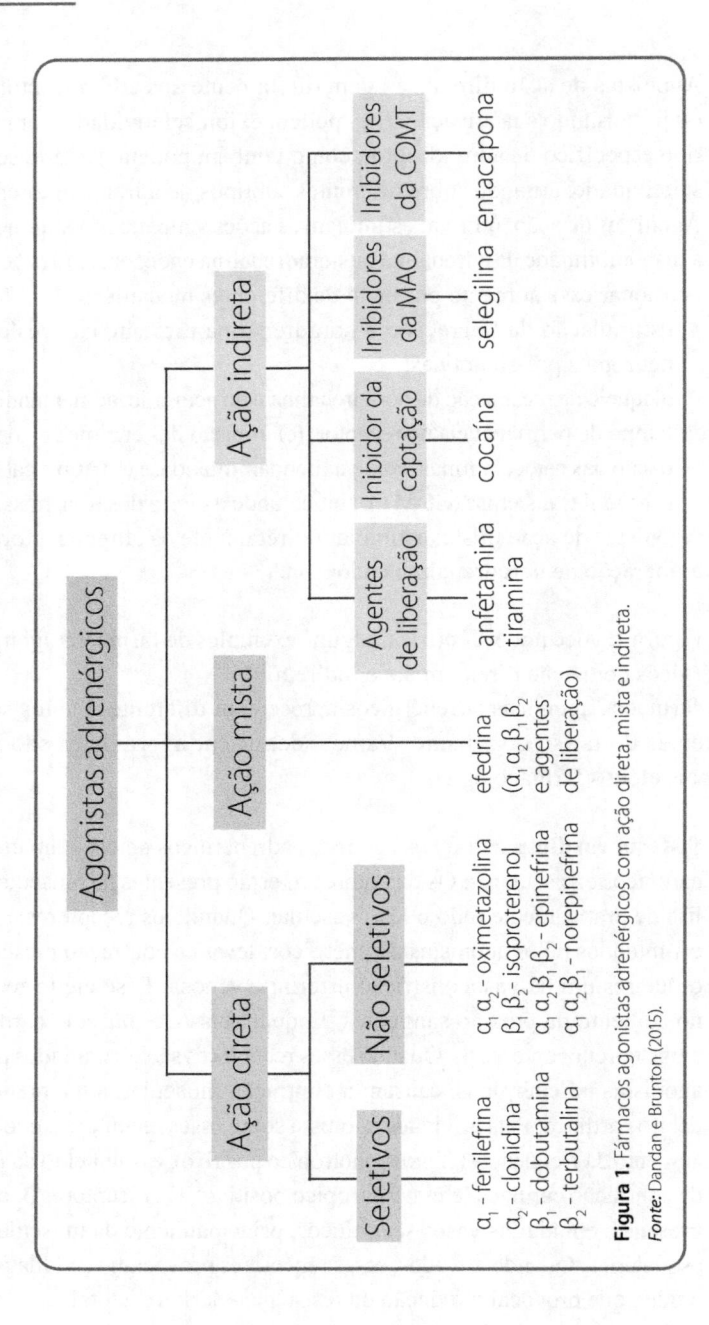

- **Trato geniturinário:** a ação dos agonistas adrenérgicos sobre os receptores α_1 presentes na base da bexiga e esfíncter uretral causam a contração da musculatura, evitando a saída da urina. Dessa forma, os agonistas adrenérgicos causam a continência urinária.
- **Olhos:** os agonistas adrenérgicos podem ativar os receptores adrenérgicos do tipo α presentes nos olhos, ocasionando dilatação da pupila. A ação sobre os receptores α_2 promove o efluxo do humor aquoso da câmara anterior, o que reduz a pressão intraocular.
- **Metabolismo:** os agonistas adrenérgicos podem exibir ações bastante importantes sobre o metabolismo intermediário. Ao ativar os adrenoceptores β_3 no tecido adiposo, eles estimulam a lipólise, liberando glicerol e ácidos graxos para a circulação sanguínea. Eles também estimulam a liberação do hormônio glucagon, fazendo com que a concentração de glicose sanguínea aumente (ativação da gliconeogênese).
- **Glândulas salivares:** os agonistas adrenérgicos reduzem a atividade das glândulas salivares.

Saiba mais

A cocaína é uma droga de abuso que apresenta ação simpatomimética. Ela atua de forma indireta, inibindo a recaptação da noradrenalina nas sinapses simpáticas. Por meio dessa ação, a cocaína causa, por exemplo, o aumento da pressão sanguínea e o aumento do ritmo cardíaco. Além de atuar perifericamente, ela atua sobre o sistema nervoso central (SNC), produzindo efeitos psicológicos. No SNC, a cocaína impede a recaptação da dopamina nos "centros de prazer e recompensa". Essa ação é responsável pelos efeitos euforizantes da droga, assim como pelo desencadeamento de dependência.

Usos clínicos e efeitos adversos dos fármacos agonistas adrenérgicos

Como você viu, os agonistas adrenérgicos podem atuar em diferentes sistemas orgânicos. Em função disso, são utilizados no tratamento de diferentes quadros clínicos. Os usos clínicos desses fármacos, assim como seus possíveis efeitos adversos, estão relacionados ao tipo de adrenoceptor em que atuam. Na Tabela 2, veja os principais fármacos agonistas adrenérgicos, o tipo de receptor em que atuam, indicações clínicas e possíveis efeitos adversos.

Tabela 2. Indicações clínicas e efeitos adversos de agonistas adrenérgicos.

Classe	Receptor-alvo	Uso clínico	Efeitos adversos
Agonistas adrenérgicos de ação direta			
Não seletivos			
Adrenalina	α e β	■ Alívio do broncoespasmo ■ Parada cardíaca ■ Choque anafilático e reações alérgicas graves ■ Choque e bloqueio atrioventricular ■ Anestesia local (provoca vasoconstrição no local da injeção, aumentando o tempo de efeito da anestesia)	■ Tremores ■ Palpitações ■ Arritmias cardíacas ■ Crises hipertensivas
Noradrenalina	Forte ação sobre $α_1$, $α_2$ Ação $β_1$ Pouca potência sobre $β_2$	■ Choque (aumenta a resistência vascular e pressão arterial)	■ Tremores ■ Palpitações ■ Arritmias cardíacas ■ Crises hipertensivas
Dopamina	α, β, D (dopaminérgicos)	■ Choque cardiogênico ■ Choque séptico ■ Hipotensão ■ Insuficiência cardíaca grave	■ Náuseas ■ Hipertensão ■ Arritmias
Agonistas seletivos dos receptores β-adrenérgicos			
Isoproterenol	$β_1$ e $β_2$	■ Asma brônquica ■ Bloqueio atrioventricular ■ Choque cardiogênico ■ Parada cardíaca	■ Palpitações ■ Taquicardias ■ Arritmias
Dobutamina	$β_1$	■ Aumento do débito cardíaco na insuficiência cardíaca aguda ■ Apoio inotrópico após cirurgia cardíaca	■ Taquicardia ■ Arritmias ■ Hipertensão

(Continua)

(Continuação)

Tabela 2. Indicações clínicas e efeitos adversos de agonistas adrenérgicos.

Classe	Receptor-alvo	Uso clínico	Efeitos adversos
Salbutamol	β_2	■ Asma (*ação curta*)	■ Tremores ■ Intranquilidade ■ Apreensão e ansiedade (*efeitos adversos reduzidos quando são administrados pela via inalatória*)
Terbutalina	β_2	■ Asma ■ Relaxante uterino para evitar parto prematuro (*ação curta*)	
Salmeterol Formoterol	β_2	■ Asma noturna (*ação longa*)	
Mirabegron	β_3	■ Bexiga hiperativa (urgência urinária, incontinência de urgência)	■ Hipertensão
Agonistas seletivos dos receptores α-adrenérgicos			
Oximetazolina	α_1 e α_2	■ Descongestionante nasal (causam vasoconstrição nasal, reduzindo a congestão) ■ Colírios para redução da vermelhidão dos olhos	■ Nervosismo ■ Cefaleia ■ Sono agitado ■ Congestão nasal (rebote no uso prolongado)
Fenilefrina	α_1	■ Hipotensão ■ Descongestionante nasal ■ Colírios para midríase	■ Ansiedade ■ Cefaleia
Clonidina	α_2	■ Hipertensão	■ Xerostomia ■ Bradicardia
Agonistas de ação indireta			
Anfetamina	Não seletivos	■ Narcolepsia ■ Disfunção cerebral mínima em crianças ■ Transtorno de déficit de atenção/hiperatividade (TDAH)	■ Dependência física ■ Alterações comportamentais ■ Insônia ■ Nervosismo ■ Fadiga ■ Tremores ■ Taquicardia, hipertensão, doenças cardíacas em geral
Efedrina	Não seletivos	■ Asma brônquica	■ Insônia ■ Agitação ■ Ansiedade ■ Tremores ■ Palpitações ■ Arritmias ■ Hipertensão

Pacientes que utilizam medicamentos que causam a inibição da enzima monoaminoxidase (p. ex., alguns antidepressivos) devem evitar o uso de fármacos agonistas adrenérgicos, principalmente, adrenalina, dopamina e noradrenalina. A adrenalina também é contraindicada em pacientes que usam fármacos inibidores dos receptores β.

Link

Reveja os principais tópicos sobre a transmissão noradrenérgica. Isso vai aumentar sua compreensão sobre os fármacos adrenérgicos!

https://goo.gl/CpE8yH

Exemplo

O choque anafilático é uma reação alérgica grave mediada pela imunoglobulina IgE. Ele pode ser desencadeado por diferentes agentes, como drogas e alimentos. Nessa condição clínica, os sistemas respiratório e cardiovascular são afetados e o indivíduo pode apresentar broncoespasmo, edema de glote e hipotensão grave. O uso parenteral da adrenalina é bastante eficiente nesse quadro. Ela ocasiona a vasoconstrição periférica (aumentando a pressão sanguínea) e a broncodilatação. Além disso, ela também pode reduzir o angioedema, o eritema e a urticária.

Exercícios

1. Os fármacos agonistas adrenérgicos têm seus efeitos farmacológicos mediados pelos receptores adrenérgicos, também chamados adrenoceptores. Esses receptores são classificados em α e β, cada um apresentando subtipos. A respeito dos adrenoceptores, marque a opção correta.

a) Os receptores $α_1$ estão presentes na musculatura lisa vascular e quando ativados desencadeiam a vasodilatação.

b) Os receptores $β_1$ estão presentes,

principalmente, na musculatura lisa brônquica e quando ativados ocasionam a sua contração.
c) Os receptores β_2 estão presentes na musculatura lisa uterina e causam seu relaxamento quando são ativados.
d) Os receptores β_1 são encontrados principalmente no coração e quando ativados causam a bradicardia.
e) Os receptores β_3 são encontrados principalmente nos músculos lisos dos vasos sanguíneos periféricos.

2. Um paciente realiza tratamento com o medicamento salbutamol. Esse fármaco tem ação agonista seletiva sobre os receptores β_2 adrenérgicos. Uma ação esperada desse fármaco está descrita em:
a) hipertensão.
b) taquicardia.
c) bradicardia.
d) broncodilatação.
e) broncoconstrição.

3. A adrenalina é um fármaco bastante utilizado em situações de emergência devido, principalmente, às suas ações sobre o coração, vasos sanguíneos e trato respiratório. Um efeito esperado com o uso da adrenalina está descrito em:
a) aumento da força de contração cardíaca.
b) redução da frequência cardíaca.
c) hipotensão periférica.
d) redução da luz brônquica.
e) miose intensa.

4. Um paciente utilizou o medicamento isoproterenol para alívio da broncoconstrição. O isoproterenol é um fármaco agonista não seletivo dos receptores beta adrenérgicos. Qual efeito adverso esse paciente pode apresentar?
a) Taquicardia.
b) Hipotensão.
c) Bradicardia.
d) Vasoconstrição.
e) Midríase.

5. Os fármacos agonistas adrenérgicos podem exibir diferentes mecanismos de ação. Sobre esses mecanismos, aponte a opção correta.
a) Agonistas adrenérgicos de ação direta ocasionam aumento das concentrações endógenas de noradrenalina.
b) Agonistas adrenérgicos de ação direta ocasionam a liberação da noradrenalina nas fendas sinápticas.
c) Agonistas adrenérgicos de ação indireta atuam sobre os receptores adrenérgicos, ocasionando sua ativação.
d) Agonistas adrenérgicos de ação indireta podem atuar sobre as enzimas MAO e COMT, causando a sua inibição.
e) Agonistas adrenérgicos de ação mista têm sua ação baseada na inibição da recaptação de noradrenalina pelos neurônios e na inibição das enzimas MAO e COMT.

Referência

DANDAN, R. H.; BRUNTON, L. L. *Manual de farmacologia e terapêutica de Goodman e Gilman*. 2. ed. Porto Alegre: AMGH, 2015.

Leituras recomendadas

BARRETT, K. E. et al. *Fisiologia médica de Ganong*. 24. ed. Porto Alegre: AMGH, 2014. (Lange).

KATZUNG, B. G.; TREVOR, A. J. *Farmacologia básica e clínica*. 13. ed. Porto Alegre: Artmed, 2017.

PRESTON, R. R. *Fisiologia ilustrada*. Porto Alegre: Artmed, 2014.

SILVA, P. *Farmacologia*. 8. ed. Rio de Janeiro: Guanabara Koogan, 2010.

SILVERTHORN, D. U. *Fisiologia humana*: uma abordagem integrada. 5. ed. Porto Alegre: Artmed, 2010.

WHALEN, K.; FINKELI, R.; PANAVELIL, T. A. *Farmacologia ilustrada*. 6. ed. Porto Alegre: Artmed, 2016.

Antiadrenérgicos

Objetivos de aprendizagem

Ao final deste texto, você deve apresentar os seguintes aprendizados:

- Identificar o mecanismo de ação dos fármacos antiadrenérgicos.
- Caracterizar os efeitos farmacológicos e os usos terapêuticos dos fármacos antiadrenérgicos.
- Relacionar os efeitos adversos e as contraindicações dos fármacos antiadrenérgicos.

Introdução

Os fármacos que antagonizam os efeitos da noradrenalina ou da adrenalina são chamados de fármacos simpatolíticos ou fármacos antiadrenérgicos. Esses fármacos reduzem as ações estimulatórias do sistema nervoso autônomo simpático, ocasionando diferentes efeitos sobre o nosso organismo. Em função disso, os fármacos antiadrenérgicos são bastante importantes para o tratamento e o manejo de diversos quadros clínicos.

Neste capítulo, você verá como agem os fármacos antiadrenérgicos no nosso organismo e compreenderá quais são os seus principais efeitos farmacológicos e usos terapêuticos. Além disso, você também identificará alguns dos principais efeitos adversos desses fármacos.

Fármacos antiadrenérgicos: mecanismo de ação e efeitos farmacológicos

Diferentes fármacos podem atuar sobre o sistema nervoso autônomo simpático, tanto estimulando suas funções, como também as inibindo. Os fármacos que atuam reduzindo a atividade estimulatória simpática são chamados de **fármacos simpatolíticos**, ou, mais comumente, **fármacos antiadrenérgicos**.

Esses fármacos têm como mecanismo de ação o antagonismo às ações da noradrenalina e da adrenalina por meio do bloqueio dos receptores adrenérgicos. Os efeitos resultantes desse antagonismo dependem da seletividade de ação dos fármacos antiadrenérgicos em relação ao tipo de adrenoceptor em que atuam: α e/ou β e os seus subtipos. Vários desses efeitos têm uma grande importância terapêutica. Os fármacos que antagonizam as ações mediadas pelos adrenoceptores α são chamados de fármacos α-bloqueadores. Enquanto isso, aqueles que antagonizam as ações mediadas pelos adrenoceptores β são chamados de fármacos β-bloqueadores (Tabela 1).

Tabela 1. Representação esquemática do ciclo celular.

Fármaco	Usos terapêuticos	Efeitos adversos
Antagonistas não seletivos dos receptores α		
Fenoxibenzamina	Feocromocitoma	Hipotensão postural Congestão nasal Náuseas e êmese
Antagonistas seletivos dos receptores $α_1$		
Prazosina Terazosina Doxazosina Tansulosina Alfuzosina	Hipertensão Hiperplasia prostática benigna	Hipotensão postural Tontura Congestão nasal Disfunção erétil
Antagonistas não seletivos dos receptores $β_1$		
Propanolol	Hipertensão Angina Infarto do miocárdio Enxaqueca Hipertireoidismo	Broncoconstrição Arritmias Distúrbios do metabolismo Frio nas extremidades
Nadolol	Glaucoma Hipertensão Angina	Irritação ocular Broncoconstrição Bradicardia Frio nas extremidades

(Continua)

(Continuação)

Tabela 1. Representação esquemática do ciclo celular.

Fármaco	Usos terapêuticos	Efeitos adversos
Antagonistas não seletivos dos receptores β_1		
Timolol	Hipertensão Insuficiência cardíaca congestiva IAM Profilaxia da enxaqueca	Irritação ocular Broncoconstrição Bradicardia Frio nas extremidades
Pindolol	Angina no peito Hipertensão	
Antagonistas seletivos dos receptores β_1		
Atenolol Metoprolol Esmolol	Hipertensão Angina no peito Infarto agudo do miocárdio	Menor risco de broncoconstrição Menos probabilidade de frio nas extremidades
Antagonistas dos receptores α e β		
Carvedilol Labetalol	Hipertensão Insuficiência cardíaca crônica	Hipotensão postural Tonturas

Fonte: Lewis (1997).

Efeitos farmacológicos dos fármacos antiadrenérgicos

Efeitos farmacológicos devido ao antagonismo sobre os adrenoceptores α

Efeitos cardiovasculares: praticamente todo o leito vascular apresenta adrenoceptores α_1. Quando ativados, esses receptores causam a constrição vascular. Dessa forma, os fármacos antiadrenérgicos previnem as ações da noradrenalina, ocasionando a redução da resistência periférica e, consequentemente, da pressão sanguínea. Uma ação reflexa que o nosso organismo pode desencadear frente a essa ação é o aumento da frequência cardíaca.

Olhos: a ação antagonista sobre os receptores α-adrenérgicos nos olhos ocasiona a contração da pupila (miose).

Trato geniturinário: a musculatura lisa da base da bexiga e da uretra, assim como da próstata, exibem uma alta concentração de receptores adrenérgicos do tipo $_1$. Quando ativados, esses receptores desencadeiam a contração dessa musculatura. Os antagonistas adrenérgicos ocasionam a ação antagônica, relaxando esses músculos. Na bexiga, esse efeito ocasiona a redução da pressão no órgão, enquanto na próstata essa ação pode aliviar alguns dos sintomas da hiperplasia prostática benigna.

Os adrenoceptores α_2 são responsáveis por controlar a liberação de noradrenalina nos neurônios pré-sinápticos. O bloqueio desses receptores pode causar a maior liberação de noradrenalina na terminação nervosa, estimulando assim as ações simpáticas. Atualmente, o antagonismo sobre receptores α_2 apresenta pouca utilidade terapêutica.

Efeitos farmacológicos devido ao antagonismo sobre os adrenoceptores β

Sistema cardiovascular: o músculo cardíaco exibe uma alta concentração de receptores β_1. Esses receptores desencadeiam o aumento da frequência e da força de contração cardíaca quando ativados. Dessa forma, os antagonistas dos adrenoceptores β_1 ocasionam a redução da frequência e da contratilidade cardíaca. Essa redução do débito cardíaco, em pacientes com hipertensão, também gera a redução da pressão arterial.

Células justaglomerulares renais: o antagonismo sobre os receptores β_1 das células renais justaglomerulares provoca a redução da liberação de renina. Esse efeito também contribui para redução da pressão arterial.

Trato respiratório: a musculatura lisa do trato respiratório apresenta receptores adrenérgicos β_2. A ativação desses receptores ocasiona a dilatação brônquica. Os fármacos antagonistas dos adrenoceptores β_2 geram, portanto, a broncoconstrição. Esse efeito é mais comum em pacientes que já apresentam algum tipo de patologia respiratória, como a doença pulmonar obstrutiva crônica (DPOC) e a asma brônquica.

Olhos: os antagonistas dos receptores β adrenérgicos causam a redução da pressão intraocular. O provável mecanismo para esse efeito é a redução da produção do humor aquoso.

Efeitos metabólicos: por intermédio dos adrenoceptores β_3 e β_2, o sistema autônomo simpático estimula a lipólise, assim como a glicogenólise. Os fármacos que agem como antagonistas desses receptores diminuem, portanto, essas ações. Pacientes com diabetes melito tipo I devem utilizar cautelosamente esses fármacos. Devido às suas ações metabólicas, esses fármacos dificultam a liberação de glicose, podendo dificultar a recuperação de quadros de hipoglicemia.

Também tem se demonstrado que os fármacos antiadrenérgicos afetam as concentrações dos diferentes tipos de colesterol. Em geral, eles causam o aumento das proteínas de muito baixa densidade (VLDL) e das proteínas de baixa densidade (LDL), ao mesmo tempo que reduzem as concentrações séricas das proteínas de alta densidade (HDL).

Fique atento

A ligação dos fármacos antiadrenérgicos aos adrenoceptores pode ocorrer de uma maneira reversível ou irreversível. Os antagonistas reversíveis são aqueles que interagem com seus receptores por meio de ligações fracas e, assim, podem se dissociar facilmente destes. Os efeitos farmacológicos desses antagonistas podem ser facilmente revertidos com o uso de altas concentrações de agonistas adrenérgicos. Enquanto isso, os antagonistas irreversíveis interagem com os adrenoceptores por meio de ligações fortes. Em função disso, essas moléculas não se dissociam dos adrenoceptores e seus efeitos farmacológicos não conseguem ser reduzidos pelo mecanismo de competição, com o uso de agonistas adrenérgicos. O tempo de ação dos fármacos antiadrenérgicos reversíveis depende, principalmente, do seu tempo de meia-vida. Já os fármacos antiadrenérgicos irreversíveis apresentam efeitos bastante duradouros.

Usos terapêuticos dos fármacos antiadrenérgicos

O sistema autônomo simpático participa da regulação de diferentes sistemas e órgãos do nosso organismo. Dessa forma, os fármacos antagonistas adrenérgicos são bastante importantes no tratamento de diferentes quadros clínicos, sendo que seus usos terapêuticos estão associados ao tipo de adrenoceptor em que atuam. As suas principais indicações clínicas estão relacionadas aos seus efeitos sobre o sistema cardiovascular. Abaixo, vamos identificar quais são os principais usos terapêuticos dos fármacos antiadrenérgicos.

- **Feocromocitoma:** o feocromocitoma é um tumor na medula da glândula adrenal ou de células glanglionares simpáticas que secreta altas quantidades de adrenalina e noradrenalina. Os fármacos antiadrenérgicos que atuam sobre os adrenoceptores α são bastante úteis no manejo desse quadro, pois evitam as intensas ações estimulatórias da noradrenalina e da adrenalina.
- **Hipertensão:** os adrenoceptores α_1 estão amplamente distribuídos no leito vascular. A ação antagonista sobre esses receptores é bastante utilizada no tratamento de crises hipertensivas e no quadro de hipertensão crônica.

Os fármacos β-bloqueadores também podem ser utilizados como anti-hipertensivos em função de sua atividade sobre o coração e as células justaglomerulares. O seu efeito de redução do débito cardíaco, assim como o de redução da produção de renina, justifica esse uso terapêutico.

Obstrução urinária: a hiperplasia prostática benigna ocasiona a obstrução uretral, dificultando a micção. O antagonismo sobre os receptores α_1 reduz a contração dos músculos da base da bexiga e da próstata, diminuindo a resistência ao fluxo de urina.

Cardiopatia isquêmica e insuficiência cardíaca: o antagonismo sobre os receptores β_1 reduz a frequência e a força de contração cardíaca. Esses efeitos aliviam o trabalho do coração e diminuem a demanda por oxigênio. Dessa forma, os antagonistas adrenérgicos com ação sobre os adrenoceptores β_1 diminuem a incidência dos quadros de angina do peito em pacientes com cardiopatia isquêmica e reduzem a mortalidade em pacientes com insuficiência cardíaca crônica.

Arritmias: os fármacos β-antagonistas podem diminuir a velocidade de resposta ventricular nos casos de arritmia supraventricular ou fibrilação atrial e, também, reduzem os batimentos ventriculares ectópicos. Dessa forma, alguns β-bloqueadores são utilizados nos quadros de arritmias cardíacas.

Hipertireoidismo: os fármacos antiadrenérgicos com ação sobre os adrenoceptores β reduzem a estimulação simpática sobre a glândula tireoide, reduzindo, em função disso, a produção do hormônio tireoidiano tri-iodotironina (T_3).

Glaucoma: os fármacos com ação β-bloqueadora ocasionam a diminuição da produção de humor aquoso, reduzindo a pressão intraocular.

Doenças neurológicas: alguns fármacos antiadrenérgicos antagonistas dos adrenoceptores β são utilizados na profilaxia da enxaqueca. Porém, sua ação sobre esse quadro clínico ainda é incerta. No quadro de ansiedade, os fármacos antiadrenérgicos também reduzem os tremores em músculos esqueléticos.

Na Tabela 1, você pôde conferir alguns exemplos de fármacos antiadrenérgicos e identificar seus principais usos clínicos.

Saiba mais

Pacientes que utilizam cronicamente algum fármaco β-bloqueador não devem interromper o tratamento de forma abrupta, mas sim, gradualmente. A interrupção súbita do uso de β-bloqueadores pode ocasionar hipertensão, arritmias e risco aumentado de cardiopatia isquêmica. Esse efeito ocorre devido à superssensibilização dos receptores β. Esse efeito farmacodinâmico ocorre mediante o bloqueio prolongado de um receptor. A exposição constante aos fármacos β-bloqueadores pode ocasionar o aumento do número de adrenoceptores β nas membranas celulares. Dessa forma, um maior número de receptores fica disponível para a interação com agonistas. Assim, a interrupção da terapia com fármacos como o propranolol e metoprolol deve ser realizada em etapas, ao longo de algumas semanas, a fim de que os órgãos/sistemas orgânicos possam retornar a sua homeostase.

Efeitos adversos e contraindicações dos fármacos antiadrenérgicos

Os efeitos adversos observados com o uso dos fármacos antiadrenérgicos dependem dos adrenoceptores em que eles estão atuando. Os fármacos bloqueadores dos adrenoceptores α podem ocasionar a hipotensão postural e vertigens em função da dilatação dos vasos sanguíneos. Além disso, no início do tratamento com antagonistas $α_1$, a redução da pressão arterial pode provocar a estimulação cardíaca reflexa, causando taquicardia e arritmias. Na maioria dos indivíduos esse efeito é reduzido ao longo do tratamento. Porém, pacientes que apresentam algum tipo de cardiopatia devem utilizar esses medicamentos com cautela. Devido à vasodilatação, os antagonistas adrenérgicos α também podem ocasionar a congestão nasal. O bloqueio de receptores α_1 presentes nos ductos ejaculatórios pelos fármacos antiadrenérgicos impede a contração do órgão, o que pode causar inibição da ejaculação.

Os fármacos antagonistas dos adrenoceptores β têm seus principais efeitos adversos relacionados ao bloqueio dos receptores β_2. Quando esses adrenoceptores são bloqueados, pode ocorrer a broncoconstrição. Dessa forma, os fármacos antiadrenérgicos com ação sobre esse tipo de receptor devem ser evitados em pacientes com asma brônquica ou com doença pulmonar obstrutiva crônica.

O antagonismo sobre os receptores β também podem causar a hipoglicemia de jejum e, consequentemente, tremores, taquicardia e ansiedade. Esse efeito adverso é um problema, principalmente, em indivíduos diabéticos. Nesses casos, os β-bloqueadores podem mascarar os sintomas da hipoglicemia e a liberação da glicose hepática é dificultada. O aumento da relação LDL/HDL também é um efeito adverso dos fármacos antiadrenérgicos β-bloqueadores.

O bloqueio de adrenoceptores β localizados nos vasos sanguíneos de músculos esqueléticos pode provocar a sensação de extremidades frias. O bloqueio dos receptores β_1 cardíacos pode provocar bradicardia, hipotensão e bloqueio atrioventricular. Essas ações podem ocasionar o infarto agudo do miocárdio ou a cardiomegalia. Os fármacos β-bloqueadores são, portanto, contraindicados em pacientes com bradicardia sinusal ou choque cardiogênico.

Link

Neste link, você poderá aprender um pouco sobre o uso dos fármacos antiadrenérgicos no tratamento da hiperplasia prostática benigna.

https://goo.gl/NXLZvB

Exemplo

A hipertensão é uma doença caracterizada pela elevação sustentada da pressão arterial em níveis maiores a 140 × 90 mmHg. Essa doença é altamente prevalente em nossa população. No Brasil, estima-se que cerca de 32,5% dos indivíduos adultos são hipertensos.

A hipertensão tem um grande impacto sobre a saúde e está relacionada a vários outros distúrbios cardiovasculares, como o IAM, a doença arterial periférica e o acidente vascular encefálico (AVE). O tratamento da hipertensão compreende medidas não farmacológicas (dieta adequada, redução do consumo de sódio, prática de atividades físicas), assim como medidas farmacológicas, pelo uso de fármacos anti-hipertensivos.

Os fármacos antiadrenérgicos são bastante importantes no tratamento da hipertensão. Tanto os fármacos α-bloqueadores, como os β-bloqueadores são utilizados nesse quadro clínico. O uso dos α-bloqueadores, como a prazosina e a doxazosina, baseia-se na sua ação sobre os adrenoceptores α_1 no leito vascular, quando propiciam a vasodilatação e, consequente, a redução da resistência periférica. Enquanto isso, os β-bloqueadores, como o propranolol, o atenolol e o metoprolol, reduzem o débito cardíaco e a secreção da renina, propiciando a redução da pressão arterial.

Exercícios

1. Os fármacos antiadrenérgicos apresentam diferentes efeitos sobre os sistemas orgânicos. Esses efeitos dependem da família e do subtipo de adrenoceptores que eles estão bloqueando. O efeito esperado de um fármaco antiadrenérgico com ação sobre os adrenoceptores α_1 está descrito em qual das alternativas a seguir?
   a) Bradicardia.
   b) Broncoconstrição.
   c) Vasoconstrição.
   d) Vasodilatação.
   e) Redução do débito cardíaco.

2. Os fármacos β-bloqueadores são utilizados no tratamento de diferentes quadros clínicos. Selecione a alternativa que exemplifica corretamente um uso clínico desse grupo de fármacos antiadrenérgicos.
   a) Broncodilatadores na asma.
   b) Anti-hipertensivos.
   c) Hiperplasia prostática benigna.
   d) Continência urinária.
   e) Feocromocitoma.

3. Os fármacos antiadrenérgicos que atuam de forma não seletiva sobre os adrenoceptores β são contraindicados para indivíduos que apresentam:
   a) DPOC.
   b) hipertensão.
   c) obstrução urinária.
   d) hiperplasia prostática benigna.
   e) feocromocitoma.

4. Os fármacos antiadrenérgicos α₁ são bastante importantes no tratamento de diferentes quadros clínicos. Sobre esses fármacos, assinale a alternativa correta.
a) São utilizados no tratamento da asma brônquica.
b) Reduzem a frequência miccional.
c) Podem ocasionar hipotensão postural.
d) São utilizados no tratamento da angina do peito.
e) São utilizados no tratamento de arritmias cardíacas.

5. X. M., 45 anos, asmática, exibiu quadro de arritmia cardíaca. Um fármaco β-bloqueador foi prescrito a essa paciente. Qual β-bloqueador pode ser utilizado na paciente em questão?
a) Propranolol.
b) Atenolol.
c) Nadolol.
d) Pindolol.
e) Timolol.

Referência

KATZUNG, B. G.; TREVOR, A. J. *Farmacologia básica e clínica*. 13. ed. Porto Alegre: AMGH, 2017. (Lange).

Leituras recomendadas

BARRETT, K. E. et al. *Fisiologia médica de Ganong*. 24. ed. Porto Alegre: AMGH, 2014.

DANDAN, R. H.; BRUNTON, L. L. *Manual de farmacologia e terapêutica de Goodman e Gilman*. 2. ed. Porto Alegre: Artmed, 2015.

PRESTON, T. E.; WILSON, T. E. *Fisiologia ilustrada*. Porto Alegre: Artmed, 2014.

SILVA, P. *Farmacologia*. 8. ed. Rio de Janeiro: Guanabara Koogan, 2010.

SILVERTHORN, D. U. *Fisiologia humana*. 5. ed. Porto Alegre: Artmed, 2010.

WHALEN, K.; FINKEL, R.; PANAVELIL, T. A. *Farmacologia ilustrada*. 6. ed. Porto Alegre: Artmed, 2016.

UNIDADE 3

Peptídeos mediadores

Objetivos de aprendizagem

Ao final deste texto, você deve apresentar os seguintes aprendizados

- Identificar o que são e onde atuam os mediadores.
- Descrever como atuam os peptídeos mediadores.
- Definir a aplicação clínica e farmacológica e os efeitos adversos dos peptídeos mediadores.

Introdução

Mediadores são importantes no âmbito da farmacologia, pois integram reações relevantes para os mecanismos de ação de muitos fármacos

Neste capítulo, será abordada a definição de mediadores e mediadores peptídicos, bem como sua atuação, seus efeitos adversos e as aplicações clínicas de peptídeos que exercem efeitos diretos sobre o músculo liso vascular e os músculos lisos, denominados vasoconstritores (angiotensina II, vasopressina, endotelinas, neuropeptídeo Y e urotensina) e vasodilatadores (bradicinina e cininas relacionadas, peptídeos natriuréticos, peptídeo intestinal vasoativo, substância P, neurotensina, peptídeo relacionado com o gene da calcitonina e adrenomedulina). Além destes, também serão abordados os peptídeos neuroativos (ações endócrinas, autócrinas e parácrinas), os opioides, as taquicininas, as secretinas, a insulina e as gastrinas.

Mediadores

A farmacologia, de forma geral, baseia-se na interferência de mediadores do organismo, como os neurotransmissores, os hormônios e os mediadores inflamatórios. O mecanismo de liberação dos mediadores depende do íon cálcio, pois a elevação do íon inicia a exocitose, fazendo com que a membrana das vesículas sinápticas e a superfície interna da membrana se fundam, liberando transmissores. Os mediadores celulares liberados pertencem a dois grupos: (a) os que são pré-formados e armazenados em vesículas, das quais são liberados por exocitose, e inclui neurotransmissores e neuromoduladores convencionais e muitos hormônios, citocinas e fatores de crescimento; e (b) os mediadores produzidos em função da demanda e que são liberados por meio de difusão ou transportadores presentes na membrana, como o óxido nítrico e os mediadores lipídicos. Os mediadores são formados a partir de precursores no plasma, como as cininas e a angiotensina, peptídeos produzidos pela clivagem de proteínas circulantes que atuam sobre estruturas pós-sinápticas e incluem neurônios, células da musculatura lisa, do músculo cardíaco, entre outros (RANG et al., 2015). Nos efeitos pré e pós-sinápticos, denominados neuromodulação, o mediador atua aumentando ou reduzindo a eficácia da transmissão sináptica.

Os peptídeos podem atuar como hormônios, neurotransmissores e como neuromoduladores, possuindo uma variedade de atividades biológicas. Entretanto, a utilização de peptídeos como agente terapêutico é bem limitada devido à baixa biodisponibilidade oral e às características farmacodinâmicas, além da sensibilidade às peptidases (FAIRLIE; ABBENANTE; MARCH, 1995; GANTE, 1994; KESSLER, 1982; MARSHALL, 1993; ROSE; GIERASCH; SMITH, 1985).

Saiba mais

A gomesina é um peptídeo que possui atividade citotóxica relativamente alta contra células tumorais e também normais. No tumor, o tratamento com gomesina promove a liberação de LDH (lactato desidrogenase) na linhagem de melanoma murino (B16), dessa forma, sugere-se que a morte celular seja consequência da abertura dos poros na membrana celular ou da ação direta por mecanismos semelhantes aos de um detergente. Em células de neuroblastoma humano (SH-SY5Y) e em célula neuronal murina (PC12), demonstrou-se que a gomesina produz morte com a participação do íon cálcio extracelular. Verificou-se, também, que a ação citotóxica desse peptídeo segue uma organizada sequência, que começa com a entrada do peptídeo na célula, sem permeabilização da membrana, atacando diretamente o retículo endoplasmático, liberando Ca^{2+} e, consequentemente, perda do potencial mitocondrial e ruptura de lisossomos, levando à permeabilização da membrana plasmática (ALVARENGA et al., 2014).

Os peptídeos desempenham funções como transmissores no SNC (sistema nervoso central) e autônomos, nos quais podem exercer efeitos diretos sobre o músculo liso vascular e outros músculos lisos, como os peptídeos vasoconstritores (angiotensina II, vasopressina, endotelinas, neuropeptídeo Y e urotensina) e vasodilatadores (bradicinina e cininas relacionadas, peptídeos natriuréticos, peptídeo intestinal vasoativo, substância P, neurotensina, peptídeo relacionado com o gene da calcitonina e adrenomedulina).

Link

Para saber mais sobre bloqueio farmacológico acesse o link a seguir o texto *Bloqueio farmacológico do sistema renina-angiotensina-aldosterona: inibição da enzima de conversão e antagonismo do receptor AT1*.

https://goo.gl/cjsGjo

Peptídeos mediadores

Os peptídeos mediadores são secretados pelas células e atuam em receptores localizados na superfície destas, sendo divididos em quatro grupos: neurotransmissores e mediadores neuroendócrinos, hormônio de fontes não neurais (peptídeos derivados do plasma, angiotensina, bradicinina, insulina, endotelina, peptídeo natriurético atrial e leptina), fatores de crescimento e mediadores do sistema imunológico (citocinas e quimiocinas).

Como em outros mediadores químicos, os efeitos dos peptídeos podem ser excitatórios ou inibitórios, pré ou pós-sinápticos. Os peptídeos endógenos, por exemplo, raramente ativam canais de iônicos controlados por ligantes, e por isso não funcionam como transmissores rápidos, como a acetilcolina, o glutamato, a glicina ou GABA (gama-aminobutírico). Esses aminoácidos atuam como neuromoduladores, ativando receptores acoplados à proteína G. A angiotensina, por exemplo, atua em células do hipotálamo, liberando a vasopressina, que causa retenção de líquido. Logo, esse peptídeo pode atuar em outras partes do cérebro, liberando aldosterona, levando à retenção de sal e água, e atuar na contração dos vasos sanguíneos.

De forma geral, a principal diferença entre os mediadores peptídicos e não peptídicos, está relacionada com a estrutura do peptídeo, cuja cadeia apresenta genes variados, representando uma fileira linear de aminoácidos (RANG et al., 2015). Os peptídeos ativos são geralmente demarcados dentro da sequência do pró-hormônio por pares de aminoácidos básicos (Lis-Lis ou Lis-Arg), estes são pontos de clivagem para as proteases tripsina-símiles que liberam os peptídeos. Essa clivagem geralmente ocorre no interior da célula, especificamente no aparelho de Golgi ou em vesículas secretoras.

Os peptídeos podem ser secretados por duas vias: por secreção constitutiva, em que a secreção está acoplada à síntese e estes não são armazenados em grandes quantidades, e secreção regulada, controlada pelo cálcio intracelular, em que os peptídeos são armazenados em vesículas citoplasmáticas.

Os neurotransmissores são sintetizados por enzimas citoplasmáticas e armazenados no neurônio. A ligação do neurotransmissor aos receptores ionotrópicos regulados por ligante abre canais que permitem o fluxo de íons pela membrana pós-sináptica. Esse fluxo de íons, consequentemente, leva a potenciais pós-sinápticos excitatórios e inibitórios. Já a ligação do neurotransmissor acoplado à proteína G produz ativação das cascatas de sinalização de segundos mensageiros intracelulares. Alguns neurotransmissores podem se ligar a uma terceira classe de receptores na membrana pré-sináptica, denominados auto-receptores que regulam a liberação destes. A alteração do metabolismo do neurotransmissor proporciona um mecanismo importante de intervenção farmacológica na sinapse, podendo ocorrer dois tipos principais: a degradação do neurotransmissor e o antagonismo da receptação do neurotransmissor. O SNC pode utilizar uma gama de peptídeos neuroativos como neurotransmissores.

Os aminoácidos neurotransmissores constituem os neurotransmissores excitatórios e inibitórios primários do SNC. Muitos dos peptídeos foram mapeados com técnicas imuno-histoquímicas e incluem peptídeos opioides (encefalinas e endorfinas), neurotensina, substância P, somatostatina, colecistocina, polipeptídeo intestinal vasoativo, neuropeptídeo Y e hormônio de liberação da tireotropina. Para exemplificar o papel dos peptídeos no SNC, podemos citar a substância P, liberada de pequenos neurônios sensitivos primários não mielinizados da medula espinal e do tronco encefálico, provocando um PPSE (potencial pós-sináptico excitatório) lento nos neurônios-alvo. Os peptídeos neuroativos exercem ações endócrinas, autócrinas e parácrinas, como, por exemplo, os opioides, as taquicininas, as secretinas, a insulina e as gastrinas (KATZUNG, 2017).

Os peptídeos opioides abrangem as encefalinas, as dinorfinas e as endorfinas. Os receptores de opioides constituem os principais alvos farmacológicos, como a morfina e algumas drogas de abuso, como a heroína, pois estes estão amplamente distribuídos em áreas da medula espinal e do cérebro envolvidas na sensação de dor (GOLAN, 2009).

Os peptídeos atuam ainda no metabolismo energético, aumentando ou diminuindo a ingestão de alimento. O neuropeptídeo Y, por exemplo, participa no controle da ingestão e no metabolismo do carboidrato, já os peptídeos, como a galanina e alguns receptores opioides, como os neuropeptídeos FF, atuam no controle da ingestão de gordura (CAMBRAIA et al., 2004).

Na classe dos hormônios de fontes não neurais, encontra-se a leptina, que é um hormônio que regula o balanço energético e a resposta neuroendócrina ao armazenamento de energia. É secretada pelos adipócitos e sinaliza ao SNC a quantidade de energia que deve ser armazenada no corpo. A leptina permite ao sistema endócrino desempenhar funções que consomem energia, como crescimento, reprodução e manutenção de uma alta intensidade de metabolismo.

A insulina, constituída por duas cadeias peptídicas ligadas por duas pontes dissulfeto, é primariamente sintetizada nas células do pâncreas e se liga a receptores presentes na superfície das células-alvo. A insulina constitui um hormônio anabólico que aumenta a atividade da glicocinase no fígado, mediando, dessa maneira, a fosforilação e o sequestro da glicose nos hepatócitos. O receptor de insulina é uma glicoproteína constituída por quatro subunidades ligadas por dissulfeto e a ligação da insulina à porção extracelular do receptor de insulina ativa a tirosinocinase intracelular, resulta na *autofosforilação* da tirosina na subunidade adjacente e na fosforilação de várias outras proteínas intracelulares. Esse suprimento aumentado de glicose nos hepatócitos fornece a energia necessária para a síntese de glicogênio, a glicólise e a síntese de ácidos graxos (GOLAN, 2009).

As bradicininas são liberadas quando células adjacentes sofrem lesão e os receptores de transdução convertem os estímulos nocivos em *correntes geradoras*, que despolarizam o neurônio, podendo resultar em potenciais de ação. A bradicinina provoca relaxamento do músculo liso vascular pela sua ligação a receptores de bradicinina sobre a superfície das células endoteliais, resultando em mobilização do íon de cálcio, ativação de espécies reativas de nitrogênio e aumento na produção de óxido nítrico.

A angiotensina II e aldosterona são mediadores que aumentam, tanto o tônus vasomotor, quanto a retenção de Na^+/H_2O, levando a um perfil hemodinâmico. Já a endotelina é um peptídeo vasoconstritor endógeno derivado do endotélio, enquanto o NO é um potente vasodilatador derivado do endotélio. Além de seus efeitos sobre a vasculatura, a endotelina possui ações inotrópicas e cronotrópicas positivas sobre o coração, contribuindo com o processo de remodelagem do sistema cardiovascular, por meio de neoproliferação da íntima e aumento do depósito de colágeno, que resulta em fibrose. A endotelina também desempenha um importante papel nos pulmões, nos rins e no cérebro.

Os peptídeos natriuréticos são hormônios liberados pelos átrios, pelos ventrículos e pelo endotélio vascular em resposta a uma sobrecarga de volume. Há três peptídeos natriuréticos: tipo A, B e C. O peptídeo natriurético tipo A (ANP) é liberado, primariamente, pelos átrios, enquanto o peptídeo natriurético tipo B (BNP) é liberado, principalmente, pelos ventrículos e o peptídeo natriurético tipo C (CNP) é liberado pelas células endoteliais vasculares.

Os peptídeos natriuréticos são liberados em resposta a um aumento do volume intravascular, efeito que pode ser sinalizado por um estiramento aumentado das células secretoras de peptídeos natriuréticos. Os peptídeos natriuréticos afetam o sistema cardiovascular, os rins e o SNC. O ANP relaxa o músculo liso vascular por meio de aumento do cGMP intracelular, que induz à desfosforilação da cadeia leve de miosina, com relaxamento vascular subsequente. O ANP também aumenta a permeabilidade do endotélio capilar. Esse efeito reduz a pressão arterial ao favorecer a filtração de líquido do plasma para o interstício. No rim, os peptídeos natriuréticos promovem, tanto um aumento da taxa de filtração glomerular (TFG), quanto a natriurese.

A estimulação do crescimento e da proliferação das células por sinais externos é mediada pela interação de fatores de crescimento com receptores específicos de superfície celular. A identificação de vias específicas que sofrem desregulação em certos tumores propicia o uso potencial de componentes-chave dessas vias como alvos, de uma maneira mais seletiva. Enquanto as vias dos fatores de crescimento e da transdução de sinais anteriormente descritos são ativas durante a fisiologia celular normal, alguns tumores podem se tornar dependentes de determinada via para o seu crescimento e sobrevida. Consequentemente, a janela terapêutica desses novos agentes dirigidos contra alvos específicos tende a ser mais ampla que a da quimioterapia citotóxica tradicional, com diferente espectro de efeitos adversos.

As citocinas são proteínas que atuam de modo parácrino para regular a atividade dos leucócitos e as interleucinas são citocinas secretadas por células da linhagem hematopoiética. As quimiocinas constituem um subgrupo de citocinas que promovem a circulação e a localização das células imunes nos locais de inflamação, como, por exemplo, a proteína quimioatraente dos macrófagos-1 (MCP-1), que promove a transmigração e a ativação dos monócitos. Como as citocinas afetam a proliferação e a função das células que medeiam as respostas imunes inatas e adaptativas, a inibição ou a estimulação seletiva das ações das citocinas têm o potencial de modular respostas imunes e inflamatórias.

> **Fique atento**
>
> A hipertensão pulmonar tromboembólica crônica (HPTEC) é uma patologia em que ocorre um aumento da resistência vascular pulmonar devido à obstrução do leito vascular por trombos organizados e parcialmente recanalizados. O tratamento ideal consiste na remoção cirúrgica dos trombos pela tromboendarterectomia pulmonar. Entretanto, em alguns casos, esse procedimento não pode ser realizado devido à localização periférica dos trombos, que podem estar inacessíveis para a remoção cirúrgica, ou devido à presença de comorbidades significativas que aumentam o risco cirúrgico. Todavia, alguns pacientes apresentam hipertensão pulmonar persistente após a tromboendarterectomia e, nessas situações, deve-se avaliar a indicação de tratamento com drogas vasodilatadoras pulmonares, como a bosentana. No entanto, não há evidências de que o uso desses medicamentos traz algum benefício para pacientes com indicação cirúrgica ou como tratamento durante o período de espera para transplante pulmonar (CORRÊA; CAMPOS; MANCUZO, 2015).

Aplicação clínica e farmacológica e efeitos adversos dos peptídeos mediadores

Os peptídeos possuem diversas funções biológicas, mas também apresentam aplicabilidades clínicas e farmacológicas, em muitas áreas terapêuticas, como oncologia, distúrbios metabólicos, doenças cardiovasculares e neurológicas. Dessa forma, os peptídeos se tornaram alvos importantes no desenvolvimento de novos fármacos, principalmente para o tratamento de doenças do SNC, como isquemia, doenças inflamatórias, doenças neurodegenerativas, enxaqueca aguda e crônica (BRASNJEVIC et al., 2009; MALAVOLTA et al., 2009; MALAVOLTA; CABRAL, 2011; MOGHBELI et al., 2010; SIPOS et al., 2010; ZHANG et al., 2002). A seguir, vamos citar alguns exemplos de aplicações dos peptídeos mediadores e algumas aplicações promissoras em fase de pesquisa.

Os peptídeos natriuréticos (PN) são biomarcadores muito utilizados na prática médica. Tanto o peptídeo natriurético tipo B (BNP), quanto a cadeia N-terminal inativa do pró-BNP (NT-proBNP) são promissores no diagnóstico diferencial da dispneia nas salas de emergência, bem como na suspeita diagnóstica de insuficiência cardíaca (IC) e na avaliação prognóstica dos pacientes com IC aguda. Os níveis de PN estão relacionados com as PDFVEs (pressões de enchimento ventricular esquerdo elevadas), que estão sempre elevadas na insuficiência cardíaca descompensada. Na ausência de insuficiência mitral aguda e edema pulmonar agudo e na presença de sobrecarga de volume, os níveis de PN são uma boa indicação da pressão capilar pulmonar, podendo representar um indício de risco presente.

Os níveis de PN também são úteis na avaliação de pacientes sintomáticos, mesmo antes da hospitalização, sendo que a alteração nos níveis de PN durante a internação também é um indicador prognóstico do estado de saúde do paciente durante os meses subsequentes a uma internação por IC. Entretanto, quando não há queda do nível de PN com o tratamento, também é possível que a causa primária dos sintomas não seja insuficiência cardíaca aguda descompensada, devendo-se considerar outros diagnósticos diferenciais, pois a piora da função renal durante a diurese também pode paradoxalmente causar níveis aumentados de PN.

Levando-se em consideração que o sistema peptídeo natriurético é ativado quando o coração sofre uma agressão, uma série de efeitos é observada com a liberação desses peptídeos, como a inibição do sistema renina-angiotensina-aldosterona, a inibição simpática, a inibição de crescimento de células musculares lisas e, possivelmente, a redução de apoptose. Três peptídeos são conhecidos: o peptídeo do tipo A (liberado pelos átrios), o do tipo B (liberado pelos ventrículos) e o do tipo C, que é liberado por células vasculares, sendo que o peptídeo do tipo B (BNP) é o que melhor reflete a situação cardíaca, apresentando maior aplicabilidade clínica. O BNP também é considerado um importante marcador prognóstico em pacientes com síndromes coronarianas agudas, tanto naqueles com IAM (infarto agudo do miocárdio) com supradesnivelamento de ST, quanto em pacientes com IAM sem supradesnivelamento ou angina instável.

Além disso, a monitorização terapêutica também vem sendo estudada para guiar a terapêutica, fazendo-se a progressão das doses de medicamentos guiada pela concentração do BNP. Em pacientes com IC, a dosagem do BNP pode identificar os pacientes com maior risco de morte súbita, podendo vir a fazer parte da avaliação desses pacientes quanto à indicação de desfibrilador. Já em portadores de estenose aórtica, os valores de BNP estão elevados em indivíduos sintomáticos, podendo o peptídeo ser incorporado a essa avaliação, auxiliando na indicação cirúrgica. Nos pacientes com embolia pulmonar, os valores de BNP estão relacionados com a presença de disfunção de VD, podendo predizer a piora do quadro clínico (CURIATI et al., 2013; ISAKSON; MAISEL, 2006; VILLACORTA JÚNIOR; MESQUITA, 2006).

No diabetes melito tipo 1 (DMT1), ocorre a destruição progressiva das células β pancreáticas e a imunidade celular é o mecanismo prevalente dessa lesão tecidual. O método mais adequado, aceito e clinicamente validado para a mensuração da função das células β sob condições ideais é a dosagem do peptídeo C (PC). Essa molécula é cossecretada na circulação portal em quantidade equimolar à da insulina e não sofre metabolização hepática. Sua dosagem possui alta reprodutibilidade e variabilidade relativamente baixa, além disso, é um teste seguro que apresenta efeitos colaterais leves e transitórios (DANTAS et al., 2009; SERFATY et al., 2010).

VIP é um neuropeptídeo que contém 28 aminoácidos e é estruturalmente relacionado com outros hormônios, como secretina, glucagon, peptídeo inibitório gástrico, entre outros, sendo mais próximo do polipeptídeo ativador da adenilato ciclase pituitária (PACAP). O VIP exerce papel imunorregulador e neuromodulador, agindo em vários órgãos e tecidos, além de participar de diferentes atividades biológicas.

Estudos recentes têm demonstrado efeito positivo do tratamento de VIP em diferentes quadros patológicos, no qual o neuropeptídeo tem apresentado potente ação anti-inflamatória, sugerindo que o VIP pode ser um importante mecanismo antiasmático endógeno e que a deficiência desse neuropeptídeo pode levar à predisposição ao desenvolvimento da asma.

Pesquisas com a doença de Crohn revelaram que o tratamento com VIP reduziu a severidade clínica e a histopatologia da colite, paralisou a perda de peso, a diarreia e a inflamação intestinal. O tratamento com VIP se mostrou seguro, bem tolerado e levou a uma redução da produção de TNF-α por células isoladas do lavado broncoalveolar (BAL) desses pacientes, observando-se o aumento do número de células T reguladoras no BAL dos indivíduos tratados (ABAD et al., 2003; ANDERSON; DELGADO, 2008; DELGADO; POZO; GANEA, 2004; SAID, 1986; SZEMA et al., 2006).

Outro exemplo é a arginina vasopressina (AVP), conhecida por hormônio antidiurético (HAD), que é sintetizado pelos neurônios magnocelulares do hipotálamo, no qual desempenha um papel fisiológico importante nos sistemas de regulação osmótica e cardiovascular. O peptídeo copeptina pode ser considerado um bom marcador de liberação de AVP, seu doseamento laboratorial não apresenta limitações técnicas e sua utilidade prática tem sido demonstrada em vários contextos clínicos. Por exemplo, a copeptina tem sido empregada no diagnóstico diferencial de doentes com síndrome polidipsia-poliúria e comparada com o teste de restrição hídrica clássico.

Outro estudo recente também demonstrou a utilidade da copeptina no diagnóstico diferencial de doentes com hiponatremia hiposmolar isolada. A determinação da copeptina tem sido proposta como marcador prognóstico de doenças agudas, como sepse, infecções respiratórias, doença cardíaca e doença vascular cerebral. Demais estudos demonstraram que níveis elevados de copeptina predizem um risco aumentado de diabetes melito, independentemente de outros fatores de risco, avaliando também a utilidade da copeptina como marcador de resistência à insulina e à síndrome metabólica (RODRIGUES et al., 2012).

Os peptídeos também têm sido utilizados no teste diagnóstico da doença de Alzheimer, como, por exemplo, o Aβ1-42. O Aβ é secretado no espaço extracelular dos neurônios e no espaço extracelular entra em contato com o LCR (líquido cefalorraquidiano), quando se realiza a análise do Aβ no que reflete a alteração do peptídeo em nível de SNC. Os fatores mais importantes que definem a utilidade de marcadores, de modo geral, são sensibilidade, especificidade e facilidade de uso. De acordo com a hipótese Aβ, o acúmulo de Aβ1-42 e outros peptídeos mais curtos é uma das principais causas de neurodegeneração na doença de Alzheimer. Cada biomarcador parece indicar um processo específico da doença, portanto, a redução da Aβ1-42 no LCR é um indicador da carga amiloide cerebral (FREY et al., 2005; HARDY; SELKOE, 2002; RIVEROL; LÓPEZ, 2011).

O peptídeo citrulinado cíclico (CCP) e os anticorpos podem ser detectados no soro com sensibilidade e alta especificidade em pacientes que apresentam AR (artrite reumatoide), dessa forma, esse peptídeo cíclico derivado da filagrina é utilizado como substrato antigênico no teste CCP1. Outra aplicação clínica dos peptídeos é o uso no tratamento de algumas doenças, como o HIV. O atazanavir, por exemplo, é um peptídeo mimético que apresenta favorável atividade anti-VIH-1 a vírus resistentes a drogas do tipo IsP, bem como favoráveis propriedades farmacocinéticas (SOUZA; ALMEIDA, 2003; RODRIGUES; BÓ; TEIXEIRA, 2005).

Atualmente, os peptídeos sintéticos usados para fins terapêuticos movimentam 13 bilhões de dólares em um mercado que cresce 10% ao ano. O hormônio ocitocina, primeiro peptídeo biologicamente ativo sintetizado quimicamente que é comercializado, ocupa a posição de destaque por ser o princípio ativo de medicamentos empregados no controle do trabalho de parto. Além disso, os análogos do fator liberador do hormônio luteinizante (LHRH) com ação agonista ou antagonista (leuprolide, goserelina e cetrorelix) têm sido usados no tratamento de determinados tipos de câncer hormônio-dependentes.

No entanto, antagonistas peptídicos estão em uso clínico no mercado, como, por exemplo:

- Naloxona e naltrexona: utilizadas como antagonistas dos efeitos dos opioides nos receptores opioides μ;

- Losartana e valsartana: atuam nos receptores AT1 da angiotensina, são utilizadas como fármacos anti-hipertensivos;
- Bosentana: receptores ET1/ET2 de endotelinas, utilizada no tratamento da hipertensão pulmonar.

De forma geral, os peptídeos não são considerados bons fármacos, pois a maioria é mal absorvida ou metabolizada, tem alto custo de fabricação, possuem meia-vida curta, podem não atravessar a barreira hematoencefácila e ser imunogênicos.

No estímulo doloroso inflamatório nos tecidos periféricos ocorre a regulação de receptores opioides em neurônios sensoriais adultos e, consequentemente, um aumento do transporte axonal de receptores para a periferia, estimulado por citocinas (IL-1, IL-6 e TNF-α) e pelo fator de crescimento neuronal, provenientes do local da inflamação. Essas citocinas regulam a atividade dos peptídeos opioides endógenos que possuem diferentes afinidades pelos receptores opioides: μ (endorfina e encefalina), Δ (encefalina e endorfina) e dinorfina.

Esses peptídeos opioides são liberados em vários locais do SNC em resposta a estímulos nocivos, cujos efeitos da sinalização consistem em reduzir a condução de cálcio pré-sináptica, o aumento da condutância pós-sináptica de potássio e a redução da atividade da adenilciclase. Os opioides produzem analgesia por meio de sua ação no cérebro, no tronco encefálico, na medula espinal e nas terminações periféricas dos neurônios aferentes primários. No cérebro, os opioides alteram o humor, produzem sedação e diminuem a reação emocional à dor. No tronco encefálico, eles aumentam a atividade das células que fornecem inervação inibitória descendente à medula espinal. Nesse local, provocam também náusea e depressão respiratória.

Os opioides espinais inibem a liberação das vesículas sinápticas dos aferentes primários, hiperpolarizam os neurônios pós-sinápticos e há evidências de que a estimulação dos receptores opioides periféricos diminui a ativação dos aferentes primários. Sugere-se que a ação dos opioides nesses locais de distribuição seriada tenha um efeito sinérgico, inibindo o fluxo de informação da periferia para o cérebro.

No controle da dor aguda, os agonistas dos receptores opioides constituem a principal classe de fármacos utilizada: a morfina, que continua sendo amplamente utilizada. Entretanto, opioides sintéticos e semi-sintéticos contribuem para a versatilidade farmacocinética. Os opioides têm sido amplamente utilizados no tratamento da dor aguda e decorrente do câncer, entretanto, nesses últimos anos, tornaram-se também um componente no manejo da dor crônica não causada por câncer.

O uso de opioides, no entanto, pode causar sedação, confusão, tontura e euforia, bem como o desenvolvimento de tolerância, em que o uso repetido de uma dose constante do fármaco resulta em diminuição de seu efeito terapêutico. Os mecanismos moleculares responsáveis pela tolerância continuam sendo objeto de controvérsia e podem envolver uma combinação de regulação gênica e modificação pós-tradução da atividade dos receptores opioides. O desenvolvimento de tolerância requer uma mudança de analgésico ou um aumento na dose ou na frequência de administração para manter a analgesia. Além disso, pode ocorrer dependência física, de modo que a interrupção súbita do tratamento resulte no desenvolvimento de uma síndrome de abstinência característica. Semelhante à morfina, a codeína é um agonista dos receptores opioides de ocorrência natural e, embora seja muito menos efetiva no tratamento da dor, costuma ser utilizada pelos seus efeitos antitussígenos e antidiarreicos, visto que possui disponibilidade oral consideravelmente maior do que a morfina.

A somatostatina, peptídeo de 14 aminoácidos, é produzida em múltiplos locais, incluindo células do pâncreas, trato gastrintestinal e hipotálamo. Possui como ação primária inibição da liberação de hormônio do crescimento (GH), mas também pode inibir a liberação do hormônio tireoestimulante (TSH) e da prolactina. Por outro lado, o hormônio de liberação da tireotropina (TRH) estimula, primariamente, a liberação de TSH, podendo também induzir à liberação de prolactina. As atividades superpostas de alguns fatores de liberação e fatores de inibição da liberação, juntamente com as ações antagonistas de alguns fatores hipotalâmicos de estimulação e inibição, proporcionam um mecanismo para a regulação precisa das vias secretoras.

Devido à somatostatina inibir fisiologicamente a secreção de hormônio do crescimento, esta constitui um tratamento lógico para os adenomas de somatótrofos. Entretanto, a somatostatina, em si, é raramente utilizada em clínica, visto que possui uma meia-vida de apenas alguns minutos. A somatostatina exerce também vários efeitos inibitórios e reduz a secreção, tanto da insulina, quanto do glucagon, além de inibir a motilidade do trato gastrointestinal e a secreção do hormônio tireoestimulante, do hormônio do crescimento e de diversos hormônios gastrintestinais. Os estímulos para a liberação de somatostatina se assemelham àqueles para a liberação de insulina que incluem níveis plasmáticos elevados de glicose, aminoácidos e ácidos graxos (GOLAN, 2009; RANG et al., 2015).

As citocinas pró-inflamatórias, TNF e IL-1, intensificam a produção de prostaglandinas e supra-regulam a COX-2. As novas tecnologias moleculares propiciaram a capacidade de inibir a ação dessas enzimas e, portanto, de inibir o processo pelo qual um estímulo lesivo ativa a COX-2 e desencadeia a resposta inflamatória (GOLAN, 2009; RANG et al., 2015).

Exercícios

1. Os peptídeos apresentam vantagens frente a proteínas devido à sua conformação estrutural flexível, no entanto, não são amplamente utilizados na prática clínica. Por quê?
   a) Os peptídeos não possuem flexibilidade em sua conformação, dificultando a aplicação clínica.
   b) Os peptídeos apresentam flexibilidade em sua conformação e seus confôrmeros são facilmente testados separadamente.
   c) Os peptídeos apresentam alta biodisponibilidade oral e características farmacodinâmicas, além da sensibilidade às peptidases.
   d) Os peptídeos apresentam baixa biodisponibilidade oral e características farmacodinâmicas, porém, possuem como vantagem a resistência às peptidases.
   e) Os peptídeos apresentam baixa biodisponibilidade oral e características farmacodinâmicas, além da sensibilidade às peptidases.

2. A insulina é um hormônio anabólico essencial para a manutenção da homeostase da glicose e também do crescimento e da diferenciação celular. A insulina também estimula a lipogênese no fígado e reduz a lipólise nos adipócitos, além de aumentar a síntese e inibir a degradação proteica. Nesse contexto, como a insulina pode estar relacionada com a esteatose hepática?
   a) A insulina altera a quantidade de ácidos graxos nas vísceras por fluxo indireto.
   b) A insulina estimula a degradação do glicogênio pelo aumento de carboidratos no organismo.
   c) A esteatose hepática pode ser ocasionada por altos níveis circulantes de insulina.
   d) A insulina pode estar envolvida na esteatose hepatica, elevando a lipólise.
   e) A insulina participa do processo de degradação do ácido graxo em períodos de excesso de carboidratos.

3. O neuropeptídeo Y (NPY) é um peptídeo de 36 aminoácidos pertencente à família do peptídeo tirosina-tirosinamida e do polipeptídeo pancreático, sendo que a maioria dos estudos com NPY se concentram no SNC. Em quais funções biológicas o NPPY está envolvido?
   a) O NPY está envolvido na manutenção do tono vascular, produzindo ação

vasoconstritora longa e potente, porém, inibe os efeitos da adrenalina e da noradrenalina, modulando a neurotransmissão adrenérgica por mecanismo endotélio dependente.
b) O NPY está envolvido inibindo a ingestão de alimentos e água, a regulação do humor e a manutenção do tono vascular, produzindo ação vasoconstritora longa e potente.
c) O NPY está envolvido inibindo a ingestão de alimentos e água, na regulação do humor, além de produzir ação vasodilatadora longa e potente.
d) O NPY está envolvido no estímulo da ingestão de alimentos e água, na regulação do humor e na manutenção do tono vascular, produzindo ação vasoconstritora longa e potente.
e) O NPY é um potencializador dos efeitos da adrenalina e da noradrenalina, modulando a neurotransmissão adrenérgica por mecanismo endotélio dependente, porém, não é capaz de regular o humor.

4. Os peptídeos natriuréticos regulam os efeitos do sistema renina-angiotensina-aldosterona (SRAA), sendo que as concentrações plasmáticas de FNA e peptídeo natriurético tipo B aumentam em resposta à distensão do tecido atrial. Como o peptídeo natriurético B pode estar relacionado com as doenças cardíacas?
a) Concentrações plasmáticas de peptídeo natriurético tipo B apenas refletem pressão de enchimento ventricular.
b) O peptídeo natriurético tipo B pode ser utilizado como marcador de distensão miocárdica.
c) Baixos níveis de peptídeo natriurético tipo B podem ser encontrados após angioplastia por balão.
d) O peptídeo natriurético tipo B, quando elevados em pacientes com fibrilação atrial com ou sem disfunção ventricular, não demonstraram redução após cardioversão elétrica.
e) O peptídeo natriurético tipo C, quando estudado, revelou que níveis mais elevados estavam associados com estenoses coronarianas.

5. Há alguns neuropeptídeos sensoriais, como a substância P, que são abundantemente encontrados nos corpos celulares do gânglio trigeminal e na mucosa nasal, distribuindo-se, desde o epitélio, até as glândulas e os vasos. Qual a relação desses neuropeptídeos com a rinite alérgica?
a) A substância P atua na broncodilatação não colinérgica.
b) A substância P está envolvida com pacientes com rinite alérgica sazonal, devido a promover o aumento da permeabilidade vascular.
c) Durante o processo de rinite alérgica, ocorre a redução de células fagocitárias pela administração da substância P.
d) A substância P está envolvida com a rinite alérgica por ser dependente da histamina.
e) A substância P influencia o efeito quimiotáxico sobre neutrófilos e eosinófilos, atuando sobre a histamina.

Referências

ABAD, C. et al. Therapeutic effects of vasoactive intestinal peptide in the trinitrobenzene sulfonicacid mice model of Crohn's disease. *Gastroenterology*, Baltimore, v. 124, n. 4, p. 961-71, 2003.

ALVARENGA, É. C. et al. Potenciais alvos terapêuticos contra o câncer. *Ciência e Cultura*, São Paulo, v. 66, n. 1, p. 43-48, 2014.

ANDERSON, P.; DELGADO, M. Endogenous anti-inflammatory neuropeptides and pro-resolving lipid mediators: a new therapeutic approach for immune disorders. *Journal of Cellular and Molecular Medicine*, Medford, v. 12, p. 1830-1847, 2008.

BRASNJEVIC, I. et al. Delivery of peptide and protein drugs over the blood-brain barrier. *Progress in Neurobiology*, Oxford, v. 87, n. 4, p. 212-251, 2009.

CAMBRAIA, R. P. B. Aspectos psicobiológicos do comportamento alimentar. *Revista de Nutrição*, Campinas, v. 17, n. 2, p. 217-225, 2004. Disponível em: <http://www.scielo.br/scielo.php?script=sci_arttext&pid=S1415-52732004000200008&lng=en&nrm=iso>. Acesso em: 24 jan. 2018.

CORRÊA, R. A.; CAMPOS, F. T. A. F.; MANCUZO, E. V. Hipertensão pulmonar tromboembólica crônica: tratamento medicamentoso dos pacientes não cirúrgicos. *Pulmão*, Rio de Janeiro, v. 24, n. 2, p. 55-60, 2015.

CURIATI, M. N. C. et al. Comparação entre BNP e NT-proBNP quanto à concordância e quanto à influência das variáveis clínicas e laboratoriais. *Einstein*, São Paulo, v. 11, n. 3, p. 273-277, 2013.

DANTAS, J. R. et al. Avaliação da função pancreática em pacientes com diabetes melito tipo 1 de acordo com a duração da doença. *Arquivos Brasileiros de Endocrinologia e Metabologia*, São Paulo, v. 53, n. 1, p. 64-71, 2009.

DELGADO, M.; POZO, D.; GANEA, D. The significance of vasoactive intestinal peptide in immunomodulation. *Pharmacological Reviews*, Baltimore, v. 56, n. 2, p. 249-290, 2004.

FAIRLIE, D. P.; ABBENANTE, G.; MARCH, D. R. Macrocyclic peptidomimetics. *Current Medicinal Chemistry*, Cambridge, v. 2, p. 654-686, 1995.

FREY, H. J. et al. Problems associated with biological markers of Alzheimer's disease. *Neurochemical Research*, New York, v. 30, n. 12, p. 1501-1510, 2005.

GANTE, J. Peptidomimetics. *Angewandte Chemie*, Weinheim, v. 106, p. 1780-1802, 1994.

GOLAN, D. E. *Princípios de farmacologia*: a base fisiopatológica da farmacoterapia. 2. ed. Rio de Janeiro: Guanabara Koogan, 2009.

HARDY, J.; SELKOE, D. J. The amyloid hypothesis of Alzheimer's disease: progress and problems on the road to therapeutics. *Science*, New York, v. 297, n. 5580, p. 353-356, 2002.

ISAKSON, S.; MAISEL, A. Peptídeos natriuréticos no prognóstico de insuficiência cardíaca congestiva. *Arquivos Brasileiros de Cardiologia*, São Paulo, v. 87, n. 2, 2006.

KATZUNG, B. G. (Org.). *Farmacologia básica e clínica*. 13. ed. Porto Alegre: AMGH, 2017.

KESSLER, H. Conformation and biological activity of cyclic peptides. *Angewandte Chemie*, Weinheim, v. 21, n. 7, p. 512-523, 1982.

MALAVOLTA, L.; CABRAL, F. R. Peptides: important tools for the treatment of central nervous system disorders. *Neuropeptides*, Edinburgh, v. 45, n. 5, p. 309-316, 2011.

MALAVOLTA, L. et al. Use of peptides combine with nanotechnology and molecular imaging: new tools for diagnosis and treatment of neuropsychiatric disorders. *Revista Brasileira de Psiquiatria*, São Paulo, v. 31, p. 300-302, 2009.

MOGHBELI, N; et al. N-terminal pro-brain natriuretic peptide as a biomarker for hypertensive disorders of pregnancy. *American journal of perinatology*. New York, v.27, p.313–319, 2010.

MARSHALL, G. R. A hierarchical approach to peptidomimetic design. *Tetrahedron*, v. 49, n. 17, p. 3547-3558, 1993.

RANG, R. et al. *Rang e Dale farmacologia*. 8. ed. Rio de Janeiro: Elsevier, 2015.

RIBEIRO, J. M.; FLORÊNCIO, L. P. Bloqueio farmacológico do sistema reninaangiotensina-aldosterona: inibição da enzima de conversão e antagonismo do receptor AT1. *Revista Brasileira de Hipertensão*, Rio de Janeiro, v. 7, n. 3, 2000. Disponível em: <http://departamentos.cardiol.br/dha/revista/7-3/016.pdf>. Acesso em: 23 jan. 2018.

RIVEROL, M.; LÓPEZ, O. L. Biomarkers in Alzheimer's disease. *Frontiers in Neurology*, Lausanne, v. 14, n. 2, p. 46, 2011.

RODRIGUES, C. R. F.; BÓ, S. D.; TEIXEIRA, R. M. Diagnóstico precoce da artrite reumatóide. *RBAC*, Rio de Janeiro, v. 37, n. 4, p. 201-204, 2005.

RODRIGUES, P. et al. Copeptina: utilidade na prática clínica. *Revista Portuguesa de Endocrinologia, Diabetes e Metabolismo*, Lisboa, v. 7, n. 2, p. 23-27, 2012.

ROSE, G. D.; GIERASCH, L. M.; SMITH, J. A. Turns in peptides and proteins. *Advances in Protein Chemistry*, New York, v. 37, p. 1-109, 1985.

SAID, S. I. Vasoactive intestinal peptide. *Journal of Endocrinological Investigations*, Cham, v. 9, p. 191-200, 1986.

SERFATY, F. M. et al. Implicações clínicas da persistência de anti-GAD positivo e peptídeo C detectável em pacientes com diabetes melito tipo 1 de longa duração. *Arquivos Brasileiros de Endocrinologia e Metabologia*, São Paulo, v. 54, n. 5, p. 449-454, 2010.

SIPOS, E. et al. Intranasal Delivery Of Human betaAmyloid Peptide In Rats: Effective Brain Targeting. *Cellular and Molecular Neurobiology*, [s.l.], v.30, p. 405-413, 2010.

SOUZA, M. V. N.; ALMEIDA, M. V. Drogas anti-VIH: passado, presente e perspectivas futuras. *Química Nova*, São Paulo, v. 26, n. 3, p. 366-372, 2003.

SZEMA, A. M. et al. Mice lacking the VIP gene show airway hyperresponsiveness and airway inflammation, partially reversible by VIP. *American Journal Physiology Lung Cellular Molecular Physiology*, Bethesda, v. 291, p. 880-886, 2006.

VILLACORTA JÚNIOR, H.; MESQUITA, E. T. Aplicações clínicas do peptídeo natriurético do tipo B. *Arquivos Brasileiros de Cardiologia*, São Paulo, v. 86, n. 4, 2006.

ZHANG, S. et al. Design of nanostructured biological materials through self-assembly of peptides and proteins. *Current Opinion in Chemical Biology*, London, v. 6, n. 6, p. 865-871, 2002.

Leitura recomendada

MACHADO, A. et al. Sínteses química e enzimática de peptídeos: princípios básicos e aplicações. *Química Nova*, São Paulo, v. 27, p. 781-789, 2004.

Mediadores inflamatórios

Objetivos de aprendizagem

Ao final deste texto, você deve apresentar os seguintes aprendizados

- Conhecer a inflamação.
- Descrever como atuam os mediadores inflamatórios.
- Definir a aplicação e os efeitos adversos dos mediadores inflamatórios.

Introdução

Quando o organismo sofre lesões físicas, químicas, microbiológicas e imunológicas, desenvolve-se um processo inflamatório. Como resposta benéfica, a inflamação promove a sobrevivência, o reparo e a recuperação do tecido, limitando a sobrevivência e a proliferação dos patógenos invasores. A resposta inflamatória inclui a participação de mediadores celulares, como neutrófilos, macrófagos, mastócitos, linfócitos, plaquetas, células dendríticas, células endoteliais e fibroblastos, entre outras, além de mediadores químicos, como aminas vasoativas (histamina, 5-HT), eicosanoides (leucotrienos), cininas (bradicinina), citocinas, fator de ativação de plaquetas, espécies reativas do oxigênio e óxido nítrico (NO).

Neste capítulo, vamos ver detalhadamente o mecanismo da inflamação, como atuam os mediadores inflamatórios, sua aplicação e seus efeitos adversos.

Inflamação

A inflamação é a resposta do organismo para combater microrganismos ou parasitas invasores e células danificadas ou necróticas, buscando a reparação tecidual. A inflamação é um sinal de alerta ao organismo, pois, sem ela, várias infecções poderiam passar despercebidas e os tecidos lesionados ficariam sem cicatrização. A inflamação é uma reação complexa em tecidos e consiste, primordialmente, em respostas vasculares e leucocitárias, além de se apresentar de duas formas: inflamação aguda e inflamação crônica. A inflamação aguda é uma resposta abrupta a uma agressão súbita que envolve a reação exsudativa, entretanto, ela pode se tornar crônica. A inflamação crônica é uma resposta proliferativa, que envolve a proliferação de células endoteliais, podendo, algumas vezes, não ser precedida de inflamação aguda, como no caso de condições imunológicas, veneno de plantas e dermatites de contato (KUMAR, 2016; TROWBRIDGE; EMLING, 1996).

Inflamação aguda

Várias alterações vasculares clássicas são observadas na inflamação aguda, como rubor, tumor, dor e calor. Entretanto, para uma compreensão mais didática, o processo inflamatório é, em geral, estudado de forma compartimentada. São observadas alterações no calibre vascular que levam a um aumento no fluxo sanguíneo, mudanças estruturais na microvasculatura, que permitem que as proteínas do plasma e os leucócitos saiam da circulação, emigração de leucócitos da microcirculação, seu acúmulo no foco da injúria e sua ativação para eliminar o agente agressor (KUMAR, 2016).

Durante a inflamação aguda, ocorre a dilatação das vênulas e o aumento da permeabilidade dos vasos, resultando em um aumento do fluxo sanguíneo para o local afetado, que causa o eritema, caracterizado por calor e vermelhidão. O aumento da permeabilidade da microvasculatura ocasiona o extravasamento de fluido rico em proteína para tecidos extravasculares. A vasodilatação causa uma obstrução no fluxo sanguíneo do vaso afetado, dessa forma, as células endoteliais e inflamatórias podem interagir melhor, facilitando sua localização no local afetado. Essa lentificação do fluxo sanguíneo causa a concentração de hemácias e aumenta a viscosidade sanguínea, sendo denominada congestão ou estase. Conforme a estase se desenvolve, os leucócitos sanguíneos se acumulam no endotélio vascular, no qual as células são ativadas por mediadores inflamatórios. Posteriormente, esses leucócitos migram através da parede vascular para dentro do tecido intersticial.

A inflamação aguda é caracterizada, principalmente, pela permeabilidade vascular aumentada que leva ao escape de exsudato extravascular rico em proteína, que pode se acumular causando o edema (tumor). O aumento da permeabilidade celular pode ser ocasionado pela resposta transitória imediata, por meio da contração das células endoteliais que geram espaços interendoteliais aumentados, mediados por histaminas, bradicininas, leucotrienos, neuropeptídeos, entre outros. Em alguns casos, o extravasamento vascular tem início tardio e prolongado, que pode ser causado pela contração das células endoteliais ou dano endotelial brando. A injúria endotelial, que gera a necrose da célula endotelial e o transporte aumentado de fluidos e proteínas, chamado de transcitose, também pode aumentar a permeabilidade dos vasos.

Outro ponto na inflamação é o aumento do fluxo linfático, que ajuda a drenar o fluido do edema. Os vasos linfáticos podem atuar de forma secundária na inflamação, na qual os linfonodos se tornam aumentados, pelo número crescente de macrófagos e linfócitos, sendo essas alterações patológicas denominadas *linfadenite reativa* ou *inflamatória*.

O objetivo principal da inflamação é levar os leucócitos ao local da injúria para eliminar os agentes agressores e restabelecer a integridade celular. O extravasamento dos leucócitos para o tecido intersticial pode passar por 3 etapas:

- marginação, rolamento e adesão ao endotélio por moléculas de adesão – as citocinas;
- migração através do endotélio e da parede do vaso em que as quimiocinas atuam, estimulando as células a migrarem pelos espaços interendoteliais em direção ao gradiente de concentração químico;
- migração dos tecidos em direção aos estímulos quimiotáticos.

Após a migração dos leucócitos, estes precisam ser ativados para realizar suas funções no local da infecção ou na célula morta. A ativação pode ocorrer por reconhecimento dos agentes agressores, os quais liberam sinais de ativação para os leucócitos eliminarem os agentes invasores. Essa ativação é resultado de várias vias de sinalização, que levam ao aumento do Ca^{2+} citosólico e à ativação de enzimas, tais como a proteína cinase C e a fosfolipase A. As respostas mais importantes na eliminação desses agentes agressores são a fagocitose e a morte intracelular.

Na fagocitose, são realizadas as seguintes etapas: (i) reconhecimento e ligação da partícula a ser ingerida pelo leucócito; (ii) a ingestão, com subsequente formação do vacúolo fagocítico; (iii) morte ou degradação do material ingerido, que é o passo final na eliminação dos agentes infecciosos e das células necróticas, que ocorrem dentro de neutrófilos e macrófagos (KING, 2008; KUMAR, 2016).

Inflamação crônica

Na inflamação crônica, o processo se mantém por mais tempo devido à persistência do agente inflamatório, sendo que o processo pode iniciar após uma inflamação aguda, persistindo a presença de fenômenos vasculares, exsudativos e reparativos.

O exsudado celular na inflamação crônica possui algumas particularidades em relação à duração do processo. Os polimorfos nucleares (PMN) não são predominantes devido à sobrevida aumentada dos macrófagos e linfócitos por ação das citocinas, e nesse tipo de inflamação, as células exsudadas podem sofrer várias modificações morfológicas, que são denominadas de *fenômenos produtivos da inflamação* (BRASILEIRO FILHO, 1998).

Os linfócitos ativados se transformam em blastos, produtores de citocinas ou plasmócitos e produtores de anticorpos. Os linfócitos e macrófagos podem se organizar em estruturas, sendo que áreas com maior número de células T ou linfócitos B se organizam em folículos e vênulas passam a apresentar endotélio cuboide. Esse tipo de organização ocorre, principalmente, em casos de artrite reumatoide ou na tireoidite de Hashimoto, que, por serem originalmente autoimunes, tendem a se perpetuarem. A inflamação crônica é causada pelo dano tecidual em algumas das mais comuns doenças incapacitantes, como artrite, aterosclerose, tuberculose, fibrose pulmonar e alguns casos de câncer e doenças degenerativas, como o Alzheimer (BRASILEIRO FILHO , 1998; KUMAR, 2016).

Geralmente, a inflamação crônica ocasiona infecções persistentes por microrganismos, doenças inflamatórias imunomediadas, exposição prolongada a agentes potencialmente tóxicos, exógenos ou endógenos. Diferentemente da inflamação aguda, que é caracterizada por mudanças vasculares, edema, infiltração com predominância de neutrófilos, na inflamação crônica, a infiltração é caracterizada por células mononucleares, como macrófagos, linfócitos e células plasmáticas. Outros tipos celulares também estão envolvidos na inflamação crônica, como eosinófilos e mastócitos. Além disso, na inflamação crônica, a reparação do tecido lesado pelo agente agressor persistente ou pelas células inflamatórias se dá por tentativas de substituição do tecido danificado por tecido conjuntivo, realizada por meio da angiogênese, em particular a fibrose.

Dentro da inflamação crônica, distingue-se a inflamação granulomatosa, no qual a célula tenta persistentemente erradicar um agente agressor de difícil eliminação, gerando forte ativação linfocitária e dos macrófagos, que pode causar injúria nos tecidos normais. Como exemplos, temos a tuberculose, as doenças granulomatosas, a sarcoidose, a doença da arranhadura do gato, a linfogranuloma, a inguinal, a lepra, a brucelose, a sífilis, algumas infecções micóticas, a beriliose, as reações de lipídios irritantes e algumas doenças autoimunes.

As mudanças sistêmicas da inflamação aguda são reações às citocinas, cuja produção é estimulada por produtos, tais como LPS (lipopolissacarídeos), e por outros estímulos inflamatórios. A resposta de fase aguda consiste em várias mudanças clínicas e patológicas, como febre, aumento de proteínas plasmáticas, leucocitose, aumento do pulso e da pressão sanguínea, suor diminuído, rigor (tremores), calafrios (busca por calor), anorexia, sonolência e infecções bacterianas graves (sepse).

Saiba mais

Outros mediadores podem atuar na resposta inflamatória, como as espécies reativas do oxigênio (EROS). Essas espécies são produzidas na fosforilação oxidativa e por ativação de células fagocitárias, ampliando a resposta inflamatória. No entanto, a produção excessiva pode levar a danos lipídicos em proteínas, membranas e ácidos nucleicos, dessa forma, os EROs podem estar envolvidos em várias condições patológicas, como no caso da artrite reumatoide. A artrite reumatoide é uma doença inflamatória sistêmica, de origem autoimune, na qual são observadas a sinovite crônica, simétrica e erosiva nas articulações. O estresse oxidativo, de forma geral, é caracterizado pelo desequilíbrio na quantidade de pró-oxidantes e antioxidantes. As espécies reativas de oxigênio, como ânion superóxido, peróxido de hidrogênio e ânion radical hidroxil, podem ter origens endógenas, como, por exemplo, peroxissomos, NADPH (fosfato de dinucleotídeo de nicotinamida e adenina) oxidase, xantina oxidase, mitocôndria e citocromo P-450. Na artrite reumatoide, além das citocinas pró-inflamatórias, os radicais livres têm sido implicados como mediadores no dano tecidual da doença, acelerando o dano à cartilagem e a ativação de osteoclastos. Atualmente, o fármaco de primeira escolha no tratamento da artrite reumatoide é o metotrexato, antagonista de folato. Além disso, algumas evidências científicas têm demonstrado que uma alimentação balanceada e rica em antioxidantes pode proteger contra o desenvolvimento ou agravamento da doença. Portanto, mais estudos podem ser realizados para buscar terapias efetivas no tratamento da artrite reumatoide, com base no mecanismo da redução de espécies reativas de oxigênio (Quadro 1) (FILIPPIN et al., 2008).

Quadro 1. Principais mediadores inflamatórios: fonte e ação.

Mediadores de derivados celulares	Principais fontes	Ações
Histamina	Mastócitos, basófilos, plaquetas	Vasodilatação, permeabilidade vascular aumentada, ativação endotelial
Serotonina	Plaquetas	Vasodilatação, permeabilidade vascular aumentada
Prostaglandinas	Mastócitos, leucócitos	Vasodilatação, dor, febre
Leucotrienos	Mastócitos, leucócitos	Permeabilidade vascular aumentada, quimiotaxia, adesão e ativação de leucócito
Fator ativador de plaquetas	Leucócitos, mastócitos	Vasodilatação, permeabilidade vascular aumentada, adesão de leucócito, quimiotaxia, desgranulação, explosão oxidativa
Espécies reativas de oxigênio	Leucócitos	Morte dos micróbios, dano tecidual
NO	Endotélio, macrófagos	Relaxamento do músculo liso vascular, morte dos micróbios
Citocinas (TNF, IL – 1)	Macrófagos, células endoteliais, mastócitos	Ativação endotelial local (expressão de moléculas de adesão), febre/dor/anorexia/ hipotensão, resistência vascular diminuída (choque)
Quimiocinas	Leucócitos, macrófagos ativados	Quimiotaxia, ativação de leucócito

Fonte: Kumar (2016).

> **Link**
>
> No site a seguir, você pode ter mais informações sobre Anti-histamínicos ao ler o artigo *Novos anti-histamínicos: uma visão crítica*.
>
> https://goo.gl/wrbhRd

Atuação dos mediadores inflamatórios

Aminas vasoativas

As duas principais aminas vasoativas são a histamina e a serotonina, que atuam na vasodilatação e estão entre os primeiros mediadores a serem liberados durante a inflamação. A histamina está localizada nos mastócitos e os basófilos nos grânulos intracelulares, em um complexo com uma proteína ácida e uma heparina de alto peso molecular, sendo liberada por exocitose durante reações inflamatórias ou alérgicas.

A histamina atua em receptores H1, estimulando a contração do músculo liso do íleo, dos brônquios, dos bronquíolos e do útero, podendo causar efeitos cardiovasculares, por meio de dilatação de vasos sanguíneos e pela ação em receptores H1. Ela também aumenta a frequência e o débito cardíaco e pode estimular a secreção de ácido gástrico, atuando em receptores H2, estando relacionada à patogênese da úlcera péptica. A histamina pode estimular terminações nervosas sensitivas por meio do mecanismo H1-dependente, gerando prurido. Apesar de a histamina estar associada aos sinais e sintomas da inflamação, os antagonistas de H1 não possuem muita utilidade clínica, pois há outros mediadores mais importantes (KUMAR, 2016, RANG et al., 2015).

A *serotonina* (5-hidroxitriptamina) presente nas plaquetas e em certas células neuroendócrinas é um mediador vasoativo com ações similares às da histamina. A liberação da serotonina (e histamina) é estimulada quando as plaquetas se agregam após o contato com colágeno, trombina, difosfato de adenosina e complexos antígeno-anticorpo, resultando na permeabilidade vascular aumentada (KUMAR, 2016).

Metabólitos do ácido Araquidônico (eicosanoides)

Os metabólitos do ácido araquidônico são mediadores lipídicos que atuam como sinais intra ou extracelulares, afetando processos biológicos, como a inflamação e a hemostasia. O ácido araquidônico livre é separadamente metabolizado por diversas vias, incluindo a do ácido graxo-ciclo-oxigenase (COX), que contém duas isoformas principais, COX1 e COX2, que transformam o ácido araquidônico em prostaglandinas e tromboxanos.

Os eicosanoides são prostanoides, no qual se encontram as prostaglandinas, as prostaciclinas e os tromboxanos. Eles atuam em cinco receptores que são tipicamente acoplados à proteína G: DP, FP, IP, EP e TP, e, dependendo de seus ligantes, as espécies PGD, PGF, PGI, PGE ou TXA são encontradas (KUMAR, 2016).

As prostaglandinas afetam vários tipos de tecidos, exercendo efeitos variados. A PGD2 causa vasodilatação, inibição da agregação plaquetária, relaxamento da musculatura gastrintestinal e uterina, modificando a liberação de hormônios hipotalâmicos e hipofisários. Possui também um efeito broncoconstritor por ação dos receptores TP. A PGF2α atua contraindo o miométrio em humanos, a luteólise em algumas espécies e a broncoconstrição em outras. A PGI2 causa vasodilatação, inibição da agregação plaquetária, liberação de renina e natriurese. O TXA2 ocasiona a vasoconstrição, a agregação plaquetária e a broncoconstrição. Já a PGE2 atua em receptores EP1, levando a contração dos músculos liso, brônquico e gastrintestinal.

Em receptores EP2, pode ocorrer broncodilatação, vasodilatação, estímulo das secreções intestinais e relaxamento da musculatura lisa gastrintestinal. Em receptores EP3, há a contração dos músculos liso e intestinal, a inibição da secreção gástrica de muco, a inibição da lipólise, a inibição da liberação de neurotransmissores autônomos e o estímulo da contração do útero gravídico. Na inflamação, a liberação de PGE2 é predominante e, em áreas de inflamação aguda, a PGE2 e a PGI2 são produzidas pelos tecidos e por vasos sanguíneos, enquanto o PGE2 é liberado pelos mastócitos. As prostaglandinas da série E são pirogênicas e os AINES (anti-inflamatórios não esteroidais) exercem ação antipirética por inibição da síntese de PGE2 no hipotálamo. Dessa forma, os efeitos anti-inflamatórios dos AINES estão relacionados com a capacidade destes em bloquear as ações das prostaglandinas (KUMAR, 2016).

Os leucotrienos são enzimas da via da lipoxigenase encontradas, principalmente, nos pulmões, nas plaquetas, nos mastócitos e nos leucócitos. A principal enzima desse grupo é a 5-lipoxigenase. Os receptores leucotrienos são denominados BLT se o ligante for o LBT4, e CysLT se forem os cisteinil-leucotrienos. Os cisteinil-leucotrienos podem mediar as alterações cardiovasculares da anafilaxia aguda. No sistema respiratório, o LTE4 é menos efetivo que o LTC4 e o LTD4, entretanto, seu efeito é mais prolongado, aumentando a secreção de muco. No sistema cardiovascular, em pequenas doses, o LTC4, ou LTD4, provoca queda brusca e de curta duração da pressão sanguínea. Na inflamação, o LTB4 atua como agente quimiotáxico para neutrófilos e macrófagos. Nos neutrófilos, ele regula a expressão de moléculas de adesão da membrana e aumenta a produção de derivados tóxicos do oxigênio. Nos macrófagos e nos linfócitos, estimula a proliferação e a liberação de citocinas (KUMAR, 2016; RANG et al., 2015).

Fator de ativação plaquetária

O fator de ativação plaquetária (PAF) é um potente mediador inflamatório fosfolipídico que aumenta a adesão celular e ativa as células endoteliais por efeito direto ou por meio da formação de radicais tóxicos de oxigênio ou metabólitos do ácido araquidônico. O PAF é liberado por macrófagos, leucócitos PMN, plaquetas e células endoteliais, podendo estar associado aos efeitos tóxicos do TNF-α e do IL-1 e às citocinas que interagem com o PAF, levando a um aumento da liberação de mediadores no choque séptico (SALLES et al., 1999).

O PAF causa vasoconstrição e broncoconstrição e, em concentrações extremamente baixas, induz vasodilatação e aumento na permeabilidade venular, com uma potência de 100 a 10 mil vezes maior que a da histamina. Pode causar também o aumento da adesão dos leucócitos ao endotélio, a quimiotaxia, a desgranulação e a explosão oxidativa, auxiliando na síntese de outros mediadores, como os eicosanoides. O PAF é biossintetizado a partir do acil-PAF em um processo de duas etapas, em que a ação da PLA2 sobre o acil-PAF produz o liso-PAF, que passa por acetilação para gerar o PAF, produzido pelas plaquetas em resposta à trombina e por células inflamatórias ativadas.

Na inflamação, o PAF produz vasodilatação, aumento da permeabilidade vascular e formação de pápula, atuando como potente quimiotáxico para neutrófilos e monócitos, recrutando também eosinófilos na mucosa brônquica na asma tardia (KUMAR, 2016; RANG et al., 2015).

Espécies reativas de oxigênio e NO

A inflamação causa um aumento da produção de EROs, que acaba gerando um processo de disfunção endotelial. A principal característica da disfunção endotelial é o prejuízo na vasodilatação dependente do endotélio, resultado de um desequilíbrio entre a síntese de NO e a produção de EROs. Em uma parede vascular intacta, o NO é sintetizado pela eNOS e representa um potente vasodilatador, já no vaso sanguíneo, com o processo de aterosclerose, duas isoformas da NOS contribuem para a produção de NO, a neuronal (nNOS) e a induzível (iNOS), que é estimulada por citocinas pró-inflamatórias.

Alguns estudos mostram marcadores inflamatórios, como IL-6 e PCR, atuando diretamente na regulação da NO, reduzindo a vasodilatação dependente do endotélio, aumentando, com isso, o processo de disfunção endotelial por meio da diminuição da concentração de NO. Evidências científicas, de acordo com testes em humanos, têm relacionado o aumento da inflamação com a redução da disponibilidade de NO, promovendo a inflamação crônica (BREVETTI et al., 2003; FICHTLSCHERER et al., 2000; KUZKAYA et al., 2003; LÜSCHER; SEO; BÜHLER, 1993; NATHAN; XIE, 1994; TEIXEIRA et al., 2014; VERMA et al., 2002; WILCOX et al., 1997).

Os radicais livres derivados do oxigênio podem ser liberados pelos leucócitos após a exposição a micróbios, quimiocinas e imunocomplexos ou após um estímulo fagocítico. O ânion superóxido ($O_2-\bullet$), o peróxido de hidrogênio (H_2O_2) e o radical hidroxila (OH•) são as principais espécies produzidas dentro das células, sendo que o $O_2-\bullet$ se combina com o NO para formar espécies reativas de nitrogênio. A liberação extracelular desses mediadores em baixas concentrações pode aumentar a expressão de quimiocinas, citocinas e moléculas de adesão de leucócito, aumentando assim a resposta inflamatória (KUMAR, 2016).

Com a amplificação da inflamação, a síntese de células, citocinas e proteínas pró-inflamatórias, como neutrófilos, monócitos, IL-6, TNFa e PCR, é aumentada. Consequentemente, ocorre o aumento de neutrófilos e macrófagos em resposta à inflamação, que provoca maior síntese de IL-6 que a produção de PCR (proteína c reativa) no fígado. A PCR reduz a atividade da eNOS e a disponibilidade de NO (vasodilatador) e aumenta a concentração de ET-1 (vasoconstritor). Assim, o processo de vasodilatação é reduzido, provocando estresse de cisalhamento e, consequentemente, danos ao vaso sanguíneo, favorecendo o processo de aterosclerose e a formação de trombos (TEIXEIRA et al., 2014).

O NO tem ações duplas na inflamação, podendo relaxar o músculo liso vascular e promover a vasodilatação, podendo também ser um inibidor das respostas inflamatórias. O NO reduz a agregação e a adesão plaquetária, inibe várias características da inflamação induzida pelos mastócitos e o recrutamento de leucócitos, podendo atuar como um regulador na resposta inflamatória (KUMAR, 2016; RANG et al., 2015).

Citocinas e quimiocinas

As *citocinas* são proteínas que modulam as funções de outros tipos celulares. Elas são conhecidas por estarem envolvidas nas respostas imune celulares, mas têm efeitos adicionais com importante papel em ambas as inflamações, tanto aguda, quanto crônica. A TNF e a IL-1 são duas das principais citocinas que medeiam a inflamação, atuando, principalmente, na inflamação, gerando efeitos no endotélio, nos leucócitos e nos fibroblastos, e induzindo reações sistêmicas de fase aguda.

As quimiocinas são uma família de pequenas proteínas (8-10 kD) que atuam como quimioatraentes para tipos específicos de leucócitos, tendo como funções principais a estimulação do recrutamento dos leucócitos na inflamação e o controle da migração normal das células pelos tecidos. As quimiocinas C-X-C atuam nos neutrófilos. A IL-8 é típica desse grupo e é secretada pelos macrófagos ativados, pelas células endoteliais e por outros tipos celulares que causam ativação e quimiotaxia dos neutrófilos. Seus indutores mais importantes são os produtos microbianos e outras citocinas, principalmente a IL-1 e o TNF.

As quimiocinas C-C incluem a proteína quimioatraente de monócito (MCP-1), a eotaxina, a proteína inflamatória de macrófagos-1α (MIP-1α) e a RANTES (célula T regulada). Essas quimiocinas geralmente atraem os monócitos, os eosinófilos, os basófilos e os linfócitos, mas não os neutrófilos, sendo que a eotaxina recruta seletivamente os eosinófilos. As quimiocinas C são específicas para os linfócitos e as quimiocinas CX3C, o único membro conhecido dessa classe é a fractalquina, que existe em duas formas: a proteína ligada à superfície celular, que é induzida nas células endoteliais por citocinas inflamatórias e promove forte adesão dos monócitos e células T, e uma forma solúvel, que tem potente atividade quimioatraente para as mesmas células (KUMAR, 2016).

> **Fique atento**
>
> A ação da aspirina é dose-dependente. Dessa forma, baixas doses de aspirina podem reduzir a dor e a febre, enquanto a ação anti-inflamatória da aspirina necessita de uma dose muito maior. É provável que a inibição da COX1 esteja envolvida como principal mecanismo analgésico e antipirético. Já a COX2 está envolvida com a ação anti-inflamatória. Estudos indicam, ainda, que a ação antipirética da aspirina pode ser mediada pela inibição da COX-3 em células endoteliais hipotalâmicas. Também é possível que a COX3 e a COX1 estejam envolvidas simultaneamente (BOTTING; AYOUB, 2005).

Aplicação e efeitos adversos dos mediadores inflamatórios

Aminas vasoativas

O uso clínico da histamina é limitado para fins diagnósticos e dessensibilização de reações alérgicas. No diagnóstico de doenças alérgicas mediadas por IgE, a técnica de aplicação puntura (*prick-test*) é a mais utilizada e permite testar vários alérgenos ao mesmo tempo. Nesse teste uma gota de antígeno é aplicada sobre a pele, então se passa uma agulha ou lanceta através desta gota e se provoca a ruptura da camada mais superficial da pele (no teste intradérmico, o antígeno é injetado na derme). A leitura do resultado deve ser feita entre 8 e 10 minutos para a histamina e após 15 ou 20 minutos para os alérgenos. Para auxiliar a interpretação dos testes, são necessários os controles negativo e positivo, para determinar o dermografismo e a reatividade inespecífica da pele ao diluente e/ou ao puntor. O controle positivo ajuda a detectar a supressão por medicamentos ou doença e variações, sendo muito utilizado o fosfato de histamina na concentração de 10mg/ml.

Em novas abordagens no diagnóstico da sensibilização alérgica mediada por IgE, refere-se que o método indireto de detecção da IgE, embora não seja frequentemente utilizado, representa avanços no diagnóstico das doenças alérgicas, como os marcadores celulares triptase e histamina. Sabe-se que mastócitos são as células mais abundantes durante os processos alérgicos e, quando ativados, liberam vários mediadores pré-formados, como a histamina e a triptase. A histamina é rapidamente degradada após sua liberação e não é considerada um bom marcador para reações imediatas como anafilaxia ou mastocitose, mas pode ser utilizada, enquanto a triptase é mais estável e se torna um excelente marcador.

Os mediadores histamínicos também podem ser utilizados no estabelecimento do diagnóstico de anafilaxia, no qual ocorre a ativação de mastócitos e basófilos e, consequente, a liberação de mediadores vasoativos, como histamina, leucotrienos, prostaglandinas e outros. Os métodos laboratoriais utilizados incluem a dosagem de triptase sérica, histamina plasmática e metil-histamina urinária, sendo que a melhor dosagem de histamina no sangue está entre 10 minutos e 1 hora, enquanto na urina os metabólitos da histamina podem permanecer elevados por até 24 horas.

A partir da informação fornecida pelo cirurgião e pelo anestesista, são estabelecidos os testes cutâneos e as provas laboratoriais, no qual o diagnóstico repousa na aplicação de testes cutâneos (puntura e intradérmicos) com os fármacos envolvidos, seguindo as rotinas preconizadas em vários centros.

Como complemento, vários ensaios laboratoriais para detecção de anticorpos IgE de algumas drogas e látex podem ser realizados.

Outra possível aplicação da histamina se refere ao diagnóstico de mastocitose, no qual os níveis de histamina se apresentam elevados, tanto na urina, quanto no plasma. A dosagem dos mediadores liberados pelos mastócitos também pode ser útil para monitorar a atividade da doença. Testes citoquímicos e a imuno-histoquímica ajudam a diferenciar o mastócito de outras células que contêm grânulos e a dosar, bioquimicamente, os produtos secretados (histamina, prostaglandina D2, triptase, heparina e seus metabólitos) pelos mastócitos. A citometria de fluxo com identificação, enumeração e caracterização do mastócito por imunofenotipagem é o método de escolha mais utilizado.

No diagnóstico da hanseníase, podem ocorrer manifestações clínicas semelhantes a dermatoses. Nesses casos duvidosos, em crianças ou ainda em indivíduos de baixo nível intelectual, pode ser usada a prova da histamina e a prova da pilocarpina como recursos confirmatórios. No caso da histamina, coloca-se uma ou várias gotas de uma solução dessa substância na área suspeita e na área sadia, perfurando-se superficialmente a pele. Alguns minutos depois, pode-se observar a presença de um halo eritematoso em torno da picada, devido à ação da histamina sobre os vasos e, finalmente, a formação de uma pápula.

No entanto, a administração da histamina deve ser sempre realizada de forma cuidadosa, pois está documentado que, em excesso, pode ocasionar hipotensão arterial, prurido após latência de 20 a 50 segundos, além da tripla reação descrita por Lewis em 1927, pois a histamina possui potencial alergênico, podendo causar um quadro de intoxicação no ser humano e, em casos graves, levar à morte.

A histamina também pode ser utilizada no controle de qualidade de alimentos, como, por exemplo, na qualidade de pescado, pois baixos níveis de histamina são detectados em peixes recém-capturados, aumentando com a sua deterioração. Dessa forma, o conhecimento dos teores de histamina em pescado é útil na avaliação do seu potencial em causar intoxicação histamínica, ou seja, escombrotoxicose, sendo que os sinais e os sintomas podem ocorrer em minutos ou algumas horas após a ingestão da amina (ASSOCIAÇÃO BRASILEIRA DE ALERGIA E IMUNOPATOLOGIA; SOCIEDADE BRASILEIRA DE ANESTESIOLOGIA, 2011; MALUF; BARROS; MACHADO FILHO, 2009; SOUZA, 2015; VIEIRA; FIGUEIREDO, 2003).

Metabólitos do ácido araquidônico (eicosanoides)

O uso de eicosanoides ou seus análogos, como agentes terapêuticos, é limitado. No aborto terapêutico, as prostaglandinas atuam no sistema reprodutor feminino, induzindo abortos terapêuticos entre o 1º e o 2º trimestre, entretanto, inibidores da COX (aspirina e indometacina) demonstram utilidade na prevenção da cólica menstrual e do parto prematuro.

A PGE1 (alprostadil) pode ser administrada em neonatos com doença cardíaca congênita para manutenção da abertura do ducto arterioso. Outro uso terapêutico dos eicosanoides inclui a citoproteção gástrica, por exemplo, o misoprostol análogo na PGE1, que é utilizado na prevenção de úlceras durante o tratamento com AINES. As prostaglandinas também são muito utilizadas no tratamento da impotência, como os PGE1 (alprostadil), que reforçam as ereções penianas.

O uso de análogos estáveis de PGI2 pode gerar, como efeitos adversos mais comuns, a hipotensão, a cefaleia e a eritema facial. Um efeito colateral indesejado dos análogos de PGE é a hipermotilidade gastrintestinal e a diarreia. Porém, o análogo da PGE1, o misoprostol, não deve ser utilizado em gestantes, pois pode induzir o aborto.

Espécies reativas de oxigênio e NO

O NO está normalmente presente, tanto no coração, como na parede dos vasos e apresenta papel fisiológico na enzima NO sintetase constitutiva. Após exposição à endotoxina lipopolissacarídeo ou TNF, em nível de células endoteliais e musculatura lisa da parede vascular, ocorre a indução da isoforma cálcio-

-independente NO sintetase, denominada NO sintetase induzida. Essa condição leva à grande produção de NO, contribuindo assim para a vasodilatação e a resistência à vasoconstritores característica do choque séptico. A endotoxina também induz síntese de NO no músculo liso venoso, além do miocárdio e do endocárdio, reduzindo o retorno venoso e a disfunção do miocárdio. Em indivíduos com choque séptico, baixas doses de NG-monometil-L-arginina (inibidor NO sintetase), associadas à terapia básica, revertem a hipotensão (SALLES et al., 1999).

Exercícios

1. O desequilíbrio de alguns mediadores inflamatórios tem sido implicado como um evento inicial na formação do trombo nos vasos sanguíneos coronários e cerebrais. Qual mediador inflamatório pode atuar na regulação da pressão arterial sistêmica e trombogênese?
a) 5-HPETE.
b) PGE2.
c) TxA2.
d) LTB4.
e) PGD2.

2. A ativação dos sistemas de cininas resulta na liberação de mediadores importantes nos primeiros estágios da fase tardia da permeabilidade vascular. Qual agente vasoativo é capaz de induzir a dilatação arteriolar, aumentar a permeabilidade das vênulas e causar a dor?
a) NO e derivados.
b) Histamina.
c) Quimiocinas.
d) Bradicinina.
e) PAF.

3. A inflamação crônica é um processo que persiste após uma inflamação aguda, no qual o agente infeccioso se torna resistente, persistindo a presença de fenômenos vasculares, exsudativos e reparativos. Nesse contexto, por que na inflamação crônica pode haver ocorrência de granulomas?
a) O granuloma ocorre como sequência da inflamação crônica não tratada, quando esta é ocasionada por parasitas.
b) Os granulomas atuam para evitar a disseminação das inflamações para tecidos sadios.
c) O granuloma só ocorre mediante doenças autoimunes.
d) O granuloma pode ocorrer quando não houver tratamento da inflamação aguda.
e) O granuloma atua na inflamação crônica quando esta é ocasionanda por vírus.

4. A vasodilatação é uma das manifestações iniciais da inflamação aguda e algumas vezes ela se segue a uma constrição transitória das arteríolas, durante poucos segundos. A vasodilatação primeiro envolve as arteríolas e então leva à

abertura de novos leitos capilares na área. Responda por que a vasodilatação é um fator importante na condição inflamatória?
a) A vasodilatação causa redução do fluxo sanguíneo e é responsável pelo escape de exsudado extracelular.
b) Os vasos periféricos atuam de forma secundária na inflamação, aumentando o número de macrófagos e linfócitos.
c) A vasodilatação pode gerar o aumento da permeabilidade celular mediada por bradicininas.
d) Porque a vasodilatação causa uma obstrução no fluxo sanguíneo do vaso afetado, aumentando a concentração celular responsável pelo restabelecimento da integridade celular.
e) A vasodilatação causa uma obstrução no fluxo sanguíneo do vaso afetado, permitindo a migração de fagócitos para vasos linfáticos.

5. A febre é integrada ao conjunto de eventos da resposta inflamatória, particularmente da reação da fase aguda, estimulada por pirogênios (endógenos e exógenos). Nesse contexto, qual citocina atua como pró-inflamatória no estado febril?
a) IL-1.
b) IL-8.
c) IL-3.
d) IL-4.
e) IL-5.

Referências

ASSOCIAÇÃO BRASILEIRA DE ALERGIA E IMUNOPATOLOGIA; SOCIEDADE BRASILEIRA DE ANESTESIOLOGIA. *Anafilaxia*: diagnóstico. São Paulo: Associação Médica Brasileira, 2011.

BOTTING, R.; AYOUB, S. S. COX-3 and the mechanism of action of paracetamol/acetaminophen. *Prostaglandins, Leukotrienes and Essential Fatty Acids*, Edinburgh, v. 72, n. 2, p. 85-87, 2005.

BRASILEIRO FILHO, G. *Bogliolo patologia geral*. Rio de Janeiro: Guanabara Koogan, 1998.

BREVETTI, G. et al. Endothelial dysfunction and cardiovascular risk prediction in peripheral arterial disease: additive value of flow-mediated dilation to ankle-brachial pressure index. *Circulation*, Dallas, v. 108, p. 2093-2098, 2003.

CAMELO-NUNES, I. C. Novos anti-histamínicos: uma visão crítica. Jornal de Pediatria (Rio J.), Porto Alegre, v.82, n..5, suppl.0, p. S173-S180, 2006. Disponível em: <http://www.scielo.br/scielo.php?script=sci_arttext&pid=S0021-75572006000700007>. Acesso em: 24 jan. 2018.

FICHTLSCHERER, S. et al. Elevated C-reactive protein levels and impaired endothelial vasoreactivity in patients with coronary artery disease. *Circulation*, Dallas, v. 102, n. 9, p. 1000-1006, 2000.

FILIPPIN, L. I. et al. Influência de processos redox na resposta inflamatória da artrite reumatoide. *Revista Brasileira de Reumatologia*, Campinas, v. 48, n. 1, p. 17-24, 2008.

KING, T. C. *Patologia*. Rio de Janeiro: Elsevier, 2008.

KUMAR, V. *Robbins e Cotran patologia*: bases patológicas das doenças. 9. ed. Rio de Janeiro: Elsevier, 2016.

KUZKAYA, N. et al. Interactions of peroxynitrite, tetrahydrobiopterin, ascorbic acid, and thiols: implications for uncoupling endothelial nitric-oxide synthase. *The Journal of Biological Chemistry*, Baltimore, v. 278, n. 25, p. 22546-22554, 2003.

LÜSCHER, T. F.; SEO, B. G.; BÜHLER, F. R. Potential role of endothelin in hypertension: controversy on endothelin in hypertension. *Hypertension*, Dallas, v. 21, p. 752-757, 1993.

MALUF, L. C.; BARROS, J. A. D.; MACHADO FILHO, C. D. Mastocytosis. *Anais Brasileiros de Dermatologia*, Porto Alegre, v. 84, n. 3, p. 213-225, 2009.

NATHAN, C.; XIE, Q. W. Regulation of biosynthesis of nitric oxide. *The Journal of Biological Chemistry*, Baltimore, v. 269, n. 19, p. 13725-13728, 1994.

RANG, R. et al. *Rang e Dale farmacologia*. 8. ed. Rio de Janeiro: Elsevier, 2015.

SALLES, M. J. C. et al. Síndrome da resposta inflamatória sistêmica/sepse 3/4 revisão e estudo da terminologia e fisiopatologia. *Revista da Associação Médica Brasileira*, São Paulo, v. 45, n. 1, p. 86-92, 1999.

SOUZA, A. L. M. et al. Histamina e rastreamento de pescado: revisão de literatura. *Arquivos do Instituto Biológico*, São Paulo, v. 82, p. 1-11, 2015.

TEIXEIRA, B. C. et al. Marcadores inflamatórios, função endotelial e riscos cardiovasculares. *Jornal Vascular Brasileiro*, Porto Alegre, v. 13, n. 2, 2014.

TROWBRIDGE, H. O.; EMLING, R. C. *Inflamação*: uma revisão do processo. 4. ed. São Paulo: Quintessence, 1996.

VERMA, S. et al. A self-fulfilling prophecy: C-reactive protein attenuates nitric oxide production and inhibits angiogenesis. *Circulation*, Dallas, v. 106, n. 8, p. 913-919, 2002.

VIEIRA, R.; FIGUEIREDO, A. Prurido: do etiopatogenia às estratégias diagnósticas e terapêuticas. *Medicina Cutánea Ibero-Latino-Americana*, Lisboa, v. 31, n. 1, p. 45-56, 2003.

WILCOX, J. N. et al. Expression of multiple isoforms of nitric oxide synthase in normal and atherosclerotic vessels. *Arteriosclerosis, Thrombosis, and Vascular Biology*, Dallas, v. 17, n. 11, p. 2479-2488, 1997.

Leituras recomendadas

DAHER, S. et al. Diagnóstico em doenças alérgicas mediadas por IgE. *Revista Brasileira de Alergia e Imunopatologia*, São Paulo, v. 32, n. 1, p. 3-8, 2009.

DELUCIA, R. *Farmacologia integrada*. 3. ed. São Paulo: Revinter, 2007.

KATZUNG, B. G. (Org.). *Farmacologia básica e clínica*. 13. ed. Porto Alegre: AMGH, 2017.

SILVA, Y. F. *Inflamação granulomatosa crônica e a percepção do enfermeiro*: revisão integrativa da literatura. Rio de Janeiro: CBCENF, c2012.

Aines

Objetivos de aprendizagem

Ao final deste texto, você deve apresentar os seguintes aprendizados:

- Descrever o mecanismo de ação dos anti-inflamatórios não esteroidais (AINEs).
- Listar os principais anti-inflamatórios não esteroidais e seus usos terapêuticos.
- Identificar os efeitos adversos dos anti-inflamatórios não esteroidais.

Introdução

Os anti-inflamatórios não esteroidais são fármacos que apresentam efeitos analgésicos, anti-inflamatórios e antipiréticos. Em função disso, são utilizados no tratamento sintomático de diferentes quadros clínicos, como dismenorreia, doenças musculoesqueléticas, cefaleia e dores causadas por entorses musculares. Além disso, alguns representantes dessa classe farmacológica, como, por exemplo, o ácido acetilsalicílico (AAS), também apresentam efeitos sobre a agregação plaquetária, sendo utilizados na prevenção de algumas doenças tromboembólicas.

Neste capítulo, você verá como os fármacos anti-inflamatórios não esteroidais agem em nosso organismo e também identificará seus principais usos terapêuticos, assim como os seus principais efeitos adversos.

Mecanismo de ação dos fármacos anti-inflamatórios não esteroidais

A inflamação é uma resposta fisiológica do organismo em resposta a lesões teciduais e agentes estranhos. Ela garante que os nossos sistemas sobrevivam aos diferentes estímulos nocivos. Contudo, em algumas situações, a resposta inflamatória pode ocorrer de forma exacerbada e, assim, causar prejuízos às funções orgânicas. Nesses casos, o uso de anti-inflamatórios, como os anti-inflamatórios não esteroidais (AINEs), faz-se necessário.

Para entendermos o mecanismo de ação desses fármacos, precisamos compreender alguns aspectos da resposta inflamatória. O processo inflamatório é caracterizado por sintomas e sinais: dor, rubor, calor e edema. Essa sintomatologia é resultado da vasodilatação e do aumento da permeabilidade vascular, da infiltração de leucócitos e macrógafos e, também, da degeneração tecidual e da fibrose no local da inflamação. Esses processos são mediados por diferentes citocinas, como, por exemplo, a bradicinina, as prostaglandinas e os leucotrienos.

As prostaglandinas são moléculas produzidas a partir do ácido araquidônico, um ácido graxo presente nos fosfolipídios que compõem as membranas celulares. O ácido araquidônico é liberado das bicamadas lipídicas por ação hidrolítica da enzima fosfolipase A_2. Quando liberado, ele é convertido em prostanoides pelas enzimas cicloxigenases (COX). Essas enzimas existem em duas isoformas no nosso organismo: COX-1 e COX-2.

A COX-1 é uma isoforma constitutiva da enzima. Ela é responsável pela produção fisiológica de prostanoides que atuam sobre processos homeostásicos do nosso organismo, como, por exemplo, agregação plaquetária, proteção da mucosa gástrica, homeostase renal e vascular.

Enquanto isso, a COX-2 é uma isoforma induzida pelos processos inflamatórios e produz prostanoides mediadores da inflamação. A COX-2 catalisa a síntese de prostaglandinas, tromboxanos e prostaciclinas. A prostaglandina E_2 (PGE_2) e a prostaciclina (PGI_2) são um dos principais prostanoides mediadores da inflamação produzidos pela COX-2. Essas prostaglandinas ocasionam a inflamação propriamente dita. Elas aumentam a sensibilidade dos nociceptores e atuam no hipotálamo como pirogênios endógenos, causando o aumento da temperatura corporal.

Os anti-inflamatórios não esteroidais representam uma família de fármacos que, em sua fórmula química, apresentam um grupo ácido ligado a um anel aromático e que têm, como mecanismo de ação, a inibição das enzimas cicloxigenases. A inibição das COXs causa a redução da produção de prostanoides inflamatórios e, assim, dos processos mediados por estes (Figura 1). Os AINEs podem apresentar diferentes graus de seletividade em relação às isoformas COX-1 e COX-2. Em função disso, são divididos em AINEs tradicionais

(AINETs), que atuam sobre as duas isoformas enzimáticas, e AINEs seletivos para a COX-2, chamados de Coxibes.

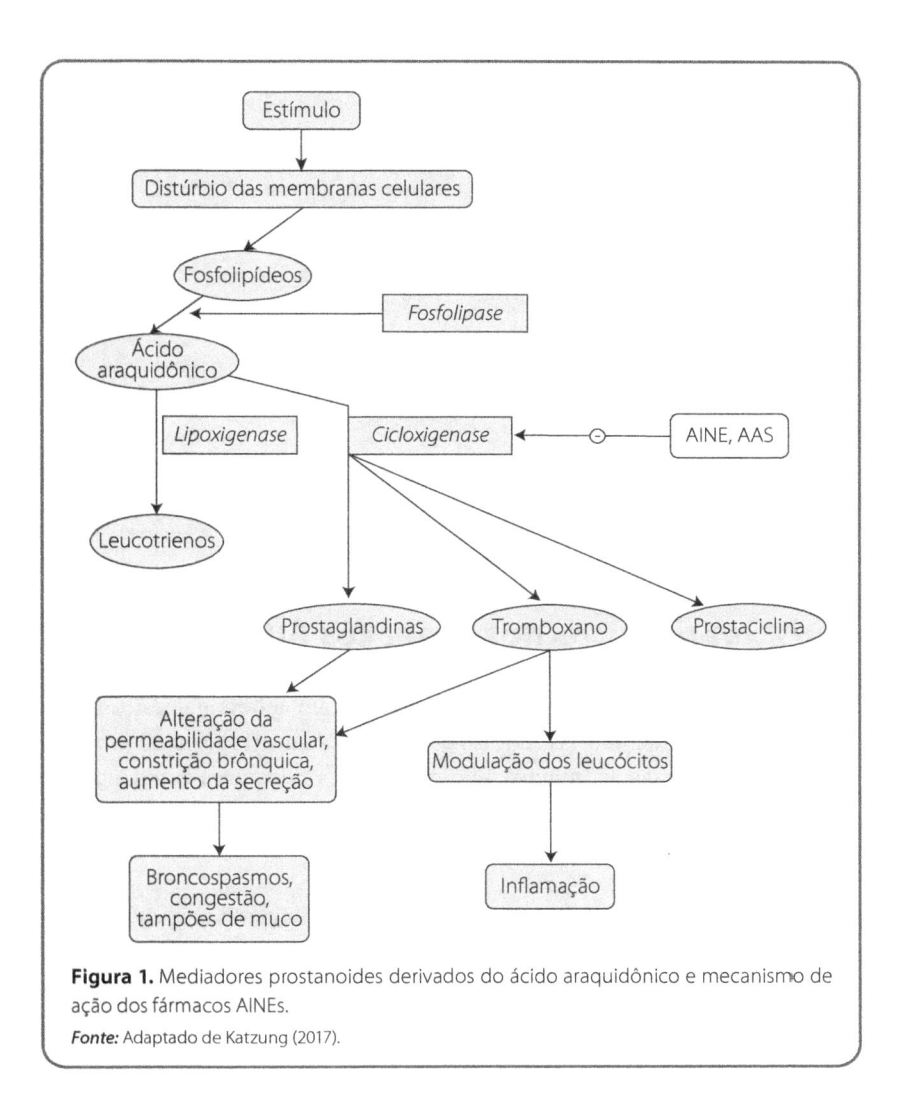

Figura 1. Mediadores prostanoides derivados do ácido araquidônico e mecanismo de ação dos fármacos AINEs.
Fonte: Adaptado de Katzung (2017).

> **Fique atento**
>
> **Toxicidade por AINEs**
> Uma grande parte dos AINEs são fármacos de venda livre no Brasil. Contudo, quando utilizados em altas dosagens, esses fármacos também apresentam toxicidade. A superdosagem de AAS pode causar intoxicações leves ou graves. A alta concentração de seu metabólito no sangue (o ácido salicílico) causa diferentes sinais e sintomas, como náuseas, êmese, cefaleia, confusão mental, zumbidos e hiperventilação. Na intoxicação grave, a alta concentração de ácido salicílico no sangue pode ocasionar acidose metabólica e respiratória, alucinações, agitação e até mesmo a morte.
>
> O uso de altas doses de paracetamol também pode desencadear um quadro de intoxicação devido às altas concentrações do seu metabólito formado, a N-acetil-p--benzoquinoneimina (NAPQI). Esse metabólito desencadeia morte celular, podendo causar lesão hepática. Indivíduos que apresentam algum tipo de doença hepática, como hepatite ou cirrose, apresentam maior risco de hepatotoxicidade ocasionada pelo paracetamol. A ingestão aguda de doses excessivas de paracetamol também pode levar a quadros de hepatotoxicidade. Nessas situações, o acesso rápido aos serviços de emergência e o uso de antídoto específico (N-acetilcisteína) são cruciais para evitar o desenvolvimento de danos hepáticos permanentes.

Usos terapêuticos dos fármacos AINEs

Praticamente todos os fármacos AINEs apresentam ações analgésicas, antipiréticas e anti-inflamatórias. Em função disso, são utilizados para provocar o alívio dos sintomas da inflamação ocasionada por doenças, como a gota, a artrite reumatoide e a osteoartrite, além de também serem empregados para o alívio de dores leves e moderadas e para a redução da temperatura corporal, nos casos de febre.

Alguns AINEs, como o AAS, ocasionam a inibição da agregação plaquetária. Em função disso, podem ser utilizados como cardioprotetores em pacientes que apresentam certos tipos de patologias cardiovasculares, como, por exemplo, infarto agudo do miocárdio (IAM) prévio.

Como podemos ver no Quadro 1, os AINEs são bastante utilizados no tratamento de artrites e doenças reumáticas. Essas doenças envolvem a inflamação crônica autoimune das articulações, o que pode levar à sua degeneração. Nesses casos, o uso crônico de AINEs é indicado, pois alivia a dor e limita o processo inflamatório e a lesão tecidual. Nesses casos, os pacientes são acompanhados regularmente em relação ao desenvolvimento de efeitos adversos e se os benefícios do uso desses fármacos superam os seus riscos.

Contudo, pacientes que não apresentam doenças musculoesqueléticas prévias não devem utilizá-los de forma crônica. Pacientes que apresentam lesões musculares decorrentes de práticas esportivas, por exemplo, devem fazer uso dos AINEs por tempo limitado. O uso prolongado dos AINEs, sem indicação médica, pode ocasionar lesões estomacais e/ou duodenais, além de causar danos renais, incluindo falência renal aguda, bem como aumento de pressão arterial e problemas cardíacos.

Quadro 1. Exemplos de fármacos AINEs e seus principais efeitos e usos terapêuticos.

Fármaco	Efeitos	Usos terapêuticos
AINEs tradicionais		
Ácido acetilsalicílico (AAS)	Analgésico Antipirético Anti-inflamatório Antiagregante plaquetário	Cefaleia, neuralgia, mialgia, dismenorreia, artralgia, alterações musculoesqueléticas (osteoartrite, gota, artrite reumatoide), doenças tromboembólicas, profilaxia do IAM, doença coronariana, acne, verrugas e calos.
Diclofenaco	Antipirético Analgésico Anti-inflamatório	Afecções reumáticas inflamatórias e degenerativas: artrite reumatoide, osteoartrite, espondiloartrites, espondite anquilosante; dores da coluna vertebral, dismenorreia e enxaqueca.
Ibuprofeno Naproxeno Cetoprofeno (Derivados do ácido propiônico)	Analgésico Anti-inflamatório	Dor, enxaqueca, dismenorreia primária e afecções reumáticas inflamatórias e degenerativas.

(Continua)

(Continuação)

Quadro 1. Exemplos de fármacos AINEs e seus principais efeitos e usos terapêuticos.

Fármaco	Efeitos	Usos terapêuticos
Indometacina	Anti-inflamatório (mais potente que o AAS) ■ Analgésico e antipirético que não são recomendados nesse uso devido aos seus efeitos colaterais.	Fechamento do canal arterial em prematuros e afecções reumáticas inflamatórias e degenerativas.
Paracetamol (acetaminofeno)	Antipirético Analgésico ■ Apresenta pouca atividade anti-inflamatória, pois tem pouca ação sobre COXs periféricas. ■ Não atua sobre a agregação plaquetária.	Útil nos casos em que o uso de AAS é contraindicado e de pacientes que não necessitam dos efeitos anti-inflamatórios (p.ex., úlcera péptica, alergia ao AAS, crianças em estado febril, hemofílicos).
Piroxicam Tenoxicam	Anti-inflamatório Antipirético Analgésico	Afecções reumáticas inflamatórias e degenerativas, dor pós-parto e traumatismos de média intensidade decorrentes de práticas esportivas.
Inibidores seletivos da COX-2		
Celecoxibe	Anti-inflamatório Antipirético Analgésico	Artrite reumatoide, osteoartrite e dores leves a moderadas.

> **Saiba mais**
>
> Como podemos ver, os AINEs apresentam efeitos farmacológicos semelhantes. Assim, a escolha dos AINEs para um paciente específico deve se basear na eficácia, na segurança e no custo-benefício do fármaco, bem como no histórico clínico e nos fatores pessoais do paciente. Os AINEs tradicionais apresentam ação sobre as isoformas enzimáticas COX-1 e COX-2.
>
> Dessa forma, apresentam um maior risco para efeitos adversos sobre a mucosa gástrica, como, por exemplo, úlceras, sangramentos e, até mesmo, perfurações. Dessa forma, pacientes que já apresentam algum tipo de gastropatia devem evitar o uso desses fármacos. A esses pacientes, os coxibes são indicados, já que eles são seletivos à isoforma COX-2, exibindo poucos efeitos sobre a mucosa gástrica. Por outro lado, esses fármacos não apresentam os efeitos cardioprotetores dos AINEs não seletivos tradicionais.
>
> Os coxibes inibem a síntese de prostaciclinas no endotélio vascular, sendo relacionados a uma maior incidência de eventos trombóticos. Assim, pacientes que apresentam histórico de doenças cardiovasculares devem evitar o uso desses fármacos.

Efeitos adversos dos AINEs e suas contraindicações

Grande parte dos efeitos adversos dos AINEs está relacionado à inibição não seletiva das enzimas COXs. A COX-1 é uma enzima presente nas células gástricas e é responsável pela produção de prostaglandinas citoprotetoras. A inibição dessa isoforma pelos AINEs tradicionais ocasiona a redução da proteção da mucosa gástrica, gerando efeitos gástricos adversos, como, por exemplo, dores abdominais, náuseas, sangramentos, lesão e/ou úlceras gástricas.

Alguns AINEs também previnem a agregação plaquetária por evitar a produção de tromboxanos. Em função disso, o risco de sangramentos é aumentado em pacientes que utilizam esse tipo de anti-inflamatório. Pacientes que realizarão cirurgias devem suspender o uso de AINEs. Além disso, pacientes que apresentam distúrbios da coagulação, como a hemofilia, não devem fazer o uso desses fármacos. O uso de AINEs também é contraindicado durante a gestação, principalmente após a 32ª semana. Nesses casos, os AINEs podem comprometer a circulação fetal no útero e também ocasionar hemorragias.

No trato urinário, as COX também produzem prostaglandinas responsáveis pela manutenção do fluxo sanguíneo renal, que são bastante importantes para a homeostase do órgão. A inibição dessas enzimas ocasiona a redução da produção de prostaglandinas, o que pode resultar na maior retenção de sal e água e na redução da excreção de uratos.

Os inibidores seletivos da COX-2 apresentam menores efeitos sobre a mucosa gástrica, já que apresentam pouca atividade sobre a COX-1. Contudo, essa classe de AINEs apresenta grandes riscos de eventos cardiovasculares. Os inibidores seletivos da COX-2 não permitem a produção da PGI_2. Essa prostaciclina inibe a agregação plaquetária e controla o efeito do tromboxano plaquetário (TxA_2). O TxA_2, por sua vez, tem efeitos pró-trombóticos e aterogênicos e a sua produção não é afetada pelos inibidores da COX-2. Dessa forma, esses os inibidores seletivos da COX-2 podem aumentar os eventos tromboembólicos, como IAM e acidente vascular encefálico (AVE), sendo contraindicados em pacientes com histórico dessas doenças.

O AAS, assim como outros fármacos AINEs, pode ocasionar sintomas relacionados à hipersensibilidade, como urticária, asma brônquica, broncoconstrição, hipotensão e choque. Pacientes que exibem hipersensibilidade ao AAS devem evitar o uso de qualquer outro AINE, pois pode ocorrer sensibilidade cruzada com esses fármacos.

O AAS também é contraindicado em crianças que apresentam algum tipo de infecção viral, como, por exemplo, gripe, varicela ou sarampo. Em conjunto com alguns vírus, esse fármaco pode desencadear a Síndrome de Reye. Essa doença é bastante grave e é caracterizada por hepatotoxicidade e encefalopatia.

Os AINEs também devem ser utilizados com bastante cautela em pacientes que apresentam asma brônquica. O ácido araquidônico pode ser utilizado pelas COXs para a produção de prostaglandinas, tromboxanos e prostaciclinas, como também pode ser convertido em leucotrienos pelas enzimas lipoxigenases. Os leucotrienos, entre os seus efeitos, ocasionam a constrição brônquica. O bloqueio da via das cicloxigenases pelos AINEs pode desencadear uma maior atividade da via das lipoxigenases, resultando em uma produção aumentada de leucotrienos.

Link

Neste link, você poderá revisar alguns dos principais efeitos adversos causados pelos AINEs e também identificar algumas interações medicamentosas que esses fármacos podem apresentar.

https://goo.gl/mgwXgu

Exemplo

A espondilite anquilosante é uma doença inflamatória crônica que afeta os tecidos conjuntivos relacionados às articulações da coluna, dos quadris, dos joelhos e dos ombros. Os sintomas desse quadro clínico incluem a dor lombar, principalmente em repouso, a rigidez e o comprometimento progressivo da mobilidade da coluna. A inflamação das articulações entre as costelas e a coluna vertebral pode resultar em dores no peito e redução da expansão do tórax.

Até o momento, não há uma terapia curativa para a espondilite anquilosante e o tratamento disponível tem como objetivo o alívio dos sintomas dolorosos, a melhora da mobilidade da coluna e a redução das deformidades causadas pela inflamação. Dessa forma, o tratamento inclui exercícios e fisioterapia para correção e fortalecimento postural, além de medicamentos com a habilidade de reduzir a inflamação e a dor.

Os anti-inflamatórios não esteroidais são utilizados no tratamento desse quadro. Ao inibirem a enzima cicloxigenase-2, eles causam a redução da produção de prostanoides inflamatórios, provocando analgesia e limitando a reação inflamatória nos tecidos descritos. Diclofenaco, indometacina, ibuprofeno, naproxeno, cetoprofeno, piroxicam e tenoxicam são alguns exemplos de AINEs utilizados no tratamento desse quadro clínico.

Exercícios

1. Os anti-inflamatórios não esteroidais (AINEs) são fármacos utilizados no tratamento sintomático de diferentes quadros clínicos, como doenças musculoesqueléticas, cefaleia e traumatismos musculares decorrentes de práticas esportivas. Sobre o mecanismo de ação desses fármacos, assinale a alternativa correta.
   a) Os AINEs bloqueiam a transcrição gênica das enzimas cicloxigenases.
   b) Os AINEs são antagonistas dos prostanoides inflamatórios, como as prostaglandinas e as prostaciclinas.
   c) Os AINEs são inibidores da enzima fosfolipase A2.
   d) Os AINEs são antagonistas do ácido araquidônico.
   e) Os AINEs são inibidores das enzimas cicloxigenases.

2. As cicloxigenases (COXs) são enzimas vinculadas à resposta inflamatória desencadeada pelo nosso organismo frente a agentes estranhos ou lesões teciduais. As COXs se apresentam de duas isoformas: a COX-1 e a COX-2. Sobre essas enzimas, é correto afirmar que:
   a) a COX-1 é uma isoforma constitutiva e seu bloqueio está relacionado à redução da resposta inflamatória.
   b) a COX-1 é uma isoforma induzida

durante o processo inflamatório.
c) a COX-2 é uma isoforma constitutiva, sendo responsável pela homeostase de diferentes sistemas orgânicos.
d) o bloqueio da isoforma COX-2 desencadeia a redução da proteção da mucosa gástrica, pois leva à redução de prostaglandinas citoprotetoras.
e) o bloqueio da isoforma COX-2 é um alvo terapêutico de fármacos anti-inflamatórios.

3. A.M, sexo masculino, 45 anos, apresenta osteoartrite. Para o tratamento sintomático dessa condição, ele utiliza o AAS. Porém, devido a uma cirurgia que realizará nos próximos dias, seu médico suspendeu o uso desse anti-inflamatório. Essa conduta foi tomada devido:
a) ao AAS inibir a produção de prostaglandinas citoprotetoras da mucosa gástrica.
b) ao AAS inibir a resposta inflamatória, o que dificultará a sua recuperação após o procedimento cirúrgico.
c) ao AAS inibir a agregação plaquetária, o que pode resultar em hemorragias durante o processo cirúrgico.
d) ao AAS apresentar ação pró-trombótica, o que pode ocasionar algum distúrbio cardiovascular durante a intervenção cirúrgica.
e) ao AAS induzir a formação de tromboxanos que podem ocasionar broncoespasmos.

4. Um paciente de 58 anos foi diagnosticado com gota e, em função disso, utilizará um fármaco anti-inflamatório não esteroidal (AINE). Contudo, esse paciente apresenta histórico de úlcera péptica. Qual dos seguintes AINEs é o mais apropriado para esse paciente?
a) AAS.
b) Diclofenaco.
c) Ibuprofeno.
d) Celecoxibe.
e) Piroxicam.

5. Os COXIBEs são fármacos anti-inflamatórios não esteroidais seletivos para a enzima cicloxigenase-2. Esses fármacos são contraindicados em pacientes com histórico de:
a) úlcera gástrica.
b) hepatite viral.
c) IAM.
d) hemofilia.
e) gastrite.

Referência

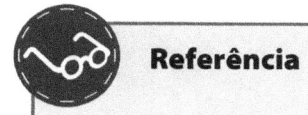

KATZUNG, B. G.; TREVOR, A. J. *Farmacologia básica e clínica*. 13. ed. Porto Alegre: AMGH, 2017. (Lange).

Leituras recomendadas

DANDAN, R. H.; BRUNTON, L. L. *Manual de farmacologia e terapêutica de Goodman e Gilman*. 2. ed. Porto Alegre: Artmed, 2015.

PRESTON, T. E.; WILSON, T. E. *Fisiologia ilustrada*. Porto Alegre: Artmed, 2014.

RANG, H. P. et al. *Rang & Dale Farmacologia*. Rio de Janeiro: Elsevier, 2016.

SILVA, P. *Farmacologia*. 8. ed. Rio de Janeiro: Guanabara Koogan, 2010.

SOCIEDADE BRASILEIRA DE REUMATOLOGIA. *Espondilite anquilosante:* cartilha para pacientes. São Paulo: Sociedade Brasileira de Reumatologia, 2012. Disponível em: <http://www.reumatologia.com.br/PDFs/Cartilha_Espondilite_Anquilosante.pdf>. Acesso em: 15 dez. 2017.

WHALEN, K.; FINKEL, R.; PANAVELIL, T. A. *Farmacologia ilustrada*. 6. ed. Porto Alegre: Artmed, 2016.

Glicocorticoides

Objetivos de aprendizagem

Ao final deste texto, você deve apresentar os seguintes aprendizados:

- Reconhecer a definição e a história dos glicocorticoides.
- Listar os glicocorticoides, seus usos terapêuticos e efeitos adversos.
- Analisar como atuam os glicocorticoides.

Introdução

Após estudos, cientistas descobriram que a suprarrenalectomia bilateral era fatal em animais de laboratório e, logo, descobriu-se que o córtex suprarrenal regulava, tanto o metabolismo dos carboidratos, quanto o equilíbrio hidroeletrolítico, chegando até os corticoides. Após sua descoberta, os corticoides têm sido utilizados na terapia de reposição quando ocorre comprometimento na produção endógena, podendo ser classificados quanto à sua atividade metabólica (glicocorticoides) e à regulação dos eletrólitos (mineralocorticoides). Temos como representantes principais desse grupo o cortisol e a corticosterona. Dessa forma, os corticoides podem atuar no metabolismo de carboidratos, proteínas e lipídios, no hipotálamo e na adenoipófise, no sistema cardiovascular e musculoesquelético, na inflamação e na imunidade e ainda nos mediadores de forma regulatória. No entanto, vários efeitos colaterais sistêmicos podem ser observados.

Neste capítulo, vamos tratar sobre os glicocorticoides que exercem efeitos sobre quase todos os sistemas e cujo uso clínico e a suspensão são complicados devido aos diversos efeitos colaterais graves.

Definição e história dos glicocorticoides

Em uma palestra realizada na South London Medical Society, em 1849, o pesquisador Addison relatou que alguns pacientes tiveram desfechos fatais decorrentes da destruição das glândulas suprarrenais. Descobriu-se que a deficiência na produção de corticosteroides, denominada doença de Addison, tem por consequência fraqueza muscular, pressão arterial baixa, depressão, anorexia, perda de peso e hipoglicemia. Essa deficiência tem origem autoimune ou pode resultar da destruição da glândula suprarrenal por condições crônicas, como a tuberculose. Entretanto, a produção excessiva de glicocorticoides pode resultar em condições patológicas, como a síndrome de Cushing, cujas manifestações incluem euforia, corcova de búfalo, adelgamento da pele, atrofia muscular, hipertensão intracraniana, catarata, aumento da gordura abdominal, equimoses, deficiência na cicatrização, entre outros.

Logo, esses estudos foram ampliados até que Brown-Séquard demonstrou que a suprarrenalectomia bilateral era fatal em animais de laboratório. Posteriormente, descobriu-se que o córtex suprarrenal regulava, tanto o metabolismo dos carboidratos, quanto o equilíbrio hidroeletrolítico. Dessa forma, os glicocorticoides foram isolados e sintetizados pela primeira vez, por Edward Kendall e Tadeus Reichstein, no final da década de 1930, e os efeitos desses compostos sobre o metabolismo dos carboidratos foram estudados (por isso o termo *glicocorticoides*). No ano de 1940, já havia relatos de 28 esteroides adrenais isolados por esses pesquisadores, entre eles, a cortisona, a hidrocortisona (cortisol), a corticosterona e a 11-deoxicorticosterona. Em 1949, o pesquisador Philip Hench descobriu a eficácia da cortisona no tratamento de pacientes com artrite reumatoide. Em 1950, Hench, Kendall e Reichstein conquistaram o Prêmio Nobel de Fisiologia e Medicina.

Posteriormente, Tait e seus colaboradores isolaram e caracterizaram um corticosteroide diferente, denominado aldosterona, no qual se observaram efeitos potentes sobre o equilíbrio hidroeletrolítico que foi designada a mineralocorticoide. Por conseguinte, o isolamento de inúmeros corticosteroides que regulavam o metabolismo dos carboidratos ou o equilíbrio hidroeletrolítico levou ao conceito de que o córtex suprarrenal é composto de duas unidades: uma zona externa, a qual produz mineralocorticoides, e uma região interna, que sintetiza glicocorticoides e precursores androgênicos (BRUNTON et al., 2012; RANG et al., 2015; RUBIN, 2007).

Os glicocorticoides são hormônios esteroides, pois possuem, em sua estrutura, um núcleo esteroide constituído de quatro anéis com 17 átomos de carbono que remetem ao seu precursor, o colesterol, sendo que a produção desses hormônios depende da presença de enzimas específicas responsáveis pela conversão do colesterol em hormônios esteroides. A resposta de síntese e a regulação dos níveis circulantes de glicocorticoides é realizada pelo eixo hipotálamo-pituitária-adrenal (HPA), sendo que, em casos de estresse, os níveis dos glicocorticoides são automaticamente elevados.

Para isso, células localizadas nos núcleos paraventriculares hipotalâmicos secretam o fator liberador de corticotrofina (CRF) e vasopressina (AVP), que atuam em receptores específicos, CRF1 e AVPR1B respectivamente, presentes na região anterior da hipófise. Na hipófise, a ativação de CRF1 leva à produção e à liberação do hormônio adrenocorticotrófico (ACTH), potencializada pela ativação do AVPR1B. O ACTH, quando liberado, ativa seu receptor específico denominado MC2R, que está presente no córtex da adrenal. A ativação do MC2R na adrenal induz à síntese de enzimas esteroidogênicas e ao transporte do colesterol pela membrana mitocondrial em que serão sintetizados os glicocorticoides (KRAEMER, 2007; XING et al., 2011; YAYOU; NAKAMURA; ITO, 2009).

Na membrana interna da mitocôndria, o colesterol é convertido em pregnenolona pela enzima citocromo CYP11A e, posteriormente, enviada ao retículo endoplasmático rugoso para ser convertida em progesterona e 17-α-hidroxipregnenolona pelas enzimas 3β-HSD e CYP17, respectivamente. Em seguida, essas moléculas originam os esteroides, incluindo mineralocorticoides, glicocorticoides e hormônios sexuais, por meio de subsequentes reações de hidroxilação (DAVIES; MACKENZIE, 2003).

Saiba mais

Terapia em dias alternados
Devido aos inúmeros efeitos adversos resultantes da terapia com glicocorticoides, pode-se reduzir os efeitos colaterais da terapia com esses fármacos, principalmente em usos prolongados, por meio da terapia em dias alternados. Essa terapia consiste na administração da dose total de 48 horas como uma dose única, pela manhã, em dias alternados. No entanto, para mudar o tratamento habitual diário, para dias alternados, a terapia deve ocorrer gradualmente, diminuindo-se progressivamente a dose nos dias ímpares e aumentando-a nos dias pares para evitar os sintomas de insuficiência suprarrenal relativa, como fadiga, febre, artralgia e mialgia.

Outro fator importante é a dose do glicocorticoide, esta deve ser mantida constante em um dia, reduzindo-a gradualmente no dia alternado. Essa terapia nem sempre é muito eficaz quando usada diariamente em dose equivalente, mas pode ajudar a reduzir os efeitos adversos e o desenvolvimento de problemas como a osteoporose e outros (Quadro 1) (PEREIRA et al., 2007).

Quadro 1. Efeitos adversos mais comuns durante o uso de glicocorticoides.

Pele e tecidos	Pele fina Púrpura Aparência cushingoide Alopécia Acne Hirsutismo Estrias Hipertricose
Olhos	Catarata Glaucoma Exoftalmopatia
Cardiovascular	Hipertensão arterial Dislipidemia Aterosclerose Arritmias
Gastrintestinal	Gastrite Úlcera péptica Pancreatite Esteato-hepatite Perfuração visceral
Renal	Hipocalemia Hipervolemia
Sistema reprodutor	Infertilidade Distúrbios menstruais Déficit de crescimento uterino
Ossos	Osteoporose Necrose avascular
Músculo	Miopatia
Neuropsiquiátrico	Euforia Disforia/depressão Insônia/acatisia Psicose Pseudotumor cerebral
Endócrino	Disglicemias Insuficiência HHA*
Infecção	Agentes atípicos e oportunistas

*Hipotálamo-hipófise-adrenal.

Fonte: Romanholi e Salgado (2007).

> **Link**
>
> Para saber mais sobre os aspectos moleculares da sensibilidade aos glicocorticoides, acesse o link (FARIA; LONGUI, 2006).
>
> https://goo.gl/k4c34Y

Glicocorticoides, seus usos terapêuticos e efeitos adversos

Os corticosteroides, de forma geral, são utilizados na terapia de reposição quando ocorre comprometimento na produção endógena, podendo ser classificados quanto à sua atividade metabólica (glicocorticoides) e de regulação dos eletrólitos (mineralocorticoides).

Neste capítulo, vamos tratar sobre os glicocorticoides que exercem efeitos sobre quase todos os sistemas, e cujo uso clínico e suspensão são complicados devido aos diversos efeitos colaterais graves. Os principais representantes desse grupo são o cortisol e a corticosterona, que aumentam a produção hepática de glicose e estimulam o catabolismo lipídico e proteico (BRUNTON et al., 2012; MELO et al., 2005).

A terapia com glicocorticoides é empregada em diversas situações, incluindo doenças inflamatórias e autoimunes, câncer e transplantes de tecidos. Entre as doenças inflamatórias, as aplicações mais típicas incluem asma, rinite alérgica, dermatite atópica, artrite reumatoide, doença inflamatória intestinal e conjuntivite. Podem ser utilizados também, no caso da doença de Addison, doença de Hodgkin, leucemia linfocítica e tumores cerebrais metastáticos ou primários. Entre os glicocorticoides mais utilizados sistemicamente, estão a hidrocortisona, a prednisolona, a metilprednisolona e a dexametasona. Todos esses fármacos possuem uma biodisponibilidade oral boa, são metabolizados no fígado e têm seus metabólitos excretados pelo rim. Entretanto, o uso oral dos glicocorticoides de forma crônica se mostrou limitado, uma vez que esse tratamento induz a diversos efeitos colaterais sistêmicos severos associados às ações catabólicas dos glicocorticoides em tecidos mesenquimais, incluindo atrofia da pele, fraqueza muscular e osteoporose (DE BOSSCHER; BECK; HAEGEMAN, 2010; DE BOSSCHER; HAEGEMAN; ELEWAUT, 2010; RANG et al., 2015; STANBURY; GRAHAM, 1998).

A terapia farmacológica com glicocorticoides pode ser indicada com duas finalidades principais. Primeiro, os glicocorticoides exógenos podem ser administrados como terapia de reposição nos casos de insuficiência suprarrenal, tendo como objetivo a administração de doses fisiológicas do fármaco para melhorar os efeitos da insuficiência suprarrenal. Em um segundo momento, e mais frequentemente utilizado, os glicocorticoides podem ser administrados em doses farmacológicas para suprimir a inflamação e as respostas imunes associadas a certas patologias, como asma, atrite reumatoide e rejeição de órgãos após transplante (GOLAN, 2009).

O tratamento da insuficiência suprarrenal primária tem por objetivo a reposição fisiológica de glicocorticoides e mineralocorticoides. A hidrocortisona oral, por exemplo, constitui um fármaco de escolha. Como a terapia de reposição com glicocorticoides deve se estender por toda a vida do indivíduo, o objetivo terapêutico é administrar a menor dose efetiva possível do fármaco, a fim de minimizar os efeitos adversos ocasionados pelo excesso crônico desses glicocorticoides. Os pacientes com insuficiência suprarrenal primária também necessitam de reposição mineralocorticoide. Os pacientes com insuficiência suprarrenal secundária necessitam apenas de reposição de glicocorticoide, visto que a produção de mineralocorticoides é preservada pelo sistema de renina-angiotensina (GOLAN, 2009).

Como os níveis farmacológicos de glicocorticoides sistêmicos geram efeitos adversos graves, novas estratégias foram desenvolvidas para tentar solucionar ou minimizar essas respostas adversas aos glicocorticoides, limitando a administração de glicocorticoides via local, ou seja, apenas nas áreas que necessitam de tratamento. Ao limitar a exposição sistêmica ao fármaco, é possível minimizar, ou até mesmo evitar a supressão do eixo HHSR (hipotalâmico-hipofisárico-supra-renal), bem como outras manifestações da síndrome de Cushing iatrogênica. Como exemplos de fornecimento local de glicocorticoides, destacam-se os glicocorticoides inalados para a asma, os glicocorticoides tópicos para distúrbios inflamatórios da pele e os glicocorticoides intra-articulares para a artrite.

Os glicocorticoides inalados constituem a formulação de escolha no tratamento crônico da asma, pois reduzem os sintomas da asma ao inibir as respostas inflamatórias das vias aéreas, sobretudo a inflamação, mediada pelos eosinófilos. Como a terapia sistêmica com glicocorticoides pode produzir numerosos efeitos adversos graves, buscaram-se tecnologias para desenvolver glicocorticoides inalados com baixa biodisponibilidade oral, permitindo a administração de altas doses diretamente na mucosa das vias aéreas e, ao mesmo tempo, minimizando a dose sistêmica. A terapia com glicocorticoides inalados têm por objetivo maximizar a relação entre concentração tópica e concentração sistêmica de glicocorticoides, tornando os glicocorticoides mais seguros para uso prolongado, principalmente quando administrados em crianças. Como exemplos principais, pode-se citar a fluticasona, a beclometasona, a flunisolida e a triancinolona.

Os glicocorticoides cutâneos são tópicos utilizadas para vários distúrbios dermatológicos, incluindo psoríase, líquen plano e dermatite atópica. A administração cutânea resulta em uma percentagem sistêmica extremamente baixa do glicocorticoide, permitindo a obtenção de concentrações locais, geralmente maiores que aquelas obtidas de modo seguro com a administração sistêmica. O glicocorticoide administrado deve ser biologicamente ativo, visto que a pele tem pouca ou nenhuma enzima 11-HSDI, que é necessária para converter os pró-fármacos em compostos ativos. A hidrocortisona, a metilprednisolona e a dexametasona são glicocorticoides efetivos para uso cutâneo.

Na gestação, a prednisona pode ser administrada na mãe sem efeitos colaterais para o feto, pois, apesar de o fígado materno ativar a prednisona em prednisolona, a 11-HSD II placentária fetal pode reconverter a prednisolona em prednisona inativa. Dessa forma, o uso do *pró-fármaco* prednisona durante a gravidez não implica no fornecimento do glicocorticoide ativo ao feto, pois este não é capaz de ativar a prednisona, pois o fígado ainda não funciona durante a vida fetal. Além disso, os glicocorticoides podem promover o desenvolvimento pulmonar no feto, quando há indicação clínica, dessa forma, administra-se comumente dexametasona à mãe, que é um substrato fraco da 11-HSD II placentária e, por conseguinte, encontra-se presente em sua forma ativa na circulação fetal, na qual estimula a maturação dos pulmões. A dose deve ser cuidadosamente titulada, visto que uma exposição excessiva ao glicocorticoide pode levar a vários efeitos deletérios no desenvolvimento fetal (GOLAN, 2009).

Saiba mais

Agora que você já conhece um pouco sobre o uso de corticosteroides na gestação, consulte o Guia de amamentação e Uso de Medicamentos e Outras Substâncias para saber quais medicamentos são seguros para lactantes e lactentes.

A ocorrência dos efeitos adversos dos glicocorticoides está associada, principalmente, à sua ação metabólica e à administração prolongada ou em altas doses. Geralmente, a aplicação sistêmica provoca danos mais graves aos pacientes do que a aplicação tópica. São descritos inúmeros efeitos colaterais sistêmicos dos glicocorticoides, entre eles, os principais são osteoporose, fraturas ósseas, fraqueza do sistema musculoesquelético, atrofia muscular principal, miopatia, dislipidemia, hipertensão, resistência periférica à insulina, hiperglicemia, retardo do crescimento em crianças, diminuição da libido, impotência, supressão do eixo HPA, hipocalemia, irritação gástrica, úlcera péptica, glaucoma, catarata, distúrbios do sono, irritabilidade, depressão e estigmas cushingoides (MORTIMER; TATTERSFIELD, 2005; STANBURY; GRAHAM, 1998).

Pode ocorrer supressão da resposta a infecções ou lesões, ou seja, infecções oportunistas podem se tornar muito graves se não tratadas com antimicrobianos, além de o aumento da dose do esteroide poder prejudicar a cicatrização. A retirada abrupta desses fármacos após a terapia prolongada pode resultar em insuficiência aguda da suprarrenal, portanto, a retirada do medicamento deve ser controlada e cautelosa, devendo ocorrer em estágios. Após o tratamento com glicocorticoides, a glândula suprarrenal demora cerca de 2 meses para recuperar sua função (RANG et al., 2015).

Ao considerar os possíveis efeitos adversos dos glicocorticoides, é importante compreender o conceito de população de alto risco, pois nem todos os indivíduos tratados com glicocorticoides desenvolvem os mesmos efeitos adversos, visto que a genética e a variabilidade ambiental fazem com que diferentes indivíduos corram risco de apresentar diferentes sequelas do tratamento. Um paciente com diabetes limítrofe submetido ao tratamento com glicocorticoides, por exemplo, tende a desenvolver diabetes franco, entretanto, um paciente com reserva pancreática suficiente de células pode não exibir esse efeito adverso. Deve-se, então, definir cuidadosamente os fatores de risco de um paciente e prever a predisposição deste aos efeitos adversos dos glicocorticoides (GOLAN, 2009).

> **Fique atento**
>
> Segundo estudos, o uso de glicocorticoides deve ser evitado o máximo possível e os principais mecanismos para evitar os efeitos indesejáveis durante a corticoterapia incluem: evitar o uso de glicocorticoides de ação prolongada, preferindo glicocorticide de ação curta ou intermediária; reduzir ao mínimo necessário a duração do tratamento, visto que tratamentos com duração entre 5 e 7 dias apresentam poucos efeitos colaterais e rápida recuperação do eixo hipotalâmico-hipofisário; preferir glicocorticoides de ação local, como glicocorticoides inalatórios; associação com outros fármacos, em especial outros anti-inflamatórios ou imunossupressores mais específicos, buscando efeitos sinérgicos que permitam evitar o uso de glicocorticoides ou reduzir a dose e o tempo da corticoterapia; oferecer a menor dose necessária para o efeito desejado, respeitando a sensibilidade de cada indivíduo aos glicocorticoides. Dessa forma, é possível, minimizar os efeitos adversos e obter um tratamento de qualidade ao paciente, verificando, com cuidado, a dose, a via de administração e a duração do tratamento (LONGUI, 2007).

Ação dos glicocorticoides no organismo

Os glicocorticoides podem ser divididos em duas classes, com base no componente estrutural presente na posição do carbono 11, sendo estes os compostos com grupo hidroxila (—OH) na posição 11, como o cortisol, que possui atividade glicocorticoide intrínseca, e os compostos com um grupo carbonila (_O) no carbono 11, como a cortisona, que é inativa até que a enzima hepática, a 11-hidroxiesteroide desidrogenase tipo I (11-HSDI), reduza o composto a seu congênere 11-hidroxila. Dessa forma, a cortisona é considerada um pró-fármaco inativo até ser convertida no fármaco ativo, que é o cortisol, o que ocorre no fígado. A estrutura básica do cortisol é essencial para a atividade glicocorticoide e todos os glicocorticoides sintéticos são análogos do glicocorticoide endógeno cortisol (GOLAN, 2009).

No citoplasma, os glicocorticoides se ligam a receptores proteicos específicos, denominados de receptores de guanililciclase ativada (RGC), que são proteínas citoplasmáticas com estruturas contendo domínios comuns a outros membros da superfamília de receptores nucleares. Estes atuam como fatores de transcrição, alterando a expressão dos genes-alvo em resposta a um sinal hormonal específico, dessa forma, o complexo glicocorticoide-receptor sofre transformação estrutural, o que permite a penetração no núcleo celular no qual se liga a regiões promotoras de certos genes, denominadas elementos responsivos aos GC, induzindo a síntese, não somente de proteínas anti-inflamatórias, como lipocortina-1 e IkB, mas também de proteínas que atuam no metabolismo sistêmico, como as proteínas que promovem gliconeogênese. Esse fenômeno é denominado mecanismo de transativação.

Os glicocorticoides também atuam por meio do mecanismo genômico, chamado de transrepressão, em que monômeros de moléculas de glicocorticoides e receptores de glicocorticoides interagem com fatores de transcrição, como a proteína ativadora 1 (AP-1) e o fator nuclear kB (NF-kB), por interação proteína-proteína, promovendo o efeito inibitório de suas funções. Por essa via, por exemplo, a síntese de citocinas pró-inflamatórias, como interleucina 6 (IL-6) e IL-2, fator de necrose tumoral α (TNF-α) e prostaglandinas é reduzida. Diversos estudos têm demonstrado que a maior parte dos efeitos clínicos procurados ao se administrar o glicocorticoides, ou seja, o efeito anti-inflamatório e o efeito imunossupressor são desencadeados por mecanismos de transrepressão, enquanto grande parte dos efeitos adversos é relacionada aos mecanismos de transativação (DE KLOET et al., 1993; SONG et al., 2005; WRIGHT et al., 1993).

Os efeitos importantes dos glicocorticoides iniciam pela interação dos fármacos com receptores específicos, pertencentes à família dos receptores nucleares, que incluem receptores de mineralocorticoides, esteroides sexuais, hormônios tireoidianos, vitamina D3 e ácido retinoico. Dessa forma, os corticoides podem atuar no metabolismo de carboidratos, proteínas e lipídios e no hipotálamo e na adenoipófise, nos sistemas cardiovascular e musculoesquelético, na inflamação e na imunidade e ainda nos mediadores de forma regulatória.

Os glicocorticoides causam a redução da captura e da utilização da glicose, aumentam a gliconeogênese e podem levar à hiperglicemia. Podem reduzir também a síntese de proteínas e, consequentemente, levar à atrofia muscular. Os glicocorticoides podem exercer efeito sobre o metabolismo de lipídios, dependente de AMPc (monofosfato de adenosina cíclico), sobre as catecolaminas e outros hormônios que levam à ativação da lipase por meio de uma quinase dependente de AMPc, em que, para ser sintetizada, é necessária a presença de glicocorticoides. Dessa forma, a administração de grandes doses de corticoides, por tempo prolongado, resulta em um acúmulo de gordura corporal característico da síndrome de Cushing. A administração de glicocorticoides podem reduzir a secreção exógena de CRF e ACTH, inibindo a secreção de glicocorticoides endógenos, podendo levar à atrofia do córtex suprarrenal. Na inflamação, os corticoides exógenos atuam como anti-inflamatórios, inibindo as manifestações da inflamação, incluindo a cicatrização e a reparação tecidual (RANG et al., 2015).

Os corticoides apresentam diversos efeitos no controle da inflamação, atuando de forma específica nas células imunológicas. Nos linfócitos T, produtores de IL-17, por exemplo, estudos demonstraram que a terapia com glicocorticoides pode reduzir a produção de IL-17, tanto em pacientes com artrite reumatoide, como em pacientes asmáticos.

O tratamento com glicocorticoides também pode levar à redução do número de células B, por indução da apoptose, à redução da produção de IgG em modelo de artrite e à inibição da liberação de citocinas e mediadores inflamatórios, incluindo mediadores lipídicos e espécies reativas de oxigênio por macrófagos em pacientes asmáticos (ANDERSON et al., 2010; LILL-ELGHANIAN et al., 2002; YANG et al., 2009).

Pode ocorrer também a redução do número de mastócitos teciduais, por indução da apoptose, a inibição da desgranulação anafilática e a secreção de diversas citocinas, incluindo o fator de necrose tumoral (TNF)-α, IL-4, IL-5, IL-6 e IL-8, por mastócitos (CARVALHO et al., 2009; KRISHNASWAMY et al., 1997; LIU et al., 2007).

Os glicocorticoides podem suprimir a migração de neutrófilos durante a resposta inflamatória por redução na expressão de moléculas de adesão, incluindo L-selectina, VLA4, LFA-1 e Mac-1 na superfície destes, porém, podem aumentar o número de neutrófilos circulantes por um mecanismo associado com a redução na sua taxa de apoptose (INAMURA et al., 2001; TROTTIER et al., 2008). A liberação de mediadores por eosinófilos, como citocinas e mediadores lipídicos, pode ser reduzida devido à indução da apoptose de eosinófilos por um mecanismo associado à redução na produção de fatores de sobrevida de eosinófilos, a exemplo da IL-5 e do fator estimulador de colônias de granulócitos-macrófagos (GMCSF) (PARK; BOCHNER, 2010; SUGIMOTO et al., 2003).

No entanto, a resposta de uma célula exposta a um glicocorticoide advém de diversos fatores moduladores, tais como a concentração do hormônio livre, a potência relativa do hormônio e a habilidade da célula em receber e traduzir o sinal hormonal. A concentração hormonal é regulada pelo eixo HHA e influenciada pela concentração da proteína transportadora CBG (globulina de ligação dos corticosteroides, do inglês *corticosteroid-binding globulin*).

Os níveis de glicocorticoides ainda podem ser modulados em seus locais de ação, antes da sua interação com seus receptores, pela interconversão entre cortisol, forma ativa, e a cortisona, forma inativa do hormônio. Essa modulação é realizada pela enzima 11-β-hidroxiesteroide dehidrogenases (11βHSD), que possui duas isoformas. A 11βHSD-1 está associada com a formação de glicocorticoides ativos nos tecidos a partir da sua forma inativa. Como exemplo, a expressão aumentada da 11βHSD-1 no hipocampo e no córtex cerebral de animais idosos e, consequentemente, de cortisol nesses tecidos, está associada com o aparecimento de deficiências cognitivas (HOLMES et al., 2010; TORPY et al., 2001; ZIOLKOWSKA et al., 2000).

Exercícios

1. Osteoporose é o principal efeito adverso causados pelo uso crônico dos anti-inflamatórios esteroidais (glicocorticoides). Tal efeito adverso ocorre devido à capacidade dos glicocorticoides de:
   a) aumentar a excreção de cálcio.
   b) inibir a absorção de cálcio.
   c) estimular o eixo hipotálamo-hipófise-suprarrenal.
   d) diminuir a produção de prostaglandinas.
   e) diminuir a síntese de colágeno.

2. Os glicocorticoides pertencem à classe dos hormônios esteroides, com um núcleo básico derivado do colesterol-ciclopentano perhidrofenantreno, dessa forma é possível afirmar que, o representante natural dos glicocorticoides é? Assinale a alternativa correta.
   a) O representante natural dos glicocorticoides é a metilpredinsolona.
   b) O representante natural dos glicocorticoides é a dexametasona.
   c) O representante natural dos glicocorticoides é a betametasona.
   d) O representante natural dos glicocorticoides é a prednisolona.
   e) O representante natural dos glicocorticoides é a hidrocortisona.

3. O sistema tegumentar recobre o corpo, protegendo-o contra o atrito, a perda de água, a invasão por microrganismos e a radiação ultravioleta, no entanto o uso de glicocorticoides de forma excessiva pode trazer efeitos colaterais atingindo este sistema. Que tipo de efeitos os glicocorticoides podem ocasionar no sistema tegumentar?
   a) Podem causar distúrbio de cicatrização e redução dos pelos do corpo.
   b) Podem aumentar o aparecimento de equimoses e engrossar o tecido epitelial.
   c) Podem aumentar a produção de colágeno.
   d) Podem reduzir aparecimento de equimoses, estrias e pelos e afinar a pele.
   e) Podem aumentar o aparecimento de equimoses, estrias, pelos e afinar a pele.

4. Os glicocorticoides possuem diversas aplicações clínicas, porém, apresentam diversos efeitos colaterais e adversos, por isso, o uso prolongado deve ser

evitado. No entanto, a prescrição dos glicocorticoides deve ser cuidadosa e a automedicação deve ser evitada, principalmente devido às contra-indicações. Neste contexto, o uso de glicocorticoides é contra-indicado em caso de:
a) pacientes com hipertensão arterial.
b) pacientes diabéticos.
c) pacientes com risco de osteoporose.
d) pacientes com infecção fúngica sistêmica.
e) pacientes com doenças no aparelho digestivo.

5. O consumo de medicamentos na gravidez, no parto, no puerpério e na lactação tem sido muito discutido devido aos altos riscos resultantes desse consumo no feto ou no bebê. Sabendo dos diversos efeitos colaterais e contraindicações dos glicocorticoides, qual fármaco é considerado seguro para a administração em mães durante a amamentação?
a) Triancinolona.
b) Hidrocortisona.
c) Dexametasona.
d) Metilprednisolona.
e) Deflazacort.

Referências

ANDERSON, R. et al. Liposomal encapsulation enhances and prolongs the anti-inflammatory effects of water-soluble dexamethasone phosphate in experimental adjuvant arthritis. *Arthritis Research and Therapy*, London, v. 12, n. 4, 2010.

BRUNTON, L. L. et al. As bases farmacológicas da terapêutica de Goodman e Gilman. 12. ed. Porto Alegre: AMGH, 2012.

CARVALHO, V. F. et al. Reduced expression of IL-3 mediates intestinal mast cell depletion in diabetic rats: role of insulin and glucocorticoid hormones. *International Journal of Experimental Pathology*, Oxford, v. 90, n. 2, p. 148-155, 2009.

DAVIES, E.; MACKENZIE, S. M. Extra-adrenal production of corticosteroids. *Clinical and Experimental Pharmacology and Physiology*, Oxford, v. 30, n. 7, p. 437-445, 2003.

DE BOSSCHER, K.; BECK, I. M.; HAEGEMAN, G. Classic glucocorticoids versus non-steroidal glucocorticoid receptor modulators: survival of the fittest regulator of the immune system? *Brain, Behavior, and Immunity*, San Diego, v. 24, n. 7, p. 1035-1042, 2010.

DE BOSSCHER, K.; HAEGEMAN, G.; ELEWAUT, D. Targeting inflammation using selective glucocorticoid receptor. *Current Opinion in Pharmacology*, Oxford, v. 10, n. 4, p. 497-504, 2010.

DE KLOET, E. R. et al. Brain mineralocorticoid receptor diversity: functional implications. *The Journal of Steroid Biochemistry and Molecular Biology*, Oxford, v. 47, n. 1-6, p. 183-190, 1993.

FARIA, C. D. C.; LONGUI, C. A. Aspectos moleculares da sensibilidade aos glicocorticóides. *Arquivos Brasileiros de Endocrinologia e Metabologia*, São Paulo, v. 50, n. 6, dez. 2006. Disponível em: <http://www.scielo.br/pdf/abem/v50n6/a03v50n6.pdf>. Acesso em: 23 jan. 2018.

GOLAN, D. E. *Princípios de farmacologia*: a base fisiopatológica da farmacoterapia. 2. ed. Rio de Janeiro: Guanabara Koogan, 2009.

HOLMES, M. C. et al. 11β-Hydroxysteroid dehydrogenase type 1 expression is increased in the aged mouse hippocampus and parietal cortex and causes memory impairments. *The Journal of Neuroscience*, Washington, DC, v. 30, n. 20, p. 6916-6920, 2010.

INAMURA, H. et al. Expression of adhesion molecules on cord-blood-derived, cultured human mast cells and effect of dexamethasone on intercellular adhesion molecule-1 expression on the mast cells treated by phorbol myristate acetate. *Allergy*, Copenhagen, v. 56, n. 7, p. 672-678, 2001.

KRAEMER, F. B. Adrenal cholesterol utilization. *Molecular and Cellular Endocrinology*, v. 265-266, p. 42-45, Feb. 2007.

KRISHNASWAMY, G. et al. Multifunctional cytokine expression by human mast cells: regulation by T cell membrane contact and glucocorticoids. *Journal of Interferon and Cytokine Research*, New York, v. 17, n. 3, p. 167-176, 1997.

LILL-ELGHANIAN, D. et al. Glucocorticoid-induced apoptosis in early B cells from human bone marrow. *Experimental Biology and Medicine*, Maywood, v. 227, n. 9, p. 763-770, 2002.

LIU, C. et al. Rapid inhibitory effect of corticosterone on histamine release from rat peritoneal mast cells. *Hormone and Metabolic Research*, Stuttgart, v. 39, n. 4, p. 273-277, 2007.

LONGUI, C. A. Corticoterapia: minimizando efeitos colaterais. *Jornal de Pediatria*, Rio de Janeiro, v. 83, n. 5, p. 163-171, 2007.

MELO, K. F. S. et al. Androgen insensitivity syndrome: clinical, hormonal and molecular analysis of 33 cases. *Arquivos Brasileiros de Endocrinologia e Metabologia*, São Paulo, v. 49, n. 1, p. 87-97, 2005.

MORTIMER, K. J.; TATTERSFIELD, A. E. Benefit versus risk for oral, inhaled, and nasal glucocorticosteroids. *Immunology and Allergy Clinics of North America*, Philadelphia, v. 25, n. 3, p. 523-539, 2005.

PARK, Y. M.; BOCHNER, B. S. Eosinophil survival and apoptosis in health and disease. *Allergy, Asthma and Immunology Research*, Seoul, v. 2, n. 2, p. 87-101, 2010.

PEREIRA, A. L. C. et al. Uso sistêmico de corticosteroides: revisão da literatura. *Medicina Cutánea Ibero-Latino-Americana*, Lisboa, v. 35, n. 1, p. 35-50, 2007.

RANG, R. et al. *Rang e Dale farmacologia*. 8. ed. Rio de Janeiro: Elsevier, 2015.

ROMANHOLI, D. J. P.; SALGADO, L. R. Síndrome de Cushing exógena e retirada de glicocorticoides. *Arquivos Brasileiros de Endocrinologia e Metabologia*, São Paulo, v. 51, n. 8, p. 1280-1292, 2007.

RUBIN, R. P. A brief history of great discoveries in pharmacology: in celebration of the centennial anniversary of the founding of the american society of pharmacology and experimental therapeutics. *Pharmacological Reviews*, Baltimore, v. 59, n. 4, p. 289-359, 2007.

SONG, I. H. et al. New glucocorticoids on the horizon: repress, don't activate! *The Journal of Rheumatology*, Toronto, v. 32, n. 7, p. 1199-1207, 2005.

STANBURY, R. M.; GRAHAM, E. M. Systemic corticosteroid therapy: side effects and their management. *British Journal of Ophthalmology*, London, v. 82, n. 6, p. 704-708, 1998.

SUGIMOTO, Y. et al. Inhibitory effects of glucocorticoids on rat eosinophil superoxde generation and chemotaxis. *International Immunopharmacology*, Amsterdam, v. 3, n. 6, p. 845-852, 2003.

TORPY, D. J. et al. Familial corticosteroid-binding globulin deficiency due to a novel null mutation: association with fatigue and relative hypotension. *The Journal of Clinical Endocrinology and Metabolism*, Springfield, v. 86, n. 8, p. 3692-3700, 2001.

TROTTIER, M. D. et al. Natural glucocorticoids induce expansion of all developmental stages of murine bone marrow granulocytes without inhibiting function. *Proceedings of the National Academy of Sciences of the United States of America*, Washington, DC, v. 105, n. 5, p. 2028-2033, 2008.

WRIGHT, A. P. et al. Structure and function of the glucocorticoid receptor. *The Journal of Steroid Biochemistry and Molecular Biology*, Oxford, v. 47, n. 1-6, p. 11-19, 1993.

XING, Y. et al. The effects of ACTH on steroid metabolomic profiles in human adrenal cells. *Journal of Neuroendocrinology*, Bristol, v. 209, n. 3, p. 327-335, 2011.

YANG, Y. H. et al. Annexin-1 regulates macrophage IL-6 and TNF via glucocorticoid-induced leucine zipper. *Journal of Immunology*, Baltimore, v. 183, n. 2, p. 1435-1445, 2009.

YAYOU, K.; NAKAMURA, M.; ITO, S. Effects of AVP V1a and CRH receptor antagonist on psychological stress responses to frustrating condition in sheep. *Journal of Veterinary Medical Science*, Tokyo, v. 71, n. 4, p. 431-439, 2009.

ZIOLKOWSKA, M. et al. High levels of IL-17 in rheumatoid arthritis patients: IL-15 triggers in vitro IL-17 production via cyclosporin A-sensitive mechanism. *Journal of Immunology*, Baltimore, v. 164, n. 5, p. 2832-2838, 2000.

Leitura recomendada

KATZUNG, B. G. (Org.). *Farmacologia básica e clínica*. 13. ed. Porto Alegre: AMGH, 2017.

UNIDADE 4

Fármacos que afetam o coração

Objetivos de aprendizagem

Ao final deste texto, você deve apresentar os seguintes aprendizados:

- Identificar os principais grupos de fármacos que atuam no sistema cardíaco.
- Caracterizar o mecanismo de ação, os efeitos farmacológicos e os usos terapêuticos de fármacos que atuam no sistema cardíaco.
- Relacionar os efeitos adversos e as contraindicações de fármacos que atuam no sistema cardíaco.

Introdução

O coração é um órgão que regula o sangue do corpo, por meio de componentes mecânicos e elétricos. Para trabalhar adequadamente, esses componentes precisam estar em perfeita harmonia. Se o componente mecânico falhar, uma insuficiência cardíaca pode ocorrer e se componente elétrico começar a atuar de forma descompassada, podem ocorrer arritmias e comprometimento do bombeamento do sangue (GOLAN et al., 2014). Várias classes de fármacos podem ser utilizadas para tratar as cardiopatias, entre eles medicamentos que atuam diretamente nas células cardíacas, fármacos que afetam indiretamente a função cardíaca e os antagonistas de cálcio.

Neste capítulo, você vai aprender sobre os principais grupos de fármacos no tratamento de insuficiência cardíaca, arritmias e outras cardiopatias, focando nem sua atuação no órgão, efeitos clínicos e adversos. Em razão do seu impacto na sociedade, essas cardiopatias necessitam ser diagnosticadas e submetidas ao tratamento adequado. Dessa forma, veremos a seguir várias classes de medicamentos que são utilizadas no tratamento das doenças cardíacas.

Principais grupos de fármacos utilizados na cardiologia

Os medicamentos que atuam sobre o sistema cardíaco podem ser divididos em três grupos principais: fármacos que afetam diretamente as células do coração, fármacos que afetam indiretamente a função cardíaca e antagonistas de cálcio.

Fármacos que afetam diretamente as células do coração

Antiarrítmicos

As arritmias cardíacas ocorrem no tecido miocárdico lesado, facilitadas por determinadas condições fisiopatológicas. Porém, a classificação baseia-se nos efeitos dos antiarrítmicos sobre tecidos cardíacos normais e isolados. Os antiarrítmicos são classificados em quatro classes, segundo Singh e Vaughan Willians (1970), modificadas por Harrison.

- **Classe I:** são fármacos que bloqueiam canais de sódio. Apesar de essa classe ser pouco utilizada devido aos seus efeitos deletérios hemodinâmicos e pró-arrítmicos, ainda é útil em situações específicas. *Subclasse IA* (quinidina, procainamida e disopiramida) deprime moderadamente a fase 0 do potencial de ação (PA) da célula cardíaca, reduzindo a velocidade de condução do impulso elétrico e prolongando a repolarização. *Subclasse IB* (lidocaína, mexiletina, tocainida e fenitoína) praticamente não altera o PA da célula cardíaca normal e reduz a repolarização. *Subclasse IC* (flecainida, propafenona e moricizina) atua gerando uma depressão da fase do PA cardíaco e, consequentemente, acentuada redução da velocidade de condução, alterando moderadamente a repolarização ventricular (ROSEN; SCHWARTZ, 1991; VASCONCELOS; GALVÃO FILHO; BARCELLOS, 2003).
- **Classe II:** pertence aos bloqueadores β-adrenérgicos (propranolol, metoprolol, esmolol e outros). Esses fármacos atuam antagonizando a estimulação simpática do coração, com consequente redução da frequência cardíaca, do cálcio intracelular e da automaticidade pós-despolarização.
- **Classe III:** são fármacos que prolongam o período refratário, por meio do bloqueio dos canais de potássio durante a repolarização.

- **Classe IV:** compreendem os bloqueadores de canais de cálcio (diltiazem, verapamil e bepridil), que atuam sobre as fibras normais, impedindo em altas concentrações a despolarização e a condução do estímulo, prolongando a condução nodal atrioventricular (RODEN, 2001).

Saiba mais

Descoberta de uma nova classe de antiarrítmicos: despolarizações diastólicas precoces são gatilhos de arritmias letais. Correntes de Ca2+ tipo L (ICa-L) são o principal meio de regeneração durante as fases II-III do potencial de ação. Pesquisadores dos EUA descobriram recentemente que a redução dos canais de Ca2+ tipo L (ICa-L) suprimiu as despolarizações diastólicas precoces. Estudando dois medicamentos, roscovitina e pregabalina, perceberam que ocorre a redução do ICa-L em miócitos ventriculares de coelho. Com bases nesses resultados, concluíram que esses fármacos podem constituir uma nova classe de antiarrítmicos (Ca2+ tipo L modificadores de canais), que não comprometem negativamente a inotropia causada pelos bloqueadores de canais CaV tradicionais (ANGELINI et al., 2017).

Quadro 1. Principais fármacos utilizados no tratamento de cardiopatias.

Classe	Fármacos	Principais atividades
Antiarrítmicos	Quinidina, procainamida e disopiramida Lidocaína, mexiletina, tocainida e fenitoína Flecainida, propafenona, moricizina, sotalol e amiodarona	Arritmias cardíacas
Glicosídeos cardiotônicos	Digoxina e digitoxina	Insuficiência cardíaca e fibrilação atrial
β-bloqueadores	Isoproterenol, propranolol, metoprolol, esmolol, nadolol e timolol	Taquiarritmias, antianginosos e insuficiência cardíaca
Nitratos	Nitroglicerina, dinitrato de isossorbida, 5-mononitrato de isossorbida e nitroprussiato de sódio	Antianginosos e infarto agudo do miocárdio
Bloqueadores de cálcio	Diltiazem, verapamil, bepridil, anlodipino, felodipino, isradipino, lacidipino, lercanidipino, manidipino, nicardipino, nifedipina, nitrendipino, nimodipino e nisoldipino	Arritmias cardíacas, antianginosos e hipertensão arterial

Glicosídeos cardiotônicos ou digitálicos

Em 1785, William Withering publicava a descrição dos efeitos da *Digitalis purpurea* (dedaleira) que tinha glicosídeos cardíacos e efeitos inotrópicos. Nessa planta, encontram-se os glicosídeos digoxina e digitoxina, conhecidos como digitálicos. Os glicosídeos cardíacos têm como principais ações: redução da frequência cardíaca e da velocidade de condução no atrioventricular e aumento da força de contração e distúrbios de ritmo (bloqueio da condução atrioventricular e aumento da atividade marca-passo ectópica). Esse grupo de fármacos atua diretamente sobre as fibras musculares cardíacas, aumentando a contração e regulando a excitabilidade, a automaticidade, a velocidade de condução e os períodos refratários do coração (KOROLKOVAS; BURCKHALTER, 1982; BRUNTON; DANDAN, 2015; RANG et al., 2016; LIMA et al., 2003).

> **Link**
>
> Confira indicações de agentes inotrópicos na insuficiência cardíaca acessando o link ou código a seguir.
>
> https://goo.gl/xPQaVz

Fármacos que afetam indiretamente as células do coração

Antianginosos

A angina de peito ocorre quando o oxigênio disponibilizado para o miocárdio é insuficiente. Considerada uma síndrome clínica, essa condição gera dor ou qualquer outro desconforto no tórax, no epigástrio, na mandíbula, no ombro, no dorso ou nos membros superiores. Os fármacos antianginosos são divididos em: β-bloqueadores e nitratos, podendo também compreender os antagonistas dos canais de cálcio (CESAR et al., 2014; RANG et al., 2016).

Os β-bloqueadores são subdivididos de acordo com os receptores β1 (músculo cardíaco) e β2 (musculatura lisa brônquica e vascular). Os antagonistas dos receptores β-adrenérgicos reduzem o débito cardíaco e a frequência cardíaca, reduzem a força de contração cardíaca, suprimem o automatismo e prolongam a condução atrioventricular.

Os nitratos compreendem fármacos que atuam relaxando a musculatura lisa vascular arterial, arteriolar e colaterais e também o venoso. Contribuem, também, para a redução da tensão parietal do ventrículo, a diminuição da congestão pulmonar, o aumento da perfusão subendocárdica e a diminuição do consumo do oxigênio. Subdividem-se, ainda, em: nitratos de ação rápida, que causam alívio sintomático das crises agudas de angina, em razão da venodilatação, da redução da pós-carga e da dilatação coronariana, e são a primeira opção no tratamento de crises anginosas; e os nitratos de ação prolongada (contínuo), que induzem à tolerância medicamentosa e devem ser restritos aos pacientes com angina não controlada por outros agentes antianginosos. Podem ser, também, associados aos bloqueadores de canais de cálcio para tratamento de pacientes com angina vasoespástica (CESAR et al., 2014).

Antagonistas de canais de cálcio

É um dos grupos mais utilizados no tratamento de angina do peito e hipertensão arterial. O cálcio como ativador da contração cardiovascular pode interferir na contração da musculatura miocárdica e da parede dos vasos e na geração e condução do estímulo sinusal. Este é um grupo de fármacos heterogênios, que bloqueiam os canais de cálcio tipo L na vasculatura. São em grande parte vasodilatadores (anlodipino, felodipino, isradipino, lacidipino, lercanidipino, manidipino, nicardipino, nifedipino, nitrendipino, nimodipino, nisoldipino). Os não di-hidropiridínicos, como verapamil e diltiazem, bloqueiam de forma seletiva os canais de cálcio tipo L no miocárdio e afetam a contratilidade e a condução cardíaca (BOMBIG; PÓVOA, 2009; SILVA, 2010).

Mecanismos de ação e efeitos terapêuticos dos fármacos que atuam no sistema cardíaco

Antiarrítmicos

Os fármacos antiarrítmicos reduzem a atividade do marca-passo ectópica e modificam a condução ou refratariedade nos circuitos. Os principais mecanismos envolvidos para tratar arritmias incluem: o bloqueio de canais de cálcio, o bloqueio dos efeitos autônomos simpáticos do coração e o prolongamento do período refratário efetivo. Dessa forma, o mecanismo de ação baseia-se no bloqueio seletivo dos canais de sódio ou cálcio das células despolarizadas. Os bloqueadores de canais ligam-se de imediato aos canais ativados, durante a fase 0, ou aos inativados, durante a fase 2, inibindo a atividade elétrica na taquicardia rápida ou quando há perda significativa do potencial de repouso.

Especificamente na classe I dos fármacos antiarrítmicos, ocorre o bloqueio do canal de sódio. Dessa forma, a subclasse IA, prolonga o potencial de ação (PA), dissociando-se do canal com cinética intermediária. A subclasse IB encurta o PA, dissociando-se do canal com cinética rápida. A subclasse IC expressa efeitos ínfimos no PA, dissociando-se do canal com cinética lenta. O efeito da classe II é simpaticolítico, no qual os fármacos reprimem a atividade β-adrenérgica cardíaca. A classe III prolonga o PA, bloqueando a corrente de retificação tardia do potássio, particularmente seu componente rápido I_{Kr}. A classe IV bloqueia correntes de cálcio, tornando o PA mais lento em regiões cálcio-dependentes, como AS e AV (KATZUNG; TREVOR, 2017).

A propafenona, por exemplo, é um fármaco do grupo dos antiarrítmicos da classe I, eficaz na reversão da fibrilação atrial (FA), inicial ou paroxística, mas torna-se ineficiente em casos de FA persistente. Estudos recentes demonstraram que esse fármaco deve ser utilizado apenas em pacientes sem cardiopatia estrutural. Além disso, seu uso não é recomendado em pacientes com mais de 80 anos de idade, IC classe funcional > II, fração de ejeção de VE < 40%, pressão arterial sistólica < 95 mmHg, FA com resposta ventricular espontânea < 70 bpm, duração do QRS > 0,11 s, evidências de BAV (bloqueio atrioventricular) avançado, disfunção do nó sinusal, hipocalemia e associação com outros antiarrítmicos (BORIANI, et al. 2002; REIMOLD; MAISEL; ANTMAN, 1998). O mecanismo de ação antiarrítmica da propafenona foi demonstrado experimentalmente, sob duas situações distintas: na primeira, ocorre uma ação bloqueadora β-adrenérgica; na segunda, uma ação estabilizadora da membrana, do tipo quinidínico. Sua ação antiarrítmica principal é a de provocar depressão da condução tanto a nível das fibras de His-Purkinje como miocárdicas, resultando na inibição dos canais de sódio (WIT; BIGGER, 1974; MOSS; GOLDSTEIN; CAMILLA, 1972). O sotalol também atua na prevenção de recorrências de FA, é mais seguro e pode ser utilizado nas doses de 80 a 160 mg, duas vezes ao dia. Tem a mesma eficácia da propafenona na manutenção do ritmo sinusal, mas deve ser evitado em pacientes com insuficiência cardíaca e insuficiência renal (MARTINELLI FILHO et al., 2003).

As ações antiarrítmicas da amiodarona foram estudadas por Singh e Vaughan Williams (1970), que demonstraram a capacidade do fármaco em aumentar a duração do potencial de ação sem afetar o potencial de membrana de repouso ou a velocidade máxima de despolarização em todos os tecidos cardíacos. Esse fármaco é mais eficaz na prevenção de recorrências de FA do que a propafenona ou o sotalol. No entanto, seu uso crônico está relacionado com efeitos adversos que estão estimados em até 35% dos casos e obrigam a suspensão em até 10%. Dessa forma, a amiodarona deve ser reservada aos casos de falha de outros antiarrítmicos (MARTINELLI FILHO et al., 2003).

Glicosídeos cardiotônicos ou digitálicos

O mecanismo de ação dos digitálicos constitui-se basicamente na inibição reversível da Na+/K+ ATPase, que leva ao aumento da entrada de Ca2+ na célula, em razão do acúmulo de Na+ retido pela inibição da ATPase, por meio de um canal Na+/Ca2+. O aumento da disponibilidade de Ca2+ conduz ao aumento da velocidade de encurtamento das fibras contráteis, retardando o relaxamento ventricular (RIBNER et al., 1985).

Digitálicos como a digoxina ainda são utilizados para tratar pacientes com insuficiência cardíaca e fibrilação atrial crônica, apesar de estudos recentes demonstrarem que há outras classes de fármacos mais eficazes, como os β-bloqueadores. Porém, a tendência atual do uso da digoxina é a adequação da dose à idade e à população tratada. O uso da digoxina é recomendado pela Sociedade Europeia de Cardiologia para tratar pacientes de insuficiência cardíaca sintomática (IC) com ritmo sinusal e FEVE ≤ 40% (classe I) e para o controle inicial da frequência ventricular para pacientes com fibrilação atrial rápida (classe IIa), com IC descompensado, previamente ao uso de betabloqueadores. Os médicos podem associar a digoxina, durante terapia com diuréticos, e IECA ou BRA e β-bloqueadores no tratamento de pacientes com sintomas persistentes de IC (BARRETTO et al., 2002).

β-bloqueadores adrenérgicos

No sistema cardiovascular, os β-bloqueadores adrenérgicos inibem as respostas cronotrópicas, inotrópicas e vasoconstritoras à ação das catecolaminas epinefrina e norepinefrina nos receptores β-adrenérgico 1. Os diferentes subtipos de receptores β (β1, β2 e β3) estão ligados às proteínas Gs, que, por sua vez, estão unidas à adenilato ciclase, em que a ligação do neurotransmissor aos receptores provoca aumento na concentração do segundo mensageiro celular, monofosfato de adenosina cíclico (AMPc), e o efeito final da ativação do receptor depende da sua localização no órgão-alvo (BORTOLOTTO; CONSOLIM-COLOMBO, 2009).

O isoproterenol, por exemplo, é um fármaco que estimula receptores β1 e β2, cujos efeitos são o aumento do cronotropismo, do inotropismo e da vasodilatação periférica. Sua principal indicação é a bradicardia com repercussão hemodinâmica, não responsiva à atropina e sua utilização se dá inicialmente nas doses de 2 a 10 μg/min, sendo titulado até o efeito desejado (LINDEBORG; PEARL, 1993).

O propranolol, o nadolol e o timolol bloqueiam igualmente os receptores β1 e β2. São fármacos utilizados no tratamento da hipertensão e da angina e são amplamente utilizados no tratamento das taquiarritmias causadas por estimulação das catecolaminas durante o exercício físico ou o estresse emocional. Utiliza-se uma formulação ocular de timolol no tratamento do glaucoma. O propranolol é um antagonista potente, indicado no tratamento da hipertensão, no controle de angina pectoris e arritmias cardíacas, na profilaxia da enxaqueca, no tremor essencial, no controle da ansiedade e da taquicardia por ansiedade e, ainda, é adjuvante da tireotoxicose, da crise tireotóxica e da cardiomiopatia hipertrófica obstrutiva (CORRÊA et al., 2006; GOLAN et al., 2014).

Nitratos

Os nitratos são doadores de óxido nítrico (NO) e incluem os nitratos orgânicos e o nitroprussiato de sódio. Esses fármacos causam vasodilatação por ativação da guanilil ciclase, aumentando a desfosforilação das cadeias leves de miosina. Os nitratos orgânicos, como a nitroglicerina, constituem um dos primeiros tratamentos para cardiopatias. Atualmente, são indicados para angina do peito estável e instável e em pacientes com infarto agudo do miocárdio com supradesnível do segmento ST (IAMCST). Nesse caso, são utilizados fármacos da classe I para tratar dor de origem isquêmica, hipertensão arterial ou congestão pulmonar (CASTRO, 2011; GOLAN et al., 2014).

O mecanismo de ação baseia-se na liberação de óxido nítrico, que pode reagir com diversas moléculas biológicas, como o heme presente na guanilil ciclase. No entanto, os detalhes do seu metabolismo ainda não estão totalmente esclarecidos. O óxido nítrico também pode sofrer transformações químicas, para gerar grupos S-nitrosotióis com resíduos de cisteína (sulfidril) em proteínas ou com tióis intracelulares de baixo peso molecular, como a glutationa. Por ser uma molécula de sinalização endógena, o NO produz relaxamento do músculo liso vascular. Hipoteticamente, o metabolismo dos nitratos orgânicos a NO pode ser catalisado nos tecidos por enzimas específicas, como a aldeído-desidrogenase mitocondrial, o que permite que seus efeitos sejam direcionados para tecidos vasculares específicos.

Nitroglicerina, dinitrato de isossorbida e 5-mononitrato de isossorbida são os nitratos orgânicos de uso mais frequente e compartilham de um mecanismo de ação comum, diferindo nas vias de administração e farmacocinética. O nitroprussiato de sódio é um composto de nitrato que provoca vasodilatação por meio da liberação de NO de forma primária, por meio de um processo não enzimático. Em consequência dessa conversão não enzimática em NO, a ação do nitroprussiato de sódio não parece ser direcionada para tipos específicos de vasos, dilatando tanto veias como artérias (KATZUNG; TREVOR, 2017).

Antagonistas de canais de cálcio

São vasodilatadores indicados para o tratamento da hipertensão e também tem ação antianginosa. No sistema cardiovascular, são encontrados dois tipos de canais voltagem-dependente: o reconhecido canal L (L de longa ação da corrente elétrica produzida pela entrada de cálcio para dentro da célula) e o mais recentemente descoberto e denominado canal T (caracterizado pela corrente elétrica transitória e de menor voltagem). A estrutura proteica do canal L é bem reconhecida e composto de várias subunidades, incluindo $\alpha 1$, $\alpha 2$, β e δ. Todos os antagonistas de canais de cálcio ligam-se à subunidade $\alpha 1$. Os bloqueadores de canais de cálcio de primeira geração (diltiazem, nifedipina e verapamil) são classificados como curta duração. Por outro lado, temos os de longa duração (anlodipino), que permitem uma única administração diária (OIGMAN; FRITSCH, 1998; STERGIOU et al., 2004).

Os fármacos verapamil e diltiazem reduzem o acúmulo de cálcio intracelular, fator importante na gênese do remodelamento eletrofisiológico atrial, que propicia a recorrência da FA. Esses fármacos diminuem a pressão arterial por reduzir a resistência periférica, atuando principalmente em arteríolas, bloqueando os canais de cálcio do tipo L nas células do músculo liso. Podem também, modular as funções endoteliais pelo aumento da biodisponibilidade do NO endotelial, visto que as células endoteliais não expressam canais do tipo L. O óxido nítrico endotelial tem papel fundamental no controle da vasodilatação, na aderência leucocitária e na agregação plaquetária (STERGIOU et al., 2004; ROY et al. 2000; GOLD et al., 1986; DAOUD et al., 1997).

> **Fique atento**
>
> Às vezes é necessário o uso de um ou mais medicamentos para atingir as metas de controle da pressão arterial dos pacientes. Inicialmente, pode-se optar por uma monoterapia ou combinação de dois fármacos. Combinações de dois fármacos podem favorecer a adesão da terapia. Entretanto, em muitos casos, o controle da pressão não é atingido com dois medicamentos e torna-se necessária a combinação de três ou mais fármacos. Em hipertensos de alto risco, a terapia combinada inicial e o ajuste mais rápido das doses podem favorecer o controle da pressão arterial.

Principais efeitos adversos e contraindicações dos fármacos que atuam no sistema cardíaco

Antiarrítmicos

O efeito adverso mais importante desses fármacos é o pró-arrítmico, podendo ocorrer principalmente nos primeiros dias de tratamento, mas não há relatos de efeitos tardios. Entretanto, outros fármacos de uso frequente podem desenvolver ação pró-arrítmica, como imipramina, sulfametoxazol e eritromicina. A amiodarona, por exemplo, não tem um mecanismo que gera sua toxicidade bem definido, no entanto, há indícios que seja dose-dependente e, por ser cumulativo, esteja relacionado com seu uso prolongado. Não existem estudos que foquem especificamente no tratamento da toxicidade pulmonar causada por amiodarona, mas há um consenso de que pode haver a suspensão do fármaco. Dessa forma, a maioria dos autores preferem a administração de altas doses de corticoide, em geral prednisona 1 mg/kg/dia, por um período de 4 a 6 meses, para reduzir a possibilidade de recaída. A amiodarona também produz efeitos colaterais relevantes, como coloração azulada da pele, fotossensibilidade, disfunção tireoidiana, depósito corneal, neuropatia periférica, supressão da medula óssea, hepatite, bloqueios cardíacos, pneumonites e outros (FUCHS; WANNMACHER, 2010; FITERMAN; CHATKIN, 2004; SILVA et al., 2006; BARCELOS et al., 2009; JESSURUN; CRIJNS, 1997).

O fármaco disopiramida pode causar efeitos adversos, como depressão da contrabilidade miocárdica, boca seca, visão embraçada, retenção urinária, exacerbação de glaucoma de ângulo estreito e psicose em doses tóxicas. Seu uso é restrito em razão dos efeitos colaterais e é contraindicado em pacientes com insuficiência cardíaca ou hipertrofia prostática. O verapamil pode resultar em quadros de reações adversas, como assistolia, dissociação atrioventricular, depressão da contração do miocárdio, constipação, cefaleia, tontura, náusea, edema e *rash* cutâneo (FUCHS; WANNMACHER, 2010; MARTINELLI FILHO et al., 2003).

Glicosídeos cardíacos

Os glicosídeos cardíacos podem apresentar efeitos extracardíacos, como náuseas, vômitos, diarreia e confusão. Os efeitos cardíacos mais comuns são: redução da frequência cardíaca e da velocidade de condução no AV 0, aumento da força de contração, distúrbios de ritmo, notadamente, bloqueio da condução AV e aumento da atividade marca-passo ectópica. Uma das principais desvantagens dos glicosídeos em uso clínico é a estreita margem entre eficácia e toxicidade. Além disso, esses fármacos podem gerar disfunções gastrointestinais, arritmias ventriculares e bloqueios cardíacos, podendo ser suficientemente sérios a ponto de aumentar a morbidade e a mortalidade (BELLER et al., 1971; KATZUNG; TREVOR, 2017).

β-bloqueadores adrenérgicos

O efeito adverso mais comum dos fármacos β-bloqueadores é a bradicardia. Às vezes, é observada também frieza nas mãos e nos pés, no inverno. No sistema nervoso central, os efeitos mais comuns incluem sedação leve, sonhos vívidos e, raramente, depressão. Outros efeitos relacionam-se com o bloqueio de receptores β2, associado ao uso de agentes não seletivos, podendo causar piora da asma preexistente e outras condições respiratórias. O bloqueio de receptores β deprime a contratilidade e a excitabilidade do miocárdio. Em pacientes com função cardíaca anormal, o débito cardíaco pode depender do impulso simpático. Se esse estímulo for removido por bloqueio β, pode ocorrer descompensação clínica. O propranolol, por exemplo, em uma dose muito baixa, pode provocar insuficiência cardíaca em um indivíduo susceptível. O **isoproterenol** apresenta como efeitos colaterais mais importantes taquicardia, arritmia atrial ou ventricular e isquemia miocárdica. Cefaleia, rubor e palpitações também podem ser observados. Fármacos agonistas adrenérgicos β2 não têm apresentado sucesso no tratamento da insuficiência cardíaca, em decorrência de efeitos colaterais (taquicardia, arritmias, tremores) e tolerância farmacodinâmica (LEIER, 1996; KATZUNG; TREVOR, 2017).

Nitratos

Os principais efeitos adversos dos nitratos são decorrentes diretamente de suas principais ações farmacológicas e incluem hipotensão postural e cefaleia. A tolerância a esses efeitos desenvolve-se bem rapidamente, mas se desfaz depois de um breve intervalo sem o fármaco.

Os nitratos são contraindicados para pacientes com hipotensão e com elevação da pressão intracraniana, visto que a vasodilatação das artérias cerebrais mediada pelo NO pode elevar ainda mais a pressão intracraniana. Os nitratos não são aconselhados para a dor anginosa associada à miocardiopatia obstrutiva hipertrófica, pois a obstrução pode ser agravada. Deve-se também utilizar os nitratos com cautela em pacientes com insuficiência cardíaca diastólica, que dependem de uma pré-carga ventricular elevada para um débito cardíaco ótimo.

O nitroprussiato de sódio pode causar toxicidade em razão do acúmulo de cianeto, produto da decomposição espontânea do fármaco. O acúmulo excessivo de cianeto pode levar a distúrbios do equilíbrio ácido-básico, arritmias cardíacas e até mesmo morte. Pode também ser observada toxicidade em pacientes com comprometimento da função renal, causando desorientação, psicose, espasmos musculares e convulsões (GOLAN et al., 2014; RANG et al., 2016).

Antagonistas dos canais de cálcio

Os antagonistas de cálcio apresentam efeitos colaterais como cefaleia, tontura, rubor facial, sintomas frequentes com o uso de di-hidropiridinas de ação curta, além de edema de extremidades, raramente hipertrofia gengival e, em uso crônico, costumam causar edema de tornozelo relacionado com a dilatação arteriolar e com o aumento da permeabilidade das vênulas pós-capilares. Outros efeitos incluem náuseas, diarreia, obstipação, hipotensão ortostática, bradicardia, piora da insuficiência cardíaca e até parada cardíaca em altas doses. As di-hidropiridinas de terceira geração (anlodipina, felodipina) aparentemente têm a mesma eficácia que a nifedipina. Em razão de terem meia-vida maior, podem ser administradas em dose única diária. O verapamil pode causar constipação, provavelmente em razão dos efeitos sobre os canais de cálcio nos nervos gastrointestinais ou na musculatura lisa. Entre os efeitos colaterais mais comuns, estão: hipotensão, cefaleia e edema de membros inferiores. Outro efeito adverso relativamente comum, sendo menos frequente com o verapamil, está relacionado com a redistribuição do fluido do espaço vascular dentro do interstício (HUMMERS; WIGLEY, 2003; KAYSER; CORREA; ANDRADE, 2009; PEDRINELLI; DELL'OMO; MARIANI, 2001; BOMBIG; PÓVOA, 2009; RANG et al., 2016).

Exercícios

1. Um indivíduo jovem de 24 anos, que faz uso frequente de cocaína, foi levado ao pronto atendimento com dores no peito e falta de ar. O diagnóstico médico detectou arritmia cardíaca, provavelmente causada por níveis elevados de catecolaminas. Qual grupo de fármacos seria de escolha para o tratamento do paciente?
   a) Bloqueadores de canais de sódio, subclasse IA.
   b) Nitratos.
   c) Betabloqueadores grupo II.
   d) Glicosídeos cardiotônicos.
   e) Bloqueadores de canais de sódio, subclasse IC.

2. Um paciente de 82 anos, do sexo masculino, tem fibrilação atrial (FA) recorrente. Sabe-se que o paciente tem diabetes melito tipo 1, disfunção renal, glaucoma e foi diagnosticado recentemente com mal de Alzheimer. Qual a terapia indicada para tratar sua FA?
   a) Propafenona.
   b) Digoxina.
   c) Disopiramida.
   d) Sotalol.
   e) Procainamida.

3. Uma mulher de 41 anos que faz uso de betabloqueadores foi internada com quadro clínico de insuficiência cardíaca descompensada. Qual o melhor tratamento para tratar esse problema?
   a) Timolol.
   b) Digoxina.
   c) Quinidina.
   d) Diltiazem.
   e) Disopiramida.

4. O nitroprussiato de sódio pode causar toxicidade, principalmente em pacientes com comprometimento da função renal. Por que ocorre essa toxicidade?
   a) Porque o tiocianeto é metabolizado no fígado e convertido em cianeto, que também apresenta toxicidade e é excretado pelos rins.
   b) Porque ocorre a excreção de cianeto em pacientes com comprometimento da função renal, causando desorientação, psicose, espasmos musculares e convulsões.
   c) Porque o cianeto é metabolizado no fígado e convertido em tiocianato, causando toxicidade quando excretado pelos rins.
   d) Porque o nitroprussiato de sódio é metabolizado no fígado, gerando óxido nítrico.
   e) Porque o nitroprussiato de sódio possui como efeito adversos

a toxicidade causada por sua não seletividade para tipos específicos de vasos, dilatando tanto as artérias quanto as veias.

5. Um paciente, homem de 64 anos, que apresenta quadro de arritmia cardíaca e faz uso diário de um antiarrítmico, foi internado com sintomas de hepatite. Isso pode ser atribuído a qual fármaco antiarrítmico?
a) Procainamida.
b) Disopiramida.
c) Quinidina.
d) Amiodarona.
e) Tocainida.

Referências

ANGELINI, M. et al. A new class of antiarrhythmics for late ICA, L. *Biophysical Journal*, New York, v. 112, n. 3, p. 234a-235a, 2017.

BARCELOS, A. M. et al. Síndrome do QT longo e torsades de pointes pós parto. *Arquivos Brasileiros de Cardiologia*, São Paulo, v. 93, n. 4, p. e58-e59, 2009.

BARRETTO, A. C. P. et al. Revisão das II Diretrizes da Sociedade Brasileira de Cardiologia para o diagnóstico e tratamento da insuficiência cardíaca. *Arquivos Brasileiros de Cardiologia*, São Paulo, v. 79, p. 1-30, 2002.

BELLER, G. A. et al. Digitalis intoxication: a prospective clinical study with serum level correlations. *The New England Journal of Medicine*, Boston, v. 284, p. 989-997, 1971.

BOMBIG, M. T. N.; PÓVOA, R. Interações e associações de medicamentos no tratamento anti-hipertensivo–Antagonistas dos canais de cálcio. *Revista Brasileira de Hipertensão*, São Paulo, v. 16, p. 226-230, 2009.

BORIANI, G. et al. Oral loading with propafenone for conversion of recent onset atrial fibrillation: a review on in-hospital treatment. *Drugs*, Auckland, v. 62, p. 415-423, 2002.

BORTOLOTTO, L. A.; CONSOLIM-COLOMBO, F. M. Betabloqueadores adrenérgicos. *Revista Brasileira de Hipertensão*, São Paulo, v. 16, n. 4, p. 215-20, 2009.

BRUNTON, L. L.; DANDAN, R. H. *Manual de farmacologia e terapêutica de Goodman & Gilman*. 2. ed. Porto Alegre: Artmed, 2015.

CASTRO, I. (Coord.). *Diretrizes da Sociedade Brasileira de Cardiologia*: pocket book 2007-2011. 4. ed. São Paulo: SBC, 2011.

CESAR, L. A. et al. Diretriz de doença coronária estável. *Arquivos Brasileiros de Cardiologia*, São Paulo, v. 103, n. 2, p. 1-56, 2014.

CORRÊA, T. D. et al. Hipertensão arterial sistêmica: atualidades sobre sua epidemiologia, diagnóstico e tratamento. *Arquivos Médicos do ABC*, Santo André, v. 31, n. 2, p. 91-101, 2006.

DAOUD, E. G. et al. Effect of verapamil and procainamide on atrial fibrillation-induced electrical remodeling in humans. *Circulation*, Baltimore, v. 96, p. 1542-1550, 1997.

FITERMAN, J.; CHATKIN, J. M. A importância do reconhecimento precoce da toxicidade pulmonar por amiodarone. *Revista AMRIGS*, Porto Alegre, v. 48, n. 2, p. 109-113, 2004.

FUCHS, F. D.; WANNMACHER, L. *Farmacologia clínica*: fundamentos da terapêutica racional. 4. ed. Rio de Janeiro: Guanabara Koogan, 2010.

GOLAN, D. E. et al. *Princípios de farmacologia*: a base fisiopatológica da farmacologia. 3. ed. Rio de Janeiro: Guanabara Koogan, 2014.

GOLD, R. L. et al. Amiodarone for refractory atrial fibrillation. *The American Journal of Cardiology*, New York, v. 57, p. 124-127, 1986.

HUMMERS, L. K.; WIGLEY, F. M. Management of Raynaud's phenomenon and digital ischemic lesions in scleroderma. *Rheumatic Diseases Clinics of North America*, Philadeplhia, v. 29, p. 293-313, 2003.

JESSURUN, G. A.; CRIJNS, H. J. G. M. Amiodarone pulmonary toxicity: dose and duration of treatment are not the only determinants of toxicity. *BMJ*: British Medical Journal, London, v. 314, p. 619-620, 1997.

KATZUNG, B. G.; TREVOR, A. J. *Farmacologia básica e clínica*. 13. ed. Porto Alegre: Artmed, 2017.

KAYSER, C.; CORREA, M. J. U.; ANDRADE, L. E. C. Fenômeno de Raynaud. *Revista Brasileira de Reumatologia*, São Paulo, v. 49, n. 1, p. 48-63, jan./fev. 2009.

KOROLKOVAS, A.; BURCKHALTER, J. H. *Química farmacêutica*. Rio de Janeiro: Guanabara Koogan, 1982.

LEIER, C. Positive inotropic therapy: an update and new agents. *Current Problems in Cardiology*, Chicago, v. 21, n. 8, p. 521-581, 1996.

LIMA, J. S. et al. Pesquisa clínica: fundamentos, aspectos éticos e perspectivas. *Revista da SOCERJ*, Rio de Janeiro, v. 16, n. 4, p. 225-233, 2003.

LINDEBORG, D. M.; PEARL, R. G. Inotropic therapy in the critically ill patient. *International Anesthesiology Clinics*, Boston, v. 31, n. 2, p. 49-71, 1993.

MARTINELLI FILHO, M. et al. Diretriz de fibrilação atrial. *Arquivos Brasileiros de Cardiologia*, São Paulo, v. 81, supl. 6, p. 2-24, 2003.

MOSS, A. J.; GOLDSTEIN, W.; CAMILLA, J. de Prehospital precursors of ventricular arrhythmias in acute myocardial infarction. *Archives of Internal Medicine*, Chicago, v. 129, n. 5, p. 755-762, 1972.

OIGMAN, W.; FRITSCH, M. T. Antagonistas de canais de cálcio. *Revista Brasileira de Hipertensão*, São Paulo, v. 5, n. 2, p. 104-109, 1998.

PEDRINELLI, R.; DELL'OMO, G.; MARIANI, M. Calcium channel blockers, postural vasoconstriction and dependent oedema in essential hypertension. *Journal of Human Hypertension*, Basingstoke, v. 15, p. 455-461, 2001.

RANG, H. P. et al. *Rang & Dale farmacologia*. 8. ed. Rio de Janeiro: Elsevier, 2016.

REIMOLD, S. C.; MAISEL, W. H.; ANTMAN, E. M. Propafenone for the treatment of supraventricular tachycardia and atrial fibrillation: a meta-analysis. *The American Journal of Cardiology*, New York, v. 82, p. 66N-71N, 1998.

RIBNER, H. S. et al. Acute effects of digoxin on total systemic vascular resistance in congestive heart failure due to dilated cardiomyopathy: a hemodynamichormonal study. *The American Journal of Cardiology*, New York, v. 56, p. 896-904, 1985.

RODEN, D. M. Antiarrhythmic drugs. In: HARDMAN, J. G.; LIMBIRD, L. E.; GILMAN, A. G. (Ed.). *Goodman and Gilman's*: the pharmacological basis of therapeutics. 10. ed. New York: McGraw Hill, 2001. p. 933-970.

ROSEN, M. R.; SCHWARTZ, P. J. The 'Sicilian Gambit': a new approach to the classification of antiarrhythmic drugs based on their actions on arrhythmogenic mechanisms. *European Heart Journal*, London, v. 12, n. 10, p. 1112-1131, 1991.

ROY, D. et al. For the Canadian Trial of Atrial Fibrillation Investigators. Amiodarone to prevent recurrence of atrial fibrillation. *The New England Journal of Medicine*, Boston, v. 342, p. 913-920, 2000.

SILVA, P. *Farmacologia*. 8. ed. Rio de Janeiro: Guanabara Koogan, 2010.

SILVA, C. P. et al. Importância da toxicidade pulmonar pela amiodarona no diagnóstico diferencial de paciente com dispnéia em fila para transplante cardíaco. *Arquivos Brasileiros de Cardiologia*, São Paulo, v. 87, n. 3, p. 4-7, 2006.

SINGH, B. N.; VAUGHAN WILLIAMS, E. M. The effect of amiodarone a new anti-anginal drug, on cardiac muscle. *British Journal of Pharmacology*, London, v. 39, n. 8, p. 657-667, 1970.

STERGIOU, G. S. et al. Diagnostic value of strategy for the detection of white coat hypertension based on ambulatory and home blood pressure monitoring. *Journal of Human Hypertension*, Basingstoke, v. 18, p. 85-89, 2004.

VASCONCELOS, J. T. M. de; GALVÃO FILHO, S. dos S.; BARCELLOS, C. M. B. Interação entre drogas antiarrítmicas e limiares de desfibrilação em pacientes portadores de cardioversor desfibrilador implantável. *Arquivos Brasileiros de Cardiologia*, São Paulo, v. 80, n. 3, p. 336-338, 2003.

WIT, A. L.; BIGGER, J. T. Possible electrophysiological mechanisms for lethal arrhythmias accompanying myocardial ischemia and infarction. *Circulation Research*, Dallas, v. 35, n. 3, p. 373-383, 1974.

Leituras recomendadas

FERREIRA, V. M. P. et al. Autocuidado, senso de coerência e depressão em pacientes hospitalizados por insuficiência cardíaca descompensada. *Revista da Escola de Enfermagem da USP*, São Paulo, v. 49, n. 3, p. 387-393, 2015.

GAUI, E. N.; KLEIN, C. H.; OLIVEIRA, G. M. M. Mortalidade proporcional por insuficiência cardíaca e doenças isquêmicas do coração nas regiões do Brasil de 2004 a 2011. *Arquivos Brasileiros de Cardiologia*, São Paulo, v. 107, n. 3, p. 230-238, 2016.

GOTTDIENER, J. S. et al. Predictors of congestive heart failure in the elderly: the Cardiovascular Health Study. *Journal of the American College of Cardiology*, New York v. 35, n. 6, p. 1628-1637, 2000.

POLEGATO, B. F. et al. Associação entre Variáveis Funcionais e Insuficiência Cardíaca após o Infarto do Miocárdio em Ratos. *Arquivos Brasileiros de Cardiologia*, São Paulo, v. 106, n. 2, p. 105-112, 2016.

SOCIEDADE BRASILEIRA DE CARDIOLOGIA. *V Diretrizes Brasileiras de Hipertensão Arterial*. São Paulo: SBC; SBH; SBN, 2005. Disponível em: <http://www.scielo.br/pdf/abc/v89r3/a12v89n3.pdf>. Acesso em: 05 dez. 2017.

VAN HAMERSVELT, H. W. et al. Oedema formation with the vasodilators nifedipine and diazoxide. *Journal of Hypertension*, London, v. 14, p. 1041-1045, 1996.

Fármacos que afetam a circulação

Objetivos de aprendizagem

Ao final deste texto, você deve apresentar os seguintes aprendizados:

- Identificar as classes e os locais de atuação dos medicamentos anti-hipertensivos.
- Descrever o mecanismo de ação e os usos clínicos dos fármacos anti-hipertensivos.
- Listar os efeitos adversos de fármacos anti-hipertensivos.

Introdução

É comum na prática clínica o atendimento a pacientes portadores de patologias associadas ao sistema circulatório. Nesse cenário, é extremamente relevante que profissionais da saúde envolvidos no manejo terapêutico de tais pacientes tenham conhecimento dos processos fisiopatológicos subjacentes associados a doenças que afetam o coração, bem como doenças que afetam os vasos sanguíneos e o controle da pressão arterial, dentre elas a hipertensão arterial, que constitui uma das mais importantes patologias associadas ao sistema circulatório, promovendo um alto índice de morbimortalidade.

A hipertensão arterial é uma patologia insidiosa, que pode ser assintomática, na qual uma contínua elevação anormal da pressão sanguínea predispõe ao aumento de risco a acidente vascular cerebral, infarto do miocárdio e lesões renais. O controle da hipertensão arterial depende de medidas dietéticas, alterações de estilo de vida (atividade física regular, combate ao tabagismo e controle do consumo de álcool) e, quando necessário, uso regular de medicamentos.

Neste capítulo, vamos abordar os aspectos farmacológicos da terapia medicamentosa anti-hipertensiva.

Hipertensão arterial

De acordo com 7ª Diretriz Brasileira de Hipertensão Arterial, publicada em 2016,

> Hipertensão arterial (HA) é condição clínica multifatorial caracterizada por elevação sustentada dos níveis pressóricos ≥ 140 e/ou 90 mmHg. Frequentemente se associa a distúrbios metabólicos, alterações funcionais e/ou estruturais de órgãos-alvo, sendo agravada pela presença de outros fatores de risco, como dislipidemia, obesidade abdominal, intolerância à glicose e diabetes melito (DM). Mantém associação independente com eventos como morte súbita, acidente vascular encefálico (AVE), infarto agudo do miocárdio (IAM), insuficiência cardíaca (IC), doença arterial periférica (DAP) e doença renal crônica (DRC), fatal e não fatal. (MALACHIAS, 2016).

Fisiologia e regulação do sistema circulatório

O sistema circulatório é constituído por coração, vasos sanguíneos e sangue (Figura 1). Com relação ao mecanismo de funcionamento fisiológico do sistema circulatório, sabe-se que o coração promove o bombeamento do sangue, por meio de vasos sanguíneos, e forma unidirecional, assegurando a distribuição de oxigênio e nutrientes para todas as células do corpo e, simultaneamente, removendo resíduos metabólicos celulares, CO_2 e calor, para serem excretados (Tabela 1). Além disso, o sistema circulatório também tem importante função na comunicação celular e na defesa imunológica do organismo contra invasores (SILVERTHORN, 2017).

Saiba mais

Para saber mais sobre a fisiologia do sistema cardiovascular e do sistema de controle de pressão arterial, leia os capítulos 14 e 15 da obra *Fisiologia humana: uma abordagem integrada* (SILVERTHORN, 2017).

O sistema circulatório está intrinsecamente envolvido com controle homeostático que regula o fluxo e a pressão sanguínea. O organismo dispõe de mecanismos reguladores no sistema cardiovascular, que são produzidos por alteração do débito cardíaco, modulação no diâmetro dos vasos sanguíneos e alteração da quantidade de sangue, ou seja, promove alteração de força e frequência cardíaca, modulação da resistência vascular periférica (principalmente das arteríolas) e controle do volume plasmático circulante.

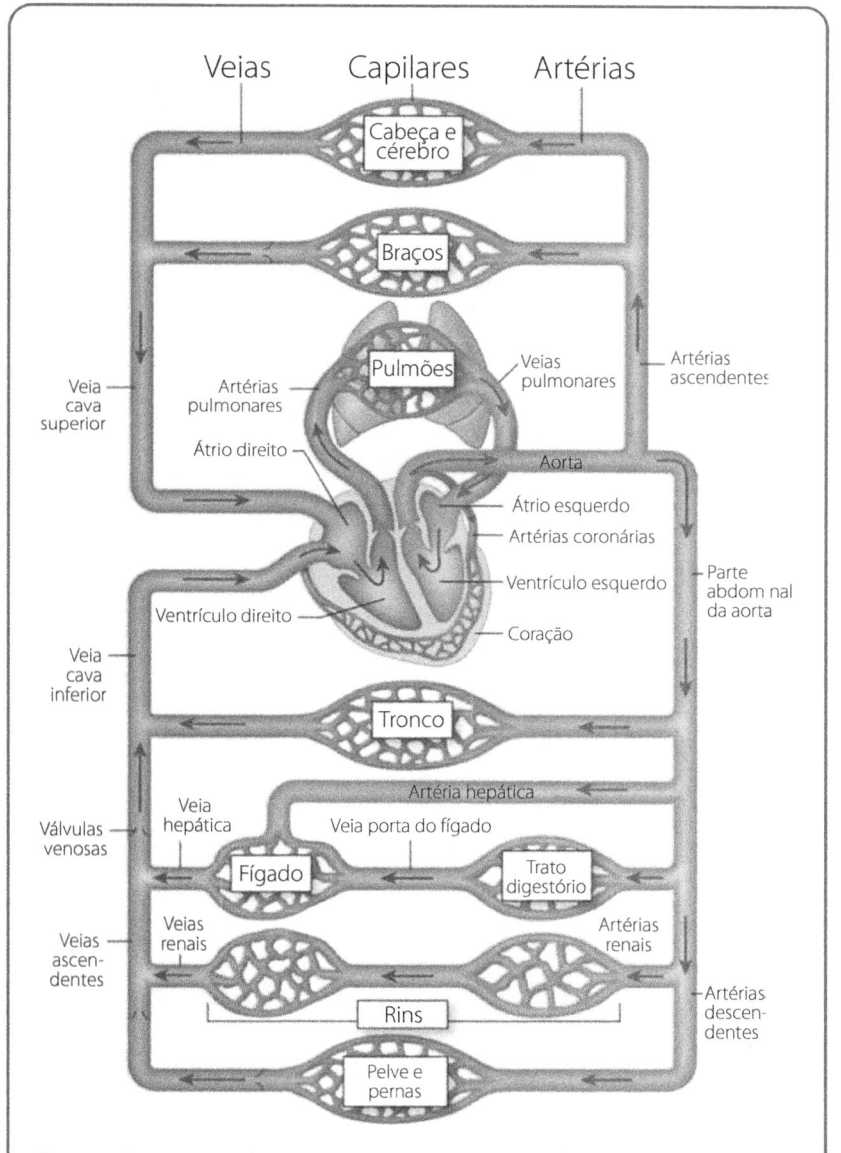

Figura 1. O sistema circulatório: o coração é uma bomba que faz o sangue circular através do sistema. As artérias levam o sangue do coração, e as veias carregam o sangue de volta para ele.

Fonte: Adaptada de Silverthorn (2017).

Tabela 1. Substâncias transportadas pelo sistema circulatório.

Substância transportada	De	Para
Materiais que entram no corpo		
Oxigênio	Pulmões	Todas as células
Nutrientes e água	Trato gastrintestinal	Todas as células
Materiais transportados de célula a célula		
Resíduos	Algumas células	Fígado para serem processados
Células imunes, anticorpos, proteínas da coagulação	Presentes continuamente no sangue	Disponível para qualquer célula que precise deles
Hormônios	Células endócrinas	Células-alvo
Nutrientes armazenados	Fígado e tecido adiposo	Todas as células
Materiais que saem do corpo		
Resíduos metabólicos	Todas as células	Rins
Calor	Todas as células	Pele
Dióxido de carbono	Todas as células	Pulmões

Fonte: Adaptada de Silverthorn (2017).

Regulação da pressão arterial

De acordo com a equação hidráulica (PA = DC × RVP), a pressão arterial (PA) é diretamente proporcional ao produto do fluxo sanguíneo pela resistência à passagem do sangue pelos vasos. O fluxo sanguíneo estimado é o débito cardíaco (DC) e o determinante para a resistência é a resistência vascular periférica (RVP).

Nas pessoas normais e nos hipertensos, a pressão arterial é mantida por meio de uma regulação do débito cardíaco e da resistência vascular periférica exercida em três locais anatômicos: arteríolas pré-capilares, vênulas pós--capilares e coração. Os rins, outro local de controle anatômico, contribuem para manter a pressão arterial, regulando o volume de fluido intravascular por meio de um mecanismo lento e de longa duração.

Manejo terapêutico da hipertensão

O manejo terapêutico da hipertensão inclui medidas não medicamentosas e uso de fármacos anti-hipertensivos, com o objetivo de reduzir a pressão arterial e prevenir complicações clínicas cardiovasculares e renais.

O tratamento não medicamentoso da HA envolve controle do peso, ajustes nutricionais (como redução da ingesta de sal), prática de atividades físicas, cessação do tabagismo e do álcool, controle de estresse, entre outros.

Com relação ao tratamento medicamentoso, primeiramente é preciso estabelecer diagnóstico de necessidade de implementação de terapia medicamentosa, em geral após tentativa de controle não medicamentoso da HA.

Desde que exista indicação de tratamento com medicamentos, a 7ª Diretriz Brasileira de Hipertensão Arterial estabelece os princípios gerais no tratamento medicamentoso, em que deve se orientar o paciente quanto à necessidade do uso contínuo, da eventual necessidade de ajuste de doses, da troca ou associação de medicamentos e, ainda, do eventual aparecimento de efeitos adversos (em especial nos homens, pois alguns anti-hipertensivos estão associados a disfunção erétil e podem levar à descontinuidade do uso do medicamento).

Fique atento

A hipertensão é uma doença multifatorial. Estão envolvidos na sua gênese diversos fatores, como hereditariedade e hábitos alimentares, incluindo o alto consumo de sódio nas refeições e a baixa ingestão de cálcio e potássio, além do sedentarismo.

Aspectos farmacológicos da terapia medicamentosa anti-hipertensiva

Os mecanismos farmacológicos utilizados para o manejo da hipertensão são baseados na inibição do tônus simpático (por meio do uso de fármacos simpatolíticos, por exemplo beta-bloqueadores), inibição da contração do músculo liso vascular (como vasodilatadores), inibição da formação da angiotensina II (inibidores da renina ou da ECA), ativação do receptor (antagonistas do receptor de angiotensina) e redução do volume sanguíneo (diuréticos).

> **Saiba mais**
>
> As classes de fármacos usados no tratamento da hipertensão são:
> - Simpatolíticos
> - Vasodilatadores
> - Inibidores do sistema renina-angiotensina-aldosterona
> - Diuréticos

Mecanismo de ação e usos clínicos dos fármacos anti-hipertensivos

Simpatolíticos

Os fármacos anti-hipertensivos simpatolíticos podem ser divididos em fármacos antagonistas dos adrenorreceptores, em que temos os antagonistas do receptor alfa 1 (α1) e os antagonistas de receptores beta 1 (β1), e fármacos que agem no sistema nervoso central (SNC) para reduzir a corrente simpática, inibir a atividade simpática nos gânglios autônomos ou modular a função neuronal pós-ganglionar no tecido-alvo.

Antagonistas do α-adrenorreceptor

Os antagonistas seletivos do receptor α1, como prazosina, doxazosina e terazosina, são usados no tratamento crônico da hipertensão e da hiperplasia prostática benigna. Eles reduzem a pressão arterial ao dilatar a vasculatura arterial e, em extensão menor, a venosa também. Efeitos adversos: podem ocorrer hipotensão ortostática e taquicardia reflexa, embora esta seja menos comum com os fármacos bloqueadores seletivos para o receptor α1.

Antagonistas do β-adrenorreceptor

As aplicações cardiovasculares dos antagonistas do β-adrenorreceptor (como propranolol) incluem o tratamento da hipertensão, da angina e das arritmias cardíacas. O mecanismo está relacionado à diminuição inicial do débito cardíaco e da secreção de renina. Efeitos adversos: o bloqueio dos β-receptores do coração pode resultar em bradicardia, bloqueio atrioventricular e insuficiência cardíaca aguda, insônia, pesadelos, depressão psíquica, astenia e disfunção sexual. Deve-se ter o cuidado de observar se ocorrem broncoconstrição em pacientes com asma ou doença pulmonar obstrutiva crônica (DPOC) e distúrbios do ritmo em pacientes com interrupção abrupta do medicamento.

Fármacos simpaticolíticos com ação no SNC

Os medicamentos dessa classe agem como antagonistas competitivos dos α1 receptores pós-sinápticos, levando à redução da resistência vascular periférica sem maiores mudanças no débito cardíaco. Os *agonistas seletivos α2*, como clonidina, guanfacina e metildopa, provocam redução na corrente simpática por meio de mecanismo que envolve a ativação dos receptores α2 no SNC. Esses fármacos entram rapidamente no SNC quando administrados por via oral. A metildopa é um pró-fármaco convertido em metilnorepinefrina no cérebro. A clonidina, a guanfacina e a metildopa reduzem a pressão arterial por diminuírem o débito cardíaco, a resistência vascular, ou ambos. Com relação aos efeitos adversos, a súbita interrupção da clonidina pode provocar hipertensão de rebote, que pode ser bastante grave. A metildopa, por vezes, provoca imunotoxicidade hematológica, detectada inicialmente por meio do teste de aglutinação no tubo das células vermelhas do sangue (teste de Coombs positivo) e, em alguns pacientes, progride para anemia hemolítica. Todos esses fármacos podem provocar sedação e boca seca, principalmente a metildopa.

Fármacos bloqueadores ganglionares, que inibem os receptores nicotínicos nos gânglios (como o hexametônio e o trimetafano), são muito eficientes – mas, como seus efeitos adversos se mostram graves, são considerados obsoletos. As toxicidades consistem em bloqueio parassimpático (visão turva, prisão de ventre, hesitação urinária e disfunção sexual) e bloqueio simpático (disfunção sexual e hipotensão ortostática).

Já os fármacos bloqueadores simpáticos pós-ganglionares são fármacos que depletam o estoque de norepinefrina da terminação nervosa adrenérgica ou depletam ou bloqueiam a liberação desses estoques, podendo reduzir a pressão arterial. A reserpina é um protótipico que age depletando o estoque. Já a guanetidina depleta e bloqueia a sua liberação.

Vasodilatadores

Os quatro principais mecanismos de ação usados pelos vasodilatadores incluem: (a) liberação de óxido nítrico do endotélio (por exemplo, nitroprussiato e hidralazina); (b) hiperpolarização de músculo liso vascular pela abertura de canais de potássio (por exemplo, minoxidil e diazóxido); (c) redução do influxo de cálcio (por exemplo, verapamil, dialtiazem e nifedipino); e (d) ativação de receptores dopaminérgicos tipo 1 (por exemplo, fenoldopam).

Vasodilatadores que provocam liberação de óxido nítrico

A hidralazina é um antigo vasodilatador que produz mais efeito sobre as arteríolas do que sobre as veias, é ativa por via oral e adequada para a terapia crônica. Aparentemente, age pela liberação do óxido nítrico das células endoteliais. Entretanto, raras vezes é usada em altas doses por causa da sua toxicidade, motivo pelo qual sua eficácia é limitada. Seus efeitos tóxicos incluem taquicardia, retenção de sal e água e lúpus eritematoso induzido pelo fármaco. O nitroprussiato é um agente de ação curta (duração de ação de poucos minutos) que deve ser infundido continuamente, sendo usado para emergências hipertensivas. Os efeitos tóxicos incluem hipotensão excessiva, taquicardia e, se a infusão for contínua por vários dias, acúmulo de cianeto e tiocianeto no sangue.

Vasodilatadores que provocam hiperpolarização celular

O minoxidil produz mais efeito sobre as arteríolas do que sobre as veias, sendo ativo por via oral. É um pró-fármaco e seu metabólito, o sulfato de minoxidil, hiperpolariza e relaxa o músculo liso vascular ao abrir os canais de potássio. O uso clínico de minoxidil geralmente requer a coadministração de um diurético e um antagonista do receptor beta para reduzir as respostas compensatórias. O diazóxido é administrado como bolus intravenoso ou infusão e tem ação de várias horas. A toxicidade do diazóxido inclui hipotensão, hiperglicemia e retenção de sal e água.

Vasodilatadores que bloqueiam os canais de cálcio

A classe de bloqueadores dos canais de cálcio inclui o nifedipino, o verapamil e o diltiazem. Como são ativos por via oral, mostram-se adequados ao uso crônico no tratamento da hipertensão grave.

Vasodilatador que ativa o receptor dopaminérgico (D1)

A ativação do receptor dopaminérgico D1 pelo fenoldopam provoca rápida e marcante vasodilatação das arteríolas.

Inibidores do sistema renina-angiotensina-aldosterona

As três principais classes de fármacos que alteram as ações fisiológicas do sistema renina-angiotensina-aldosterona são inibidores da renina, inibidores da ECA e antagonistas do receptor da angiotensina II (AT1), que reduzem os níveis de aldosterona. O bloqueio da liberação de aldosterona e seus efeitos podem levar à hiperpotassemia.

Inibidores da renina

A inibição da renina evita o início da cascata renina-angiotensina-aldosterona. O alisquireno representa uma classe de inibidores da renina de baixo peso molecular, ativos por via oral. O efeito adverso mais importante associado ao alisquireno é a redução na filtração glomerular. Hiperuricemia, desconforto gastrointestinal e exantema cutâneo também são efeitos associados ao uso desse fármaco. A exceção para a elevada segurança de tal classe de fármacos se aplica à gravidez, porque eles podem provocar dano renal no feto.

Inibidores da ECA

O protótipo desta classe é o captopril. A inibição da ECA leva à redução nos níveis sanguíneos de angiotensina II e aldosterona e, provavelmente, ao aumento nos níveis dos vasodilatadores endógenos da família das quininas, como a bradicinina. Os inibidores da ECA têm baixa incidência de efeitos adversos graves quando administrados em doses normais e produzem respostas compensatórias mínimas. Os efeitos adversos dos inibidores da ECA incluem tosse crônica em até 30% dos pacientes. Pode ocorrer hiperpotassemia em até 11% dos pacientes que usam esses fármacos e aumento adicional quando combinados com diuréticos poupadores de potássio, inibidores da renina ou antagonistas do receptor de angiotensina. Podem provocar dano renal em fetos, sendo totalmente contraindicados na gravidez.

Antagonistas do receptor AT1

Os fármacos dessa classe são chamados de bloqueadores do receptor de angiotensina (BRAs). Eles agem inibindo competitivamente a angiotensina II no seu receptor AT1. Losartana (o agente prototípico desta classe), valsartana, irbesartana, candesartana e outros análogos são tão eficazes na redução da pressão sanguínea quanto os inibidores da ECA. Os efeitos adversos desses fármacos são similares aos dos inibidores da ECA; entretanto, a incidência da tosse crônica é menor, pois tais fármacos não promovem elevação dos níveis de bradicinina. Eles provocam toxicidade renal no feto da mesma forma que as outras classes de fármacos que inibem o sistema renina-angiotensina--aldosterona. Por esse motivo, são contraindicados durante a gravidez.

Diuréticos

Os diuréticos são divididos em vários subgrupos, de acordo com sua inibição nos diferentes transportadores tubulares. Os mecanismos de ação anti--hipertensiva dos diuréticos estão relacionados principalmente aos seus efeitos natriuréticos, com diminuição do volume extracelular, ou seja, tais fármacos reduzem o volume vascular ao modificar a excreção de sal, água, ou ambos.

Atualmente, apenas os diuréticos de alça, as tiazidas e os poupadores de potássio costumam ser usados para reduzir o volume vascular no tratamento da hipertensão. Os inibidores da anidrase carbônica, como a acetazolamida, são usados para reduzir a pressão intraocular no glaucoma e para tratar o mal das montanhas (doença aguda causada por condições edematosas associadas com alcalose metabólica).

Diuréticos tiazídicos

A hidroclorotiazida e todos os outros membros são derivados das sulfonamidas e são ativos por via oral, tendo ação de 6 a 12 horas, consideravelmente mais longa do que a dos diuréticos de alça. A principal ação das tiazidas é inibir o transporte do cloreto de sódio no segmento inicial do túbulo convoluto distal. O principal uso clínico das tiazidas é no tratamento da hipertensão, em que sua longa ação e moderada intensidade de ação se mostram particularmente úteis. A terapia crônica de condições edematosas, como insuficiência cardíaca leve, é outra aplicação importante, embora os diuréticos de alça sejam preferidos. A formação crônica de cálculo renal de cálcio pode ser controlada com as tiazidas por causa da sua capacidade de reduzir a concentração de cálcio na urina. Efeitos adversos: a intensa diurese de sódio com hiponatremia é um efeito inicial pouco comum, mas perigoso, das tiazidas. A terapia crônica com esses agentes pode resultar em hipopotassemia. Os pacientes diabéticos podem apresentar significativa hiperglicemia. Os níveis séricos de ácido úrico e de lipídios também ficam elevados em algumas pessoas.

Diuréticos de alça

A alça de Henle é responsável por uma fração importante do total de reabsorção de cloreto de sódio pelos rins. Por isso, uma dose completa de um diurético de alça produz intensa diurese do cloreto de sódio. A furosemida é o protorípico do agente de alça. Furosemida, bumetanida e torsemida são derivados das sulfonamidas. O ácido etacrínico é um derivado do ácido fenoxiacético, mas age por meio do mesmo mecanismo. Os diuréticos de alça inibem o cotransporte de sódio, potássio e cloreto.

Os principais usos clínicos dos diuréticos de alça são para o tratamento dos quadros de edema, incluindo insuficiência cardíaca e ascite, sendo particularmente úteis no edema pulmonar agudo, no qual a ação vasodilatadora pulmonar tem um papel fundamental. São usados na hipertensão se a resposta às tiazidas for inadequada, mas a curta ação dos diuréticos de alça é uma desvantagem nesta doença. Efeitos adversos: Os diuréticos de alça provocam a perda de potássio, o que pode levar à hipopotassemia. Como são muito eficazes, os diuréticos de alça podem provocar hipovolemia e hipotensão ortostática associada, bem como taquicardia de reflexo. A ototoxicidade também é um efeito tóxico importante dos agentes de alça.

Diuréticos poupadores de potássio

A espironolactona e a eplerenona agem como antagonistas farmacológicos da aldosterona nos túbulos coletores e têm início lento e término de ação em 24 a 72 horas. A amilorida e o triantereno agem bloqueando os canais de sódio na mesma porção do néfron e têm ação de 12 a 24 horas. Com relação ao uso clinico, o fármaco é útil quando há perda de potássio provocada pela terapia crônica com os diuréticos de alça ou tiazidas.; se não for controlada mediante suplementação alimentar com potássio, poderá ser reduzida por esses fármacos. A espironolactona pode provocar alterações endócrinas, como ginecomastia e efeitos antiandrogênicos. O efeito tóxico mais importante é a hiperpotassemia. Esses fármacos não devem ser administrados com suplementos à base de potássio ou substitutos do sal com potássio.

Diuréticos osmóticos

O manitol, prototípico do diurético osmótico, é administrado por via intravenosa. Outros fármacos frequentemente incluídos nessa mesma classe (porém raramente usados) são a glicerina, a isossorbida e a ureia. O manitol também pode reduzir o volume no cérebro e a pressão intracraniana ao extrair por osmolaridade a água do tecido para o sangue. Ocorre efeito similar nos olhos. O manitol e vários outros agentes osmóticos mostram-se úteis na redução da pressão intraocular aguda e da pressão intracraniana em doenças neurológicas. Com relação aos efeitos adversos, o manitol pode promover a remoção da água do compartimento intracelular e pode provocar hiponatremia e edema pulmonar. À medida que a água é excretada, pode ocorrer hipernatremia. Dor de cabeça, náuseas e vômitos são comuns.

Exercícios

1. Uma mulher de 43 anos com sobrepeso, embora tenha adotado medidas dietéticas que incluem a restrição de sódio na alimentação, tenha parado de fumar e começado a realizar exercícios físicos regularmente, vem apresentando elevação contínua da pressão arterial, o que gerou a necessidade de uso diário do diurético furosemida. Qual nível sérico tem maior probabilidade de ser encontrado na paciente?
   a) Nível baixo de bicarbonato.
   b) Nível reduzido de potássio.
   c) Nível reduzido de ácido úrico.
   d) Nível elevado de magnésio.
   e) Nível aumentado de cálcio.

2. Qual das afirmativas a seguir apresenta uma vantagem do uso da losartana sobre o uso do enalapril?
   a) Melhor eficácia em reduzir a pressão arterial.
   b) Melhor prevenção de eventos do miocárdio secundários.
   c) Custo muito menor.
   d) Menor incidência de angioedema e tosse seca.
   e) Pode ser utilizada por gestantes hipertensas.

3. Qual dos seguintes fármacos pode causar queda abrupta na pressão arterial e desfalecimento do paciente na administração da primeira dose?
   a) Atenolol.
   b) Hidroclorotiazida.
   c) Captopril.
   d) Prazosina.
   e) Verapamil.

4. Um paciente hipertenso, de 45 anos, vem sendo tratado com sucesso com um diurético tiazídico durante os últimos três anos. Nos últimos dois meses, sua pressão arterial está descontrolada e ele iniciou o uso de medicação adicional contra a hipertensão. Porém, queixa-se que várias vezes não conseguiu obter ereção e sente cansaço ao jogar futebol, não conseguindo finalizar uma partida. Qual dos seguintes fármacos é, mais provavelmente, a segunda medicação anti-hipertensiva desse paciente?
   a) Captopril.
   b) Verapamil.
   c) Minoxidil.
   d) Alisquireno.

e) Metoprolol.
5. Qual dos seguintes fármacos anti-hipertensivos pode desencadear uma crise hipertensiva grave após a parada abrupta do tratamento?
a) Hidroclorotiazida.
b) Clonidina.
c) Hidralazina.
d) Enalapril.
e) Nifedipino.

Referências

MALACHIAS, M. V. B. et al. 7ª Diretriz Brasileira de Hipertensão Arterial. *Arquivos Brasileiros de Cardiologia*, São Paulo, v. 107, n. 3, supl. 3, p. 1-83, 2016. Disponível em: <http://publicacoes.cardiol.br/2014/diretrizes/2016/05_HIPERTENSAO_ARTERIAL.pdf>. Acesso em: 06 dez. 2017.

SILVERTHORN, D. U. *Fisiologia humana*: uma abordagem integrada. 7. ed. Porto Alegre: Artmed, 2017.

Leituras recomendadas

BRUNTON, L. L.; CHABNER, B. A.; KNOLLMANN, B. C. *As bases farmacológicas da terapêutica de Goodman & Gilman*. 12. ed. Porto Alegre: AMGH, 2012.

CLARCK, M. A. et al. *Farmacologia ilustrada*. 5. ed. Porto Alegre: Artmed, 2013.

HAMMER, G. D.; MCPHEE, S. J. *Fisiopatologia da doença*: uma introdução à medicina clínica. 7. ed. Porto Alegre: AMGH, 2016.

KATZUNG, B. G.; MASTERS, S. B.; TREVOR, A. J. *Farmacologia básica e clínica*. 12. ed. Porto Alegre: AMGH, 2014.

PANUS, P. C. et al. *Farmacologia para fisioterapeutas*. Porto Alegre: McGraw-Hill, 2011.

Fármacos que afetam o sistema respiratório

Objetivos de aprendizagem

Ao final deste texto, você deve apresentar os seguintes aprendizados:

- Identificar o mecanismo de ação de fármacos usados no tratamento de doenças respiratórias.
- Relacionar os efeitos adversos de fármacos usados no tratamento de doenças respiratórias.
- Caracterizar os efeitos farmacológicos e os usos terapêuticos de fármacos usados no tratamento de doenças respiratórias (asma, rinite ou doença pulmonar obstrutiva crônica [DPOC]).

Introdução

O sistema respiratório é dividido em porção superior e porção inferior. Em razão de sua característica anatômica, está sujeito a muitos distúrbios, que podem ser causados por agentes que o atingem por meio do ar inalado ou da corrente sanguínea e que interferem na respiração e em outras funções pulmonares.

A farmacologia do sistema respiratório compreende os efeitos dos fármacos sobre as patologias que acometem as vias respiratórias. Exemplos de distúrbios do sistema respiratório incluem infecções respiratórias (como pneumonia e tuberculose), distúrbios alérgicos (como rinites), distúrbios inflamatórios e distúrbios que obstruem o fluxo de ar (como asma e DPOC).

Neste capítulo, vamos abordar os fármacos usados no tratamento da rinite alérgica, os fármacos usados no tratamento da tosse e os fármacos usados nas doenças obstrutivas das vias aéreas (asma e DPOC).

Fármacos usados no tratamento da asma

A asma é o processo inflamatório crônico das vias respiratórias que pode causar episódios de sibilo, tosse e falta de ar. A inflamação também pode aumentar a reatividade brônquica a determinados estímulos, tais como alérgenos, agentes infecciosos ou exercício, o que pode desencadear broncoespasmos e sintomas característicos de uma crise de asma.

A fase inicial da asma manifesta-se logo após a exposição ao estímulo e a resposta de fase tardia inicia em torno de 6 a 8 horas após. Na resposta de fase inicial, o broncospasmo predomina, levando à redução do fluxo expiratório. Na resposta de fase tardia, a inflamação das vias aéreas, o edema, o aumento da produção de muco e a função mucociliar prejudicada reduzem o fluxo expiratório. As fases inicial e tardia também estão associadas a aumento da sensibilidade das vias aéreas a alergênicos (Figura 1).

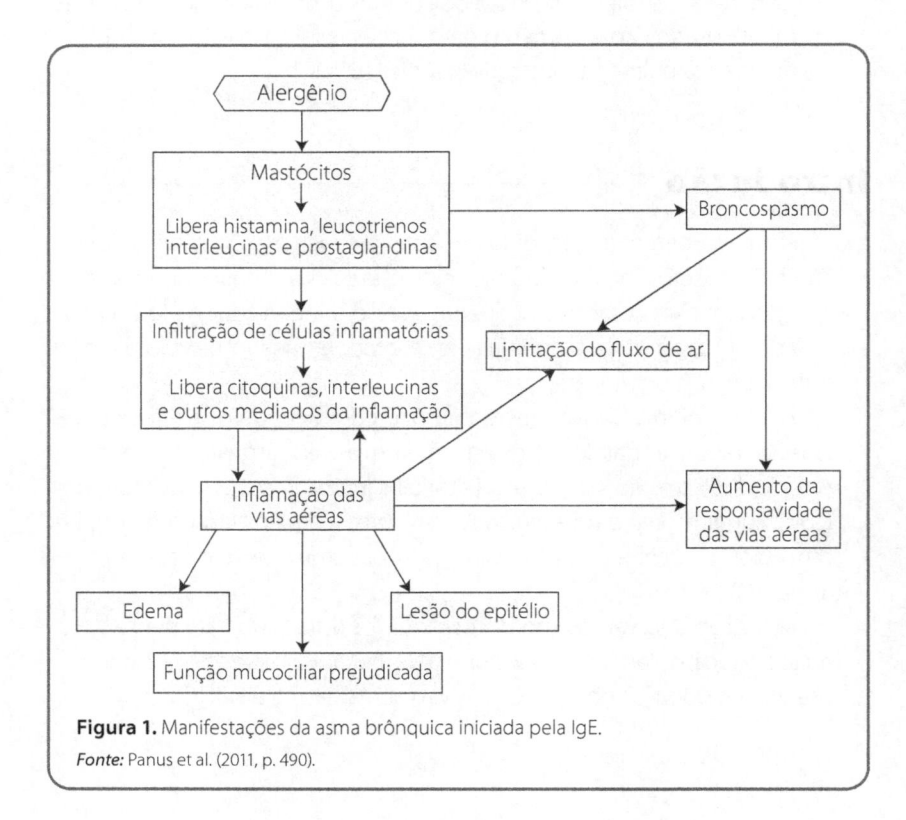

Figura 1. Manifestações da asma brônquica iniciada pela IgE.
Fonte: Panus et al. (2011, p. 490).

> **Saiba mais**
>
> Para mais detalhes sobre os aspectos fisiopatológicos das doenças pulmonares obstrutivas, asma e doença pulmonar obstrutiva crônica (DPOC), leia o capítulo 9 do livro "Fisiopatologia da doença: uma introdução à medicina clínica", de Gary D. Hammer e Stephen J. McPhee.

As classes de fármacos usadas no tratamento da asma e de outras doenças obstrutivas das vias aéreas objetivam aliviar os broncoespasmos e minimizar a hiper-reatividade brônquica desencadeada pelo processo inflamatório subjacente ao sistema pulmonar.

O broncoespasmo agudo pode ser controlado de forma imediata e eficaz por meio do uso de broncodilatadores. Os agonistas beta$_2$ (β2) seletivos, antagonistas muscarínicos e teofilina e seus derivados estão disponíveis para tratar os broncoespasmos. A resposta inflamatória tardia e a hiper-reatividade dos brônquios podem ser tratadas com corticosteroides, cromoglicato dissódico ou nedocromil e antagonistas dos leucotrienos. Esses fármacos inibem a liberação dos mediadores dos mastócitos e outras células inflamatórias ou bloqueiam seus efeitos. Os antagonistas dos leucotrienos podem ter efeitos inibitórios na broncoconstrição e inflamação.

> **Saiba mais**
>
> Você sabia que as classes de fármacos úteis nos distúrbios obstrutivos das vias aéreas consistem nos broncodilatadores (relaxantes dos músculos lisos) e anti-inflamatórios? Os broncodilatadores consistem em agonistas β2-seletivos, antagonistas muscarínicos e metilxantinas. Os anti-inflamatórios consistem em inibidores de liberação dos mastócitos, corticosteroides e anticorpos anti-IgE. Os antagonistas dos leucotrienos têm mecanismos de ação broncodilatadora e anti-inflamatória.

Fármacos utilizados em diferentes situações clínicas

Fármacos broncodilatadores

Agonistas de receptores adrenérgicos beta-2 (β2)

Os agonistas β2-seletivos são os fármacos mais importantes usados para reverter a broncoconstrição. Salbutamol, terbutalina e metaproterenol são os agonistas β2 de ação curta, já o salmeterol e o formoterol são agonistas β2 de ação longa. Os agonistas receptores β são administrados quase exclusivamente por via inalatória, em bombas de aerossol pressurizadas.

Uso clínico. Esses fármacos são muito usados no tratamento da asma. Os agonistas β2 de ação curta (salbutamol, metaproterenol, terbutalina) devem ser utilizados apenas para os episódios curtos de broncoespasmo (não para profilaxia). Os agentes de ação longa (salmeterol, formoterol), por sua vez, devem ser usados para profilaxia, e não para episódios agudos, porque melhoram o controle da asma quando empregados regularmente, mas apresentam início de ação lento.

Efeitos adversos. Em geral, o tremor dos músculos esqueléticos é um efeito adverso comum. A seletividade pelo receptor β2 desses fármacos não é total. Em altas doses, tais agentes apresentam efeitos cardíacos importantes, por meio da atuação estimulatória em receptores β1 no coração, e, mesmo quando são administrados por inalação, é comum surgir taquicardia. Em doses mais elevadas, podem desencadear arritmias cardíacas.

Metilxantinas

A teofilina e vários análogos são ativos por via oral. Ela está disponível em formas de liberação imediata e lenta, sendo eliminada pelas enzimas metabolizadoras.

Mecanismo e efeitos fisiológicos. As metilxantinas inibem a fosfodiesterase (PDE), enzima que degrada o cAMP em monofosfato de adenosina (AMP) e aumenta os níveis de cAMP. Entretanto, esse efeito anti-PDE requer altas concentrações do fármaco. As metilxantinas também bloqueiam os receptores no sistema nervoso central e em outros sítios, mas não foi estabelecida uma relação entre tal ação e o efeito broncodilatador.

Uso clínico. A principal indicação clínica das metilxantinas é a asma, mas nenhum desses fármacos é tão seguro ou eficaz como os agonistas β2.

Efeitos adversos. Esses fármacos têm estreita janela terapêutica. Os efeitos adversos comuns são desconforto gastrointestinal, tremor e insônia. A *overdose* pode provocar fortes náuseas e vômitos, hipotensão, arritmias cardíacas e convulsões.

Antagonistas muscarínicos

O **ipratrópio**, um fármaco antagonista de receptores colinérgicos muscarínicos, é liberado nas vias aéreas por meio de aerossol pressurizado e que apresenta ação sistêmica. O **tiotrópio** é um análogo, mais recente, de ação mais prolongada. Quando administrado como aerossol, o ipratrópio bloqueia competitivamente os receptores muscarínicos nas vias aéreas, evitando a broncoconstrição mediada pela descarga vagal.

Uso clínico. O ipratrópio é útil apenas em 33% a 66% dos pacientes asmáticos, sendo os agonistas β2 eficazes em quase todos. Por isso, os agonistas β2 são preferíveis para tratar o broncospasmo agudo. Entretanto, em pacientes com DPOC, quase sempre associada com episódios agudos de broncospasmo, os agentes antimuscarínicos podem ser mais eficazes e menos tóxicos que os agonistas β2.

Fármacos anti-inflamatórios

Corticosteroides

Todos os corticosteroides são extremamente uteis no manejo da asma grave. Todavia, por causa da sua toxicidade, o uso crônico dos corticosteroides sistêmicos (orais) é uma opção somente quando as outras opções de liberação de fármacos não são bem-sucedidas. Já a administração por via inalatória, como aerossol local de corticosteroides ativos na superfície (por exemplo, beclometasona, budesonida, dexametasona, flunisolida, fluticasona e mometasona), é relativamente segura.

Mecanismo e efeitos fisiológicos. Os corticosteroides inibem a fosfolipase A2 e reduzem a síntese dos eicosanoides (como leucotrienos). A atividade excessiva da fosfolipase A2 é muito importante na asma, porque os leucotrienos oriundos da síntese dos eicosanoides são broncoconstritores muito potentes, participando também da resposta inflamatória tardia.

Uso clínico. Atualmente, os corticosteroides inalados são adequados (até para crianças) na maioria dos casos de asma moderada que não respondem totalmente aos agonistas β2 em aerossol.

Efeitos adversos. A administração local. como aerossol, pode provocar um grau muito leve de supressão suprarrenal, mas isso raramente é significativo.

Antagonistas dos leucotrienos

Os fármacos antagonistas dos leucotrienos interferem na síntese ou nas interações dos leucotrienos com os seus receptores. Na prática clínica, tais fármacos reduzem a frequência das exacerbações, mas não são tão eficazes quanto os corticosteroides no controle da asma grave. Também não são tão úteis no tratamento das crises agudas.

Inibidores da lipoxigenase

A **zileutona** é um fármaco ativo por via oral, sendo eficaz na prevenção do broncoespasmo induzido por exercícios e antígenos, bem como contra a alergia ao ácido acetilsalicílico, que é o broncospasmo causado pela ingestão de ácido acetilsalicílico.

Bloqueadores do receptor de leucotrienos

O zafirlucaste e o montelucaste são antagonistas do receptor de leucotrieno. Eles são ativos por via oral e usados para profilaxia, sendo eficazes na prevenção dos ataques broncospásticos induzidos por exercício, antígenos e ácido acetilsalicílico.

Anticorpos anti-IgE

O omalizumabe é um anticorpo monoclonal murino humanizado anti-IgE humana. A terapia com este fármaco foi aprovada para a profilaxia da asma, devendo ser administrada por via parenteral.

Cromoglicato dissódico e nedocromil

O cromoglicato dissódico (cromolina) e o nedocromil são liberados como aerossol no trato nasofaríngeo (para a febre do feno) ou nos brônquios (para a asma).
    Mecanismo de ação. O mecanismo de ação desses fármacos é pouco compreendido, mas parece envolver redução na liberação dos mediadores (como os leucotrienos e a histamina) dos mastócitos. Embora não tenham

ação broncodilatadora, eles podem evitar a broncoconstrição provocada pelo contato com um antígeno alergênico para o paciente, sendo capazes de evitar as respostas inicial e tardia após o contato.

Usos clínicos. O principal uso do cromoglicato dissódico e do nedocromil é no tratamento da asma (especialmente em crianças), sendo utilizados por inalação. As formulações nasal e em gotas oftálmicas do cromoglicato dissódico estão disponíveis para a febre do feno, sendo usada uma formulação oral para a alergia alimentar.

Efeitos adversos. Os referidos fármacos podem causar tosse e irritação das vias aéreas quando administrados como aerossol. Também foram relatados raros casos de alergia medicamentosa.

Fármacos usados no tratamento da doença pulmonar obstrutiva crônica

Os principais sinais e sintomas da DPOC consistem em obstrução crônica e repetitiva das vias aéreas, bem como inflamação. Sua causa mais comum é o fumo, que leva a um declínio progressivo da função pulmonar. Broncodilatadores inalatórios constituem a base de tratamento inicial do DPOC. Os agonistas β2 de ação curta (salbutamol) e o ipratrópio promovem o aumento do fluxo, aliviam os sintomas e interferem na progressão da doença. Em algumas situações clínicas, é útil a associação do agonista β2 ao ipratrópio. Em casos de não controle, pode se utilizar broncodilatadores de ação mais longa (salmeterol e tiotrópio). Corticosteroides só devem ser usados em pacientes em estado grave, quando não obteve controle adequado com os broncodilatadores.

Fármacos usados no tratamento da rinite alérgica

A rinite é uma inflamação das membranas mucosas do nariz e é caracterizada por espirros, prurido nasal e ocular, rinorreia aquosa, congestão nasal e, algumas vezes, tosse improdutiva. A crise pode ser desencadeada pela inalação de um alérgeno (como pó, pólen ou pelos de animais), que estimula os mastócitos a liberarem mediadores, (por exemplo, histamina), que desencadeiam espasmo bronquiolar e espessamento da mucosa por edema e infiltração celular. Os anti-histamínicos e/ou corticosteroides intranasais são os medicamentos mais usados na clínica no manejo da rinite alérgica.

Anti-histamínicos bloqueadores do receptor H1

Exemplos de bloqueadores do receptor H1 disponíveis no mercado estão demonstrados no Quadro 1. Os fármacos de primeira geração, como a difenidramina e a doxilamina, são agentes altamente sedativos. A clorfeniramina e a ciclizina são menos sedativas. A segunda geração de fármacos bloqueadores do receptor H1, como fexofenadina, loratadina e cetirizina, é muito menos lipossolúvel que a primeira geração, sendo livre de efeitos sedativos. Todos os bloqueadores do receptor H1 são ativos por via oral.

Mecanismo de ação. Os bloqueadores do receptor H1 são antagonistas competitivos do receptor H1, por isso não têm efeito na liberação de histamina dos locais de armazenamento, sendo mais eficazes se administrados antes de ocorrer a liberação de histamina, ou seja, têm maior eficácia preventiva.

Usos clínicos. Os bloqueadores do receptor H1 são usados nas respostas alérgicas tipo 1 e são frequentemente formulados em combinação com outros fármacos de venda livre, listados no Quadro 1, em preparações para alergia e resfriado. Um uso adicional de difenidramina, dimenidrinato, ciclizina, meclizina e prometazina é no controle da cinetose. A difenidramina também é usada para tratar os vômitos induzidos pela quimioterapia.

Efeitos adversos. A sedação e os efeitos antimuscarínicos (por exemplo, boca seca e visão borrada) ocorrem com alguns fármacos da primeira geração, em especial difenidramina, doxilamina e prometazina.

> **Fique atento**
>
> Devido ao efeito sedativo, pode ocorrer interações medicamentosas entre os anti-histamínicos de primeira geração (como difenidramina), quando administrados com outros fármacos com efeitos sedativos (como benzodiazepínicos) e/ou álcool.

Descongestionantes nasais

Os descongestionantes nasais são agonistas nos receptores alfa-1 (α1) e podem ser classificados como sistêmicos ou tópicos (Quadro 1).

Mecanismo de ação. A fenilefrina e a oximetazolina atuam como agonistas nos receptores α1 e promovem vasoconstrição nasal.

Uso clínico. Os descongestionantes de membrana mucosa são α-agonistas que reduzem o desconforto do resfriado comum (por exemplo, coriza).

Efeitos adversos. Os efeitos adversos dos agonistas dos adrenoceptores α1 estão relacionados à exacerbação dos seus efeitos farmacológicos no sistema cardiovascular, como taquicardia e aumento da pressão arterial. Também pode estimular o sistema nervoso central e causar insônia, nervosismo, tremor e ansiedade. Pode ocorrer hiperemia de rebote – um aumento no fluxo sanguíneo das membranas mucosas – com o uso desses agentes. Portanto, não deve ser usado por tempo superior a três dias.

Fármacos usados no tratamento da tosse

Antitussígenos e expectorantes

A codeína e a hidrocodona são fármacos derivados de opioides que podem estar incluídos nas formulações de antitussígenos. A guaifenesina é o expectorante mais comum em preparações de venda livre e naquelas sob prescrição médica.

Efeitos fisiológicos e uso clínico. Os opioides naturais e seus derivados, como o dextrometorfano, suprimem o centro da tosse no bulbo, o que aumenta o limiar estimulatório necessário para iniciar o reflexo da tosse. A guaifenesina ajuda na expectoração do muco do trato respiratório ao estimular a produção de secreção, levando ao aumento do volume de fluido das vias aéreas e à redução da viscosidade do muco. Esses fármacos podem ser prescritos isoladamente, combinados entre si ou combinados com descongestionantes ou anti-histamínicos (Quadro 1), estando muitos deles disponíveis como medicamentos isentos de prescrição, exceto os opioides.

Efeitos adversos. Os opioides podem reduzir o impulso respiratório ao inibir os mecanismos respiratórios do tronco encefálico, efeito que pode provocar hipercapnia, não tolerável por pacientes com obstrução das vias aéreas. A guaifenesina pode provocar desconforto do trato gastrointestinal, vertigem e sonolência.

O Quadro 1 apresenta exemplos de fármacos usados no tratamento da rinite alérgica e da tosse.

Quadro 1. Fármacos e formulações usados no tratamento da rinite alérgica e tosse.

Formulações	Fármacos	Comentários
Preparações para alergia e resfriado	Clorfeniramina Bronfeniramina Clemastina Difenidramina Clorfeniramina mais pseudoefedrina Triprolidina mais pseudoefedrina	Os anti-histamínicos isoladamente aliviam a maioria dos sintomas associados à rinite alérgica ou febre do feno. A clorfeniramina, bronfeniramina e clemastina provocam menos sonolência do que a difenidramina e doxilamina. Vários anti-histamínicos de segunda geração foram aprovados para uso como medicamentos de venda livre, sendo terapeuticamente comparáveis aos agentes de primeira geração, mas possuindo muito menor incidência de sedação.
Descongestionantes, uso tópico	Oximetazolina Fenilefrina Xilometazolina	Os simpatomiméticos tópicos são eficazes para o tratamento temporário da rinorreia aguda associada ao resfriado comum e alergia. Os agentes de ação prolongada (oximetazolina e xilometazolina) são preferíveis, embora a fenilefrina tenha a mesma eficácia. Os descongestionantes nasais não devem ser usados por mais de 3 dias para evitar a congestão nasal de rebote.
Descongestionantes, uso sistêmico	Pseudoefedrina Fenilefrina	Os descongestionantes administrados por via oral são combinados com outros fármacos em formulações de venda livre para o resfriado e alergia sazonal. A administração sistêmica provoca ação mais prolongada, contudo aumenta a incidência de efeitos adversos.
Antitussígenos	Codeína	Atuam no nível central para aumentar o limiar da tosse. Nas doses necessárias ao controle da tosse, o risco de dependência da codeína é baixo. Muitas combinações à base de codeína são classificadas como narcóticos V, sendo restrita a venda sem prescrição médica em alguns Estados norte-americanos.

(Continua)

(Continuação)

Quadro 1. Fármacos e formulações usados no tratamento da rinite alérgica e tosse.

Formulações	Fármacos	Comentários
Antitussígenos	Dextrometorfano	O dextrrometorfano é um derivado não analgésico e não viciante do levorfanol. Quase sempre, é usado em combinação com anti-histamínicos, descongestionantes e antitussígenos.
Expectorantes	Guaifenesina	É o único expectorante de venda livre reconhecido como seguro e eficiente pelo FDA. Quase sempre usado com anti--histamínicos, descongestionantes e antitussígenos.

Fonte: adaptado de Panus et al. (2011, p. 487).

Exercícios

1. João é agricultor aposentado, tem 73 anos e fumou dois maços de cigarro por dia nos últimos 45 anos. Foi diagnosticado com doença pulmonar obstrutiva crônica (DPOC). Ele apresenta dificuldade para respirar, mas os sintomas são leves e intermitentes. Qual dos seguintes fármacos seria o mais adequado para iniciar o tratamento?
   a) Corticosteroide administrado por via oral.
   b) Salbutamol.
   c) Salmeterol.
   d) Tiotrópio associado ao salmeterol.
   e) Teofilina.

2. Joana tem 13 anos e histórico de asma na infância. Apresenta quadro de tosse, dispneia e respiração ofegante após visitar um centro de equitação. Os sintomas são graves e a menina é levada a um centro de atendimento de emergência. O exame físico revelou diaforese, dispneia, taquicardia e taquipneia. A frequência respiratória era de 42 mpm, o pulso era de 110 bpm e a pressão sanguínea era de 132/65 mmHg. Qual dos seguintes fármacos é o mais apropriado para reverter a broncoconstrição imediatamente após a administração à paciente?
   a) Fluticasona por via inalatória.
   b) Salbutamol por inalação.
   c) Propranolol intravenoso.
   d) Teofilina administrada

por via oral.
e) Beclometasona por inalação.
3. Uma jovem de 18 anos tem broncospasmo induzido por esforço, especialmente no tempo frio. Ela toma sua medicação 15 minutos antes do exercício previsto, o que ajuda a evitar a crise de asma. Qual medicamento ela deve utilizar como medida profilática?
a) Salbutamol.
b) Prednisona.
c) Cromoglicato de sódio.
d) Omalizumabe (inibidor de IgE).
e) Zafirlucaste.
4. Uma mulher de 36 anos queixa-se de congestão nasal e "nariz escorrendo". Qual das seguintes alternativas corresponde ao melhor tratamento de longo prazo para uma paciente com rinite alérgica?
a) Corticosteroides administrados por via oral.
b) Difenidramina.
c) Corticosteroides por via intranasal.
d) Codeína.
e) Pseudoefedrina oral.
5. A efedrina é utilizada para tratar a congestão nasal em razão de qual das seguintes opções?
a) É um agonista α2-adrenérgico.
b) É um agonista β2-adrenérgico.
c) Inibe a síntese de leucotrienos.
d) Inibe a produção de IgE.
e) É um agonista α1-adrenérgico.

Referências

HAMMER, G. D.; MCPHEE, S. J. *Fisiopatologia da doença*: uma introdução à medicina clínica. 7. ed. Porto Alegre: AMGH, 2016.

PANUS, P. C. et al. *Farmacologia para fisioterapeutas*. Porto Alegre: McGraw-Hill, 2011.

Leituras recomendadas

BRUNTON, L. L.; CHABNER, B. A.; KNOLLMANN, B. C. *As bases farmacológicas da terapêutica de Goodman & Gilman*. 12. ed. Porto Alegre: AMGH, 2012.

CLARCK, M. A. et al. *Farmacologia ilustrada*. 5. ed. Porto Alegre: Artmed, 2013.

KATZUNG, B. G.; MASTERS, S. B.; TREVOR, A. J. *Farmacologia básica e clínica*. 12. ed. Porto Alegre: AMGH, 2014.

SILVERTHORN, D. U. *Fisiologia humana*: uma abordagem integrada. 7. ed. Porto Alegre: Artmed, 2017.

Fármacos que afetam o SNC: antidepressivos

Objetivos de aprendizagem

Ao final deste texto, você deve apresentar os seguintes aprendizados

- Diferenciar o mecanismo de ação das diferentes classes de fármacos antidepressivos.
- Identificar os efeitos adversos e interações medicamentosas dos fármacos antidepressivos.
- Descrever os sintomas e o manejo da intoxicação com antidepressivos e da síndrome de descontinuação dos antidepressivos.

Introdução

A depressão se constitui como uma das doenças mentais mais comuns, em que em torno de 15% da população pode apresentar pelo menos um episódio em algum momento de sua vida, sendo que a mulher apresenta maior propensão. A depressão, em geral, é classificada como depressão maior (depressão unipolar) ou depressão bipolar (doença maníaco-depressiva).

Os episódios depressivos são caracterizados por sintomas de sensação de melancolia, pessimismo, diminuição do interesse por atividades laborais, incapacidade de sentir prazer, bem como alterações no sono (insônia ou aumento do sono) e no apetite, podendo levar à perda ou ao ganho de peso, retardo psicomotor, sentimento de culpa, perda da libido e, em situações mais graves, tendências suicidas. Nesse contexto, são extremamente importantes o diagnóstico e o tratamento adequado da depressão em tempo hábil. Em algumas situações clínicas, é necessário o ajuste de dose, a implementação de terapia adjuvante ou até mesmo a troca do medicamento antidepressivo, além do acompanhamento psicoterápico.

Com relação à fisiopatologia, a hipótese mais aceita é a **teoria das monoaminas**, na qual acredita-se que a depressão esteja relacionada com a diminuição da disponibilidade de monoaminas (serotonina e/ou norepinefrina) no cérebro. Os fármacos utilizados para tratar a depressão incluem inibidores seletivos da recaptação de serotonina (ISRSs), inibidores da recaptação de serotonina e norepinefrina (IRSNs), antidepressivos atípicos, antidepressivos tricíclicos (ADTs) e inibidores da monoaminoxidase (IMAOs). Outras condições para as quais alguns antidepressivos são usados incluem transtorno do pânico, transtorno obsessivo-compulsivo (TOC), transtorno afetivo bipolar, dor crônica e enurese.

Apesar da segurança relativa da maioria dos agentes antidepressivos, o uso racional dessa classe de medicamentos requer uma clara compreensão do mecanismo de ação, dos parâmetros farmacocinéticos, das reações adversas e das potenciais interações medicamentosas. Além disso, um dos cuidados no manejo da terapia antidepressiva está relacionado à retirada da medicação, que deve ser gradual, pois há o risco de causar "síndrome de descontinuação dos antidepressivos" se o tratamento for suspenso de modo súbito, desencadeando cefaleia, irritabilidade, nervosismo e insônia.

Neste capítulo, vamos abordar o mecanismo de ação, os efeitos adversos e as interações medicamentosas dos fármacos antidepressivos. Também serão abordadas a síndrome da descontinuação dos antidepressivos e a intoxicação com antidepressivos.

Fármacos antidepressivos

Observa-se na prática clínica que a maioria dos fármacos antidepressivos aumenta, direta ou indiretamente, as ações da norepinefrina e/ou da serotonina no SNC, o que corrobora com a **teoria das aminas biogênicas**, que propõe a hipótese de que a depressão acontece em razão de uma diminuição de serotonina e norepinefrina no SNC.

Os medicamentos mais comumente usados, muitas vezes chamados de antidepressivos de segunda geração, são os ISRSs e os IRSNs, que têm maior eficácia e segurança em relação à maioria dos medicamentos mais antigos, ou seja, os ADTs e os antidepressivos IMAOs. Mais recentemente, foram disponibilizados os inibidores relativamente seletivos da recaptação de norepinefrina (por exemplo, maprotilina).

Veja a seguir os aspectos farmacológicos das diferentes classes de fármacos antidepressivos, incluindo mecanismo de ação, efeitos adversos e interações medicamentosas envolvendo fármacos antidepressivos.

Antidepressivos tricíclicos (ADTs)

Os ADTs e os antidepressivos IMAOs foram os primeiros antidepressivos a serem empregados na clínica no tratamento da depressão. Como exemplos de fármacos ADTS, pode-se citar: amitriptilina, clomipramina, desipramina, doxepina, imipramina, maprotilina e nortriptilina. Os ADTs são bem absorvidos por via oral e se distribuem amplamente pelo SNC em razão da alta lipossolubilidade. Esses fármacos são metabolizados pelo sistema microssomal hepático e, portanto, sua metabolização é susceptível a variação em razão de possíveis interações medicamentosas, quando administrados simultaneamente com fármacos indutores ou inibidores enzimáticos. São excretados como metabolitos inativos na urina.

Mecanismo de ação: o mecanismo de ação dos ADTS envolve a inibição dos mecanismos de recaptação de norepinefrina (NE) e serotonina (5-HT), responsável pelo término das ações sinápticas de NE e 5-HT no cérebro. Dessa forma, tal ação produz um aumento das ações dos neurotransmissores nos receptores pós-sinápticos e, consequente, aumento da neurotransmissão noradrenérgica e serotoninérgica. Além disso, os ADTs também bloqueiam os receptores serotoninérgicos, α-adrenérgicos, histamínicos e muscarínicos. Porém, ainda não se conhece exatamente quais os benefícios relacionados à atividade antidepressiva de tais fármacos. Por outro lado, as ações dos ADTs nesses receptores são responsáveis por muitos dos seus efeitos adversos.

Efeitos adversos: os ADTs apresentam inúmeros efeitos adversos em razão da ação em outros neurotransmissores: (a) bloqueio dos receptores colinérgicos muscarínicos causa visão turva, xerostomia (boca seca), retenção urinária, taquicardia, constipação e agravamento do glaucoma de ângulo fechado; (b) bloqueio dos receptores α-adrenérgicos causa hipotensão ortostática, tonturas e taquicardia reflexa; e (c) bloqueio dos receptores H1 histamínicos causa sedação, que pode ser significativa, especialmente durante as primeiras semanas do tratamento.

Além disso, os ADTs estão relacionados com o aumento de peso. Também estão relacionados à disfunção sexual, porém em uma minoria de pacientes, e a incidência é menor do que a associada com o ISRSs. Os ADT podem agravar certas condições médicas, como hiperplasia prostática benigna, epilepsia e arritmias preexistentes.

Inibidores seletivos da recaptação da serotonina (ISRSs)

Fluoxetina (protótipo do grupo), sertralina, citalopram, escitalopram, fluvoxamina e paroxetina são exemplos de fármacos antidepressivos que são ISRSs. São bem absorvidos por via oral e todos sofrem metabolismo hepático, tendo meias-vidas de 18 a 24 horas. Entretanto, a fluoxetina forma um metabólito ativo com meia-vida de vários dias. A fluoxetina e a paroxetina são potentes inibidores da isoenzima CYP450 (CYP2D6) e, quando administrados com outros fármacos simultaneamente, induzem interações medicamentosas, com a consequente diminuição da metabolização dos outros fármacos (ADTs, antipsicóticos e alguns antiarrítmicos e β-antagonistas adrenérgicos). A dosagem de todos os ISRSs deve ser diminuída em pacientes com insuficiência hepática.

Mecanismo de ação: os ISRSs bloqueiam a recaptação de serotonina, levando, assim, ao aumento da concentração do neurotransmissor na fenda sináptica.

Efeitos adversos: embora os ISRSs apresentem efeitos adversos menos graves do que os ADTs e os IMAOs, eles não são isentos de efeitos adversos, como cefaleia, sudorese, ansiedade e agitação, efeitos gastrointestinais (náuseas, êmese e diarreia), fraqueza e cansaço. Disfunções sexuais, incluindo perda de libido, ejaculação retardada e anosgarmia, são comuns com os ISRSs. O manejo de tais efeitos pode ser realizado por meio da troca por outro antidepressivo (como bupropiona ou mirtazapina).

Inibidores da recaptação de serotonina e norepinefrina (IRSNs)

Exemplos de fármacos antidepressivos da classe dos IRSNs incluem a venlafaxina e a duloxetina. Tais fármacos são uteis em casos de depressão não responsiva aos ISRSs e também são usados em pacientes depressivos com quadro de dor crônica, como dor lombar ou muscular, neuropática, etc.

Mecanismo de ação: o mecanismo de ação envolve a inibição da recaptação de serotonina e norepinefrina.

Efeitos adversos: os IRSNs apresentam vantagem sobre os ADTS, pois têm pouca atividade em receptores adrenérgicos α, bem como pouca atividade em receptores muscarínicos ou histamínicos. Porém, tem se relatado náuseas, cefaleia, insônia, constipação e disfunções sexuais com uso of venlafaxina e duloxetina.

Um dos cuidados no emprego de terapia antidepressiva com venlafaxina e duloxetina está relacionado à retirada da medicação, que deve ser gradual, pois há o risco de causar "síndrome de descontinuação dos antidepressivos" se o tratamento for suspenso de modo súbito, desencadeando cefaleia, irritabilidade, nervosismo e insônia.

Antidepressivos atípicos

Antidepressivos atípicos constituem um grupo de fármacos que diferem na estrutura química e no mecanismo de ação, não estando relacionados aos ADTs ou ISRSs, mas que, por outro lado, tem sido demonstrado um melhor perfil de eficácia e efeitos adversos, quando comparado aos ADTs ou ISRSs. Exemplos de antidepressivos atípicos incluem bupropiona, mirtazapina, trazodona e nefazodona.

Mecanismo de ação: a *bupropiona* promove efeito antidepressivo por meio de fraca inibição de recaptação de norepinefrina e também inibe recaptação de dopamina (ação que leva à redução na compulsão e diminui síndrome de abstinência à nicotina).

O efeito antidepressivo da mirtazapina está associado ao bloqueio de receptores adrenérgicos α2 pré-sinápticos, o que resulta no aumento da neurotransmissão da serotonina e da norepinefrina. Seu efeito antidepressivo também está relacionado ao bloqueio de receptores 5HT2.

Trazodona e nefazodona são fracos inibidores da recaptação de serotonina, porém sua atividade antidepressiva está relacionada ao bloqueio de receptores 5HT2.

Efeitos adversos: os efeitos adversos da bupropiona incluem boca seca, sudorese, irritabilidade e pouca incidência de disfunções sexuais, porém é contraindicado para pacientes epilépticos, pois apresenta risco de convulsões.

Em razão da ação anti-histamínica, a mirtazapina causa sedação, porém é desprovido de ação antimuscarínica e não interfere na função sexual, sendo recomendado como alternativa terapêutica no manejo da depressão em homens.

Os efeitos adversos da trazodona e da nefazodona incluem sedação e risco de hepatotoxicidade (nefazodona).

Inibidores da monoaminoxidase (IMAO)

Os fármacos antidepressivos IMAOs disponíveis atualmente na clínica médica são a fenelzina, a tranilcipromina, e a selegilina. Os IMAOs (por exemplo, fenelzina e tranilcipromina) têm estrutura similar à das anfetaminas, sendo ativos quando administrados por via oral.

Mecanismo de ação: o mecanismo de ação envolve a inibição da MAO-A, enzima responsável pela metabolização de norepinefrina, serotonina e tiramina, bem como a MAO-B, que metaboliza a dopamina.

Efeitos adversos: os IMAOs são indicados somente em casos de pacientes não responsivos a outras classes de antidepressivos anteriormente descritos, pois apresentam reações adversas graves e imprevisíveis e há riscos de interações medicamentosas, principalmente interações fármaco-alimentos. Pode causar hipotensão ortostática.

Inúmeros alimentos, como queijos, carne, fígado, peixes em conserva ou defumados e vinho tinto, são ricos em tiramina, que é inativada pela MAO no intestino. Pacientes que fazem uso de antidepressivos IMAO têm diminuída a capacidade de degradação da tiramina obtida na dieta e que favorece a liberação de grande quantidade de catecolaminas, podendo desencadear uma crise hipertensiva severa, caracterizada por agitação psicomotora, taquicardia, rigidez no pescoço, arritmias cardíacas e convulsões. Nesse cenário, é extremamente importante a educação do paciente quanto à restrição do consumo de tais alimentos.

Além das interações com alimentos ricos em tiramina, os IMAOs também interagem com antidepressivos ISRSs. Portanto, não devem ser usados concomitantemente, pois há o risco de síndrome serotoninérgica, que pode ser fatal. É necessário interromper o uso de IMAOs pelo menos seis semanas antes do início da administração de ISRSs, e vice-versa. A interação entre IMAO e bupropiona pode causar convulsões.

Síndrome da descontinuação de antidepressivos

A "síndrome da descontinuação de antidepressivos" consta na DSM-5 – categoria de distúrbios do movimento de induzidos por medicamentos e outros efeitos adversos da medicação.

Essa síndrome caracteriza como um conjunto de sintomas podem ocorrer após a retirada abrupta ou a redução acentuada da dose do antidepressivo tomado de forma contínua por pelo um mês. Os sintomas, em geral, iniciam dentro de dois a quatro dias e incluem sintomas sensoriais e somáticos (sensação de choque elétrico, náuseas e hipersensibilidade a luz e ruídos) e sintomas de ansiedade, medo e agitação. Em geral, os sintomas são aliviados pelo reinício do uso do mesmo antidepressivo, pelo início de uso de antidepressivo de mecanismo de ação similar e/ou ajuste da dosagem do antidepressivo.

O risco de desenvolvimento da síndrome da descontinuação de antidepressivos é maior em pacientes que fazem uso de antidepressivos com tempo de meia-vida curto e com doses mais elevadas. Em geral, aparece após o uso contínuo em torno de oito semanas.

A síndrome da descontinuação de antidepressivos ocorre com todos os antidepressivos da classe IMAOs, em que o paciente apresenta agitação, distúrbios de movimento e alteração do padrão do sono e da fala. Com relação aos ADTS, com frequência é observada em pacientes que fazem uso de amitriptilina, desipramina e imipramina. No grupo dos antidepressivos ISRSs, é observada com o uso da fluoxetina e, principalmente, com a paroxetina, em razão do curto tempo de meia-vida, e também com antidepressivos atípicos, venlafaxina, mirtazapina, trazodona e duloxetina.

Os pacientes apresentam maior propensão para interromper sua medicação antidepressiva depois que começam a se sentir melhores. Dessa forma, predispõe ao surgimento da síndrome de descontinuação de antidepressivos. Nesse cenário, os pacientes devem ser orientados quanto aos riscos da recaída da doença, aos efeitos indesejáveis decorrentes da retirada abrupta dos medicamentos, bem como à importância da continuidade da farmacoterapia de manutenção. Quando necessária a interrupção do tratamento, deve ser feita por meio de descontinuação gradual dos medicamentos, que pode levar até três meses.

Intoxicação induzida por antidepressivos

Alguns antidepressivos são altamente tóxicos e potencialmente letais quando ingeridos em grande quantidade, o que pode ser comumente observado em pacientes deprimidos que intencionalmente ingerem grande quantidade do medicamento deliberadamente como tentativa de suicídio. Superdosagem por antidepressivos também pode ocorrer de forma acidental, como com crianças que venham a ter acesso aos frascos de medicamentos. As medidas gerais para tratar uma intoxicação aguda induzida por antidepressivos incluem a detecção precoce dos sinais e dos sintomas, a interrupção do uso do medicamento e a instituição de medidas gerais de cuidado ao paciente.

Veja os principais sinais e sintomas relacionados à superdosagem com as diferentes classes de antidepressivos:

1. **Superdosagem com ISRSs:** os sintomas incluem náuseas, vômito, agitação psicomotora e outros sinais de estimulação do SNC. O protocolo

inclui medidas de tratamento sintomático e de suporte geral, manutenção da via aérea e ventilação adequada e administração de carvão ativado.

2. **Superdosagem com ADTs:** os sintomas iniciam em torno de uma a quatro horas após a ingestão e consistem basicamente em depressão do SNC e efeitos cardiovasculares; a morte é decorrente de insuficiência cardíaca, respiratória e circulatória. As medidas incluem lavagem gástrica, administração de carvão ativado para interferir na absorção e medidas de suporte ventilatório e cardiocirculatórios.

3. **Superdosagem de bupropiona:** os sintomas incluem agitação psicomotora, náuseas, vômitos e convulsões. Implementar medidas que interferem na absorção (lavagem gástrica e carvão ativado) e administração de benzodiazepínico para controle de convulsões.

Exercícios

1. Dona Josefina, de 68 anos, tem longa história de sintomas depressivos. Além disso, informa que há muitos anos sofre de dor por todo o corpo, e seu médico diagnosticou como dor neuropática. Os exames físicos e laboratoriais não apresentaram alterações significativas. Qual dos seguintes fármacos pode ser útil no tratamento dessa paciente?
   a) Fluoxetina.
   b) Sertralina.
   c) Fenelzina.
   d) Mirtazapina.
   e) Duloxetina.

2. Uma paciente de 47 anos com sintomas de depressão também apresenta glaucoma de ângulo estreito. Qual dos seguintes antidepressivos deve ser evitado nessa paciente?
   a) Sertralina.
   b) Amitriptilina.
   c) Bupropiona.
   d) Mirtazapina.
   e) Fluvoxamina.

3. Um dentista de 58 anos começa a demonstrar alterações no humor, perda de interesse pelo seu trabalho e sentimento de culpa, falta de valor e desesperança. Além dos sintomas psiquiátricos, o paciente se queixa de dores musculares pelo corpo. Exames físicos e laboratoriais nada revelaram de significativo. Após seis semanas de tratamento com fluoxetina, os sintomas do paciente desapareceram. Contudo, ele reclama de disfunção sexual. Qual dos seguintes fármacos deve ser uma alternativa útil para esse paciente?
   a) Fluvoxamina.
   b) Sertralina.
   c) Citalopram.
   d) Mirtazapina.
   e) Amitriptilina.

4. Um jovem de 15 anos é diagnosticado com depressão maior. Ele também tem epilepsia

idiopática. Em razão dos seus efeitos adversos, qual dos seguintes agentes é contraindicado para esse paciente?
a) Bupropiona.
b) Fluoxetina.
c) Mirtazapina.
d) Venlafaxina.
e) Duloxetina.

5. José, um homem de 35 anos de idade, está utilizando isoniazida para o tratamento da tuberculose. Qual dos seguintes agentes antidepressivos inibe as enzimas microssomais hepáticas, causando interações medicamentosas clinicamente significativas?
a) Trazodona.
b) Mirtazapina.
c) Fenelzina.
d) Bupropiona.
e) Fluoxetina.

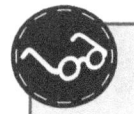

Leituras recomendadas

BHAT VENKAT, M. D.; KENNEDY, S. H. Recognition and management of antidepressant discontinuation syndrome. *Journal of Psychiatry & Neuroscience*, Ottawa, v. 42, n. 4, p. E7-E8, jul. 2017.

BRUNTON, L. L.; CHABNER, B. A.; KNOLLMANN, B. C. *As bases farmacológicas da terapêutica de Goodman & Gilman*. 12. ed. Porto Alegre: AMGH, 2012.

CLARK, M. A. et al. *Farmacologia ilustrada*. 5. ed. Porto Alegre: Artmed, 2013.

HAMMER, G. D.; MCPHEE, S. J. *Fisiopatologia da doença*: uma introdução à medicina clínica. 7. ed. Porto Alegre: AMGH, 2016.

KATZUNG, B. G.; TREVOR, A. J. *Farmacologia básica e clínica*. 13. ed. Porto Alegre: AMGH, 2017. (Lange).

PANUS, P. C. et al. *Farmacologia para fisioterapeutas*. Porto Alegre: McGraw-Hill, 2011.

WILLIAMSON, E.; DRIVER S.; BAXTER, K. *Interações medicamentosas de Stockley*. Porto Alegre: Artmed, 2012.

Fármacos que afetam o SNC: ansiolíticos, hipnóticos e sedativos

Objetivos de aprendizagem

Ao final deste texto, você deve apresentar os seguintes aprendizados:

- Identificar o mecanismo de ação, os efeitos farmacológicos, os usos terapêuticos e os efeitos adversos de fármacos ansiolíticos.
- Reconhecer o risco de dependência e o manejo de sinais e sintomas da abstinência aos benzodiazepínicos.
- Descrever o mecanismo de ação, os efeitos farmacológicos, os usos terapêuticos e os efeitos adversos de fármacos hipnóticos e sedativos.

Introdução

Fármacos com ações depressoras no sistema nervoso central (SNC) podem produzir redução da ansiedade, sedação e ação hipnótica.

Na atualidade, os transtornos do sono e de ansiedade representam problemas comuns. Os agentes que têm a capacidade de aliviar a ansiedade, promover o relaxamento muscular ou facilitar a indução do sono são fármacos amplamente prescritos em todo o mundo. Além das propriedades farmacológicas, esses medicamentos apresentam potencial de abuso e dependência.

Neste capítulo, serão abordados o mecanismo de ação, os usos terapêuticos e os efeitos adversos de fármacos ansiolíticos, hipnóticos e sedativos.

Fármacos ansiolíticos

Efeitos farmacológicos e usos terapêuticos de fármacos ansiolíticos

Transtornos de ansiedade englobam inúmeros sintomas e podem ser classificados em transtorno de ansiedade generalizada, transtorno obsessivo-compulsivo, transtorno do pânico, transtorno de estresse pós-traumático, fobia social, fobias específicas e estresse agudo. Os sintomas de ansiedade também são frequentemente associados à depressão. Inúmeros fármacos e classes de fármacos apresentam efeitos ansiolíticos e têm sido empregados no tratamento farmacológico dos transtornos de ansiedade, como antidepressivos das classes dos inibidores seletivos de recaptação de serotonina (ISRSs), inibidores de recaptação de serotonina e norepinefrina (IRSNs), benzodiazepínicos, buspirona e antagonistas β-adrenérgicos (como propranolol).

O uso crônico de antidepressivos da classe dos ISRS e a venlafaxina têm demonstrado atividade ansiolítica e apresentam perfil razoável e tolerado de efeitos adversos. Os benzodiazepínicos são ansiolíticos eficazes tanto no tratamento agudo quanto crônico, porém, deve haver cautela quanto à sua utilização, em razão do seu potencial para uso abusivo e dependência, bem como pelos seus efeitos prejudiciais na cognição e na memória. A buspirona atua no sistema serotoninérgico (agonista parcial nos receptores 5-HT1A). Os antagonistas β-adrenérgicos, em especial fármacos mais lipossolúveis (como o propranolol e o nadolol), são usados ocasionalmente para o controle da ansiedade de desempenho, como o medo de falar em público. Porém, podem causar hipotensão. O anti-histamínico hidroxizina tem sido usado como ansiolítico, mas produz sedação de curta duração e tem sido útil em pacientes que não podem usar outros tipos de ansiolíticos (por exemplo, aqueles com histórico de uso abusivo de fármacos ou álcool, em que os benzodiazepínicos seriam evitados).

Neste capítulo, será abordada mais detalhadamente a farmacologia dos fármacos ansiolíticos: benzodiazepínicos e buspirona. Aspectos farmacológicos de antidepressivos, anti-histamínicos e beta-bloqueadores serão abordados em outro momento.

> **Saiba mais**
>
> Os transtornos de ansiedade acometem de 10% a 15% da população mundial. Os agentes ansiolíticos são fármacos amplamente prescritos. Os benzodiazepínicos, a principal classe de fármacos ansiolíticos, são úteis em diferentes tipos de transtornos de ansiedade e, além das propriedades farmacológicas, apresentam potencial de abuso e dependência.

Benzodiazepínicos

Os benzodiazepínicos continuam a ser amplamente usados para o tratamento dos estados de ansiedade. Exemplos de fármacos benzodiazepínicos incluem alprazolam, clordiazepóxido, clonazepam, clorazepato, diazepam, flurazepam, lorazepam, midazolam, oxazepam, temazepam e triazolam.

O alprazolam e o clonazepam têm maior eficácia do que os outros benzodiazepínicos no tratamento do distúrbio de pânico e fobias. A escolha dos benzodiazepínicos para a ansiedade é baseada em princípios de segurança farmacológica, pois apresentam um índice terapêutico relativamente alto e pouco risco de interações medicamentosas. As desvantagens dos benzodiazepínicos consistem no risco de dependência. Além disso, os benzodiazepínicos exercem depressão adicional no SNC quando administrados com outros fármacos depressores ou com o etanol. Os pacientes devem ser orientados sobre esse possível efeito, para evitar o comprometimento do desempenho de qualquer tarefa que exija atenção e coordenação motora (como dirigir automóvel ou operar máquinas).

Mecanismo de ação: com relação ao mecanismo de ação, os benzodiazepínicos potencializam a inibição GABAérgica em todos os níveis do neuráxis, como medula espinhal, hipotálamo, hipocampo, substância negra, córtex cerebelar e córtex cerebral. Os receptores para os benzodiazepínicos formam uma parte do complexo molecular do canal iônico cloreto do receptor do GABA. Os benzodiazepínicos se ligam ao receptor GABA e aumentam a eficiência da inibição sináptica GABAérgica (Figura 1). A potencialização na condução do íon cloreto induzida pela interação dos benzodiazepínicos com os receptores GABA significa um aumento na frequência da abertura do canal.

A Receptor vazio (sem agonistas)

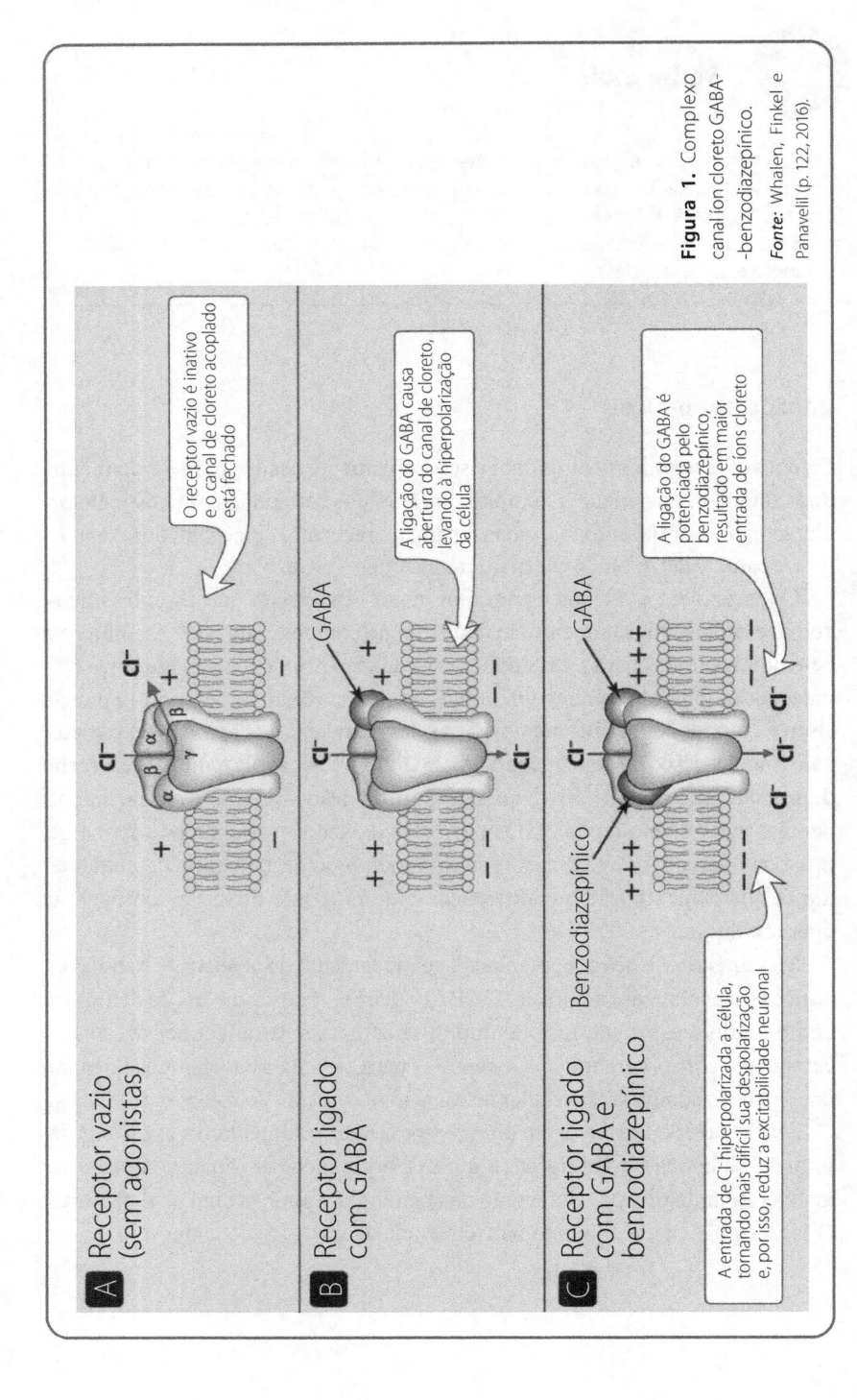

O receptor vazio é inativo e o canal de cloreto acoplado está fechado

B Receptor ligado com GABA

A ligação do GABA causa abertura do canal de cloreto, levando à hiperpolarização da célula

C Receptor ligado com GABA e benzodiazepínico

A ligação do GABA é potenciada pelo benzodiazepínico, resultado em maior entrada de íons cloreto

A entrada de Cl⁻ hiperpolariza a célula, tornando mais difícil sua despolarização e, por isso, reduz a excitabilidade neuronal

Figura 1. Complexo canal íon cloreto GABA-benzodiazepínico.
Fonte: Whalen, Finkel e Panavelil (p. 122, 2016).

Efeitos adversos: os efeitos adversos mais comuns com o uso dos benzodiazepínicos é a sonolência e a confusão, causando alteração na coordenação motora e, dessa forma, podendo interferir em tarefas que exigem concentração e atenção, como o ato de dirigir. Também pode ocorrer comprometimento cognitivo. Os benzodiazepínicos devem ser usados com cautela em pacientes com insuficiência hepática e devem ser evitados em pacientes com glaucoma de ângulo estreito.

Buspirona

A buspirona tem efeitos ansiolíticos seletivos e suas características farmacológicas são diferentes das atribuídas aos fármacos benzodiazepínicos. Buspirona alivia a ansiedade sem provocar fortes efeitos sedativos ou eufóricos e não tem propriedades hipnóticas, anticonvulsivantes ou relaxantes musculares. Diferentemente dos benzodiazepínicos, os efeitos ansiolíticos da buspirona podem levar mais de uma semana para surgirem, tornando o medicamento inadequado ao controle dos estados de ansiedade agudos. É usada em estados de ansiedade generalizados, mas não se mostra muito eficiente nos distúrbios de pânico. A buspirona tem uma tendência mínima ao abuso.

Mecanismo de ação: o mecanismo de ação da buspirona para exercer seus efeitos ansiolíticos envolve ação como um agonista parcial nos receptores 5-HT1A presentes no cérebro, mas também tem afinidade pelos receptores D2 dopaminérgicos presentes no cérebro.

Efeitos adversos: com relação aos efeitos adversos, pacientes tratados com buspirona não apresentarão sinais de ansiedade de rebote nem sintomas de abstinência se houver uma interrupção abrupta no tratamento. Provoca menor comprometimento psicomotor do que o diazepam, não afetando a capacidade de dirigir veículos, nem potencializa os efeitos depressores no SNC provocados pelos sedativo-hipnóticos convencionais, etanol ou antidepressivos. Os pacientes idosos não são mais sensíveis aos seus efeitos. Podem ocorrer taquicardia, palpitações, nervosismo, desconforto gastrointestinal e parestesia com maior frequência com a buspirona do que com os benzodiazepínicos. A buspirona também provoca constrição da pupila, dependendo da dose. A pressão arterial pode ser elevada em pacientes tratados simultaneamente com antidepressivos inibidores da monoaminoxidase (IMAO).

Risco de dependência e manejo de sinais e sintomas da abstinência aos benzodiazepínicos

Com relação ao uso clínico dos benzodiazepínicos no tratamento da ansiedade, é extremamente importante o uso racional e em curto prazo, pois pode-se desenvolver dependência física e psicológica quando utilizados por tempo prolongado. Além disso, é importante reconhecer sinais de abstinência aos benzodiazepínicos, que é caracterizada por agitação, ansiedade, tremor, insônia e, em casos mais graves, convulsão.

Nesse contexto, em pacientes que estão utilizando esses medicamentos por um tempo prolongado, é prudente reduzir gradualmente as doses dos benzodiazepínicos, pois a retirada abrupta de tais medicamentos pode desencadear sintomas de abstinência, que incluem a intensificação temporária dos problemas que inicialmente levaram o paciente a fazer uso de tal medicação (como insônia e ansiedade), irritabilidade, sudorese excessiva, tremores, anorexia e tonturas. Nesses casos, para atenuar os sintomas de abstinência, deve-se reduzir a dose em torno de 10% a 25%, a cada uma ou duas semanas, mas deve-se avaliar a resposta paciente a paciente, principalmente pacientes que fizeram uso de alta dosagem ou por tempo prolongado. Após a interrupção total do uso dos benzodiazepínicos, o paciente deve ser monitorizado durante algumas semanas, para avaliar possível presença de sintomas de abstinência ou recorrência dos sintomas que levaram o paciente a fazer uso de tais medicamentos.

Fármacos hipnóticos e sedativos

Efeitos farmacológicos e usos terapêuticos de fármacos hipnóticos e sedativos

Os benzodiazepínicos também são úteis no tratamento da insônia primária e dos distúrbios do sono. O fármaco a ser selecionado deve permitir o início rápido do sono (redução da latência do sono) e ter duração adequada, com poucos efeitos de "ressaca", como sonolência, disforia e depressão mental ou incoordenação motora no dia seguinte. A sedação durante o dia é mais comum com os benzodiazepínicos que têm menor velocidade de eliminação (como lorazepam) e os biotransformados em metabólitos ativos (como flurazepam). Eszopiclona, zolpidem e zaleplona têm eficácia similar à dos benzodiazepínicos hipnóticos, mas prejudicam menos a função cognitiva durante o dia do que a maioria dos benzodiazepínicos.

Saiba mais

Síndrome da ressaca e uso crônico de sedativo-hipnóticos
Embora os benzodiazepínicos sejam usados amplamente no tratamento de estados de ansiedade e para insônia, seus efeitos adversos incluem sedação e sonolência durante o dia, caracterizando o que é denominado de "síndrome da ressaca".

Por outro lado, fármacos ansiolíticos que não agem por meio do sistema GABAérgico, como a buspirona (que atua no sistema serotoninérgico), ou os hipnóticos mais recentes zolpidem e zaleplona, embora atuem por meio dos receptores dos benzodiazepínicos e sejam mais seletivos nas suas ações centrais, apresentam uma menor propensão para essas reações.

Os fármacos comumente usados para sedação e hipnose estão listados no Quadro 1, juntamente com as doses recomendadas. Os efeitos no SNC de muitos hipnóticos e sedativos dependem da dose e podem induzir sedação, hipnose e anestesia. Alguns fármacos também apresentam atividade anticonvulsivante.

Quadro 1. Fármacos comumente usados para sedação e hipnose.

Sedação		Hipnose	
Fármaco	Dose (mg)	Fármaco	Dose (mg) (na hora de dormir)
Alprazolam	0,25 a 0,5, 2 ou 3 vezes/dia	Estazolam	0,5 a 2
Buspirona	5 a 10, 2 ou 3 vezes/dia	Eszopiclona	1 a 3
Clorazepato	5 a 7,5, 2 vezes/dia	Flurazepam	15 a 30
Clordiazepóxido	10 a 20, 2 ou 3 vezes/dia	Hidrato de cloral	500 a 1.000
Diazepam	5, 2 vezes/dia	Lorazepam	2 a 4
Fenobarbital	15 a 30, 2 ou vezes/dia	Quazepam	7,5 a 15

(Continua)

(Continuação)

Quadro 1. Fármacos comumente usados para sedação e hipnose.

Sedação		Hipnose	
Fármaco	Dose (mg)	Fármaco	Dose (mg) (na hora de dormir)
Halazepam	20 a 40, 3 ou 4 vezes/dia	Secobarbital	100 a 200
Lorazepam	1 a 2, 1 ou 2 vezes/dia	Temazepam	7,5 a 30
Oxazepam	15 a 30, 3 ou 4 vezes/dia	Triazolam	0,125 a 0,5
		Zalepiona	5 a 20
		Zolpidem	5 a 10

Fonte: Panus et al. (2011).

Sedação: benzodiazepínicos, barbituratos e sedativo-hipnóticos mais antigos exercem efeito calmante com a redução simultânea da ansiedade em doses relativamente baixas. Entretanto, na maioria dos casos, as ações ansiolíticas dos sedativo-hipnóticos são acompanhadas pela redução dos efeitos sobre as funções psicomotoras e cognitivas. Eles também exercem efeitos de amnésia anterógrada (incapacidade de lembrar eventos que ocorreram durante a ação do fármaco), dependendo da dose.

Hipnose: todos os fármacos sedativo-hipnóticos induzirão ao sono se forem administrados em uma dose elevada. Os efeitos dos sedativo-hipnóticos nos estágios do sono dependem de vários fatores, como dose e frequência da administração do fármaco. Os efeitos dos benzodiazepínicos e dos sedativo-hipnóticos mais antigos sobre os padrões do sono normal estão relacionados a menor latência para o início do sono, aumento do movimento não rápido dos olhos (NREM) e redução do movimento rápido dos olhos (REM). O zolpidem também reduz o sono REM, mas tem pouco efeito sobre o sono de ondas lentas. A eszopiclona e a zaleplona reduzem a latência do início do sono, com pouco efeito sobre o sono NREM ou REM.

Anestesia: fármacos sedativo-hipnóticos em altas doses induzem depressão do SNC ao estágio III-anestesia geral. Entretanto, a adequação de um agente como auxiliar na anestesia depende principalmente das propriedades físico-

-químicas que determinam seu rápido início e a duração do efeito. Entre os barbituratos, o tiopental e o metoexital são muito lipossolúveis, penetrando no tecido cerebral rapidamente após a administração intravenosa, característica que favorece seu uso para induzir à anestesia. Os benzodiazepínicos, como diazepam, lorazepam e midazolam, são usados por via intravenosa na anestesia, em muitos casos combinados com outros agentes. Porém, os benzodiazepínicos, administrados em grandes doses como auxiliares dos anestésicos gerais, contribuem para depressão respiratória persistente pós-anestesia, sendo provável que esse fator tenha relação com as suas meias-vidas longas e a formação de metabólitos ativos.

Efeitos anticonvulsivantes: a maioria dos sedativo-hipnóticos é capaz de inibir o desenvolvimento e a dispersão da atividade epiléptica no SNC. Existe alguma seletividade, pois alguns membros do grupo podem exercer efeitos anticonvulsivantes sem a marcante depressão do SNC (embora a função psicomotora possa ser prejudicada). Vários benzodiazepínicos, como clonazepam, diazepam e lorazepam, são seletivos o bastante para serem clinicamente úteis no tratamento dos quadros de crise. Dos barbituratos, o fenobarbital é eficaz no tratamento das crises tônico-clônicas generalizadas.

Fique atento

Mesmo em doses terapêuticas, os sedativo-hipnóticos podem produzir significativa depressão respiratória em pacientes com doença pulmonar. Os efeitos sobre a respiração têm relação com a dose, sendo depressão do centro respiratório medular a causa mais comum de morte por causa da superdosagem de sedativo-hipnóticos. Os efeitos sobre os sistemas respiratório e cardiovascular são mais marcantes quando os sedativo-hipnóticos são administrados por via intravenosa.

Barbituratos

Os fármacos da classe dos barbituratos, conhecidos como barbitúricos, foram amplamente utilizados no passado para sedar ou para induzir e manter o sono, porém, em razão da sua elevada capacidade em induzir depressão grave do SNC, causar coma e causar dependência física, eles foram substituídos na clínica pelo emprego dos benzodiazepínicos. Exemplos de fármacos barbitúricos são pentobarbital, secobarbital, tiopental e amobarbital, que têm sido empregados como hipnóticos e sedativos. O fenobarbital é usado como anticonvulsivante.

Mecanismo de ação: os barbituratos também facilitam as ações do GABA em vários locais no SNC, mas, diferentemente dos benzodiazepínicos, aumentam a duração da abertura do canal do cloreto regulada pelo GABA. Esses efeitos envolvem local de ligação ou locais diferentes dos locais de ligação dos benzodiazepínicos.

Os barbituratos são menos seletivos em suas ações que os benzodiazepínicos, pois também deprimem as ações dos neurotransmissores excitatórios (como ácido glutâmico) e exercem efeitos nas membranas não sinápticas em paralelo com seus efeitos na transmissão do GABA. Esses múltiplos locais de ação dos barbituratos podem ser a base para sua capacidade de induzir à anestesia geral e seus efeitos depressivos bem expressivos sobre o SNC (que resultam em baixa margem de segurança), em comparação com os dos benzodiazepínicos.

Efeitos adversos: no SNC, os barbitúricos causam sonolência, dificuldade de concentração e lassidão. Também estão relacionados com "ressaca farmacológica" e dependência física. A retirada abrupta dos barbitúricos causa síndrome de abstinência caracterizada por tremores, ansiedade, náuseas, convulsões, delírio e parada cardíaca, podendo levar o paciente à morte. Também é extremamente preocupante a intoxicação causada por superdosagem de barbitúricos, pois está relacionada à depressão respiratória, à depressão cardiovascular e ao choque. O manejo envolve lavagem gástrica (se foi recentemente ingerido) e suporte ventilatório. A alcalinização da urina auxilia na eliminação do fármaco do organismo.

Agonistas benzodiazepínicos

Mecanismo de ação: os hipnóticos zopiclona, zolpidem e zaleplona não têm estrutura química benzodiazepínica, mas exercem seus efeitos no SNC por meio da interação com alguns locais de ligação dos benzodiazepínicos, classificados como subtipo BZ1.

Efeitos adversos: os efeitos adversos incluem pesadelos, agitação, cefaleia, distúrbios gastrointestinais e sonolência diurna. Zaleplona e zopiclona apresentam efeito hipnótico semelhante ao zolpidem. Zaleplona tem menos efeitos sobre funções psicomotoras e cognitivas quando comparado ao zolpidem ou aos benzodiazepínicos. Efeitos adversos da zopiclona incluem ansiedade, boca seca, cefaleia, sonolência e gosto amargo na boca. Zolpidem não apresenta atividade anticonvulsivante, apresenta poucos efeitos de abstinência e tem mínima incidência de insônia de rebote.

Ramelteona

A ramelteona é um agonista seletivo dos subtipos de receptores de melatonina (MT1 e MT2), hormônio secretado pela glândula pineal, e auxilia na manutenção ao ciclo sono-vigília normal. Indicada para o tratamento da insônia em pacientes que apresentam dificuldade de "começar" a dormir. Não está relacionada a abuso e dependência ou efeito de abstinência, portanto, pode ser usada por tempo prolongado. Os efeitos adversos incluem tonturas, fadiga, sonolência e aumento dos níveis de prolactina.

Anti-histamínicos

Alguns anti-histamínicos com propriedades sedativas, como difenidramina, hidroxizina e doxilamina, são eficazes no tratamento dos tipos leves de insônia. No entanto, em geral, são menos úteis do que os benzodiazepínicos.

Hidrato de cloral

O hidrato de cloral é um fármaco sedativo desprovido de efeitos analgésicos. É amplamente utilizado na prática pediátrica para promover sedação prévia em procedimentos eletivos, como exames radiológicos, ou mesmo procedimentos invasivos, quando associados a agentes analgésicos ou anestésicos locais. Em doses terapêuticas, é seguro e seus efeitos adversos hepáticos, cardiovasculares e respiratórios só ocorrem em doses tóxicas, podendo desencadear depressão miocárdica, hipotensão, arritmias e depressão respiratória grave, semelhante à intoxicação por barbitúricos. Alterações neurológicas, como delírio, mal-estar, pesadelos e sonambulismo, podem ser observadas. O principal fator limitante ao uso do hidrato de cloral é o sabor desagradável e a ação irritante de mucosas, podendo ocorrer náuseas e vômitos quando administrados via oral, o que pode ser evitado administrando por via retal.

Propofol

O propofol é usado na indução e na manutenção da anestesia geral e sedação prolongada. É um fármaco de ação rápida e efeito sedativo semelhante ao proporcionado pelo midazolam. Tem sido empregado na sedação de adultos em procedimentos cirúrgicos e endoscopia. O mecanismo de ação está relacionado à ação sobre o receptor GABAA. Os efeitos adversos incluem: dor no local da aplicação, hipotensão e bradicardia e dificuldade respiratória transitória, durante a administração, e cefaleia, náusea e vômito, durante a fase de recuperação.

Saiba mais

Overdose: os sedativo-hipnóticos são os fármacos mais envolvidos com *overdoses* intencionais, em parte por causa da sua disponibilidade como agentes farmacológicos comumente prescritos.

A *overdose* pode provocar grave depressão respiratória e cardiovascular, efeitos potencialmente letais que ocorrem com maior probabilidade com álcoois, barbituratos e carbamatos do que com os benzodiazepínicos. O controle da intoxicação requer manutenção das vias respiratórias abertas e suporte com ventilação. O flumazenil pode reverter os efeitos depressores do SNC de benzodiazepínicos, zolpidem e zaleplona, mas não tem ação benéfica na *overdose* com outros sedativo-hipnóticos.

Exercícios

1. Qual dos seguintes fármacos é um hipnótico de ação curta?
   a) Fenobarbital.
   b) Diazepam.
   c) Clordiazepóxido.
   d) Triazolam.
   e) Flurazepam.

2. Um homem de 42 anos de idade é diagnosticado com transtorno de ansiedade generalizada. Qual das seguintes opções é uma contraindicação para o tratamento desse paciente com um benzodiazepínico?
   a) Tabagismo.
   b) Transtorno convulsivo.
   c) Diabetes melito.
   d) Apneia do sono.
   e) Insônia.

3. Com relação aos fármacos sedativo-hipnóticos com propriedades anticonvulsivantes, qual das seguintes afirmativas está correta?
   a) O fenobarbital tem propriedades analgésicas.
   b) O fenobarbital e o diazepam induzem o sistema enzimático P450.
   c) O fenobarbital é útil no tratamento da porfiria intermitente aguda.
   d) O fenobarbital causa depressão respiratória, que é potencializada pela ingestão

concomitante de álcool.
e) A buspirona tem ações ansiolíticas e anticonvulsivantes similares às dos benzodiazepínicos.

4. Os transtornos de ansiedade acometem cerca de 10% da população. Há uma variedade de fármacos que proporcionam efeitos ansiolíticos. Assinale a seguir a afirmativa correta sobre fármacos ansiolíticos.
   a) A buspirona atua no receptor GABAérgico e é eficaz no tratamento crônico dos transtornos de ansiedade generalizada. Não altera o desempenho psicomotor e não causa dependência.
   b) Os antagonistas beta-adrenérgicos (como propranolol) diminuem os sintomas periféricos da ansiedade (tremores e taquicardia). Portanto, são úteis quando usados ocasionalmente em casos de ansiedade de desempenho.
   c) Antidepressivos ISRSs e IRSNs constituem tratamento de primeira linha para a maioria dos tipos de transtornos de ansiedade (como transtorno de ansiedade generalizada, fobias sociais e transtorno obsessivo-compulsivo), em razão do rápido início da ação ansiolítica.
   d) Deve-se ter cautela no uso do anti-histamínico hidroxizina como ansiolítico, em razão do potencial em causar dependência.
   e) Os benzodiazepínicos são ansiolíticos que podem ser usados de forma contínua para tratamento em longo prazo.

5. Os benzodiazepínicos constituem uma das classes farmacológicas mais amplamente utilizadas como ansiolíticos e sedativos. Qual das seguintes afirmativas está correta?
   a) Os benzodiazepínicos abrem diretamente os canais de cloreto.
   b) Os benzodiazepínicos têm efeito analgésico.
   c) A melhora clínica da ansiedade exige duas a quatro semanas de tratamento com benzodiazepínicos.
   d) Todos os benzodiazepínicos apresentam algum efeito sedativo.
   e) Os benzodiazepínicos, como outros depressores do SNC, facilmente induzem anestesia geral.

Referências

PANUS, P. C. et al. *Farmacologia para fisioterapeutas*. Porto Alegre: McGraw-Hill, 2011.

WHALEN, K.; FINKEL, R.; PANAVELIL, T. A. *Farmacologia ilustrada*. 6. ed. Porto Alegre: Artmed, 2016.

Leituras recomendadas

BHAT VENKAT, M. D.; KENNEDY, S. H. Recognition and management of antidepressant discontinuation syndrome. *Journal of Psychiatry & Neuroscience*, Ottawa, v. 42, n. 4, p. E7-E8, jul. 2017.

BRUNTON, L. L.; CHABNER, B. A.; KNOLLMANN, B. C. *As bases farmacológicas da terapêutica de Goodman & Gilman*. 12. ed. Porto Alegre: AMGH, 2012.

CLARK, M. A. et al. *Farmacologia ilustrada*. 5. ed. Porto Alegre: Artmed, 2013.

HAMMER, G. D.; MCPHEE, S. J. *Fisiopatologia da doença*: uma introdução à medicina clínica. 7. ed. Porto Alegre: AMGH, 2016.

KATZUNG, B. G.; TREVOR, A. J. *Farmacologia básica e clínica*. 13. ed. Porto Alegre: AMGH, 2017. (Lange).

MIYAKE, R. S.; REIS, A. G.; GRISI, S. Sedação e analgesia em crianças. *Revista da Associação Médica Brasileira*, São Paulo, v. 44, n. 1, p. 56-64, 1998. Disponível em: <http://www.scielo.br/pdf/ramb/v44n1/2011.pdf>. Acesso em: 05 nov. 2017.

WILLIAMSON, E.; DRIVER S.; BAXTER, K. *Interações medicamentosas de Stockley*. Porto Alegre: Artmed, 2012.

Fármacos que afetam o SNC: antipsicóticos e lítio

Objetivos de aprendizagem

Ao final deste texto, você deve apresentar os seguintes aprendizados:

- Descrever o mecanismo de ação, os usos clínicos e os efeitos adversos dos fármacos antipsicóticos.
- Reconhecer o mecanismo de ação e os efeitos adversos do lítio e identificar outros fármacos usados no tratamento do transtorno bipolar.
- Relacionar os níveis plasmáticos do lítio aos sinais de toxicidade induzida por ele.

Introdução

A esquizofrenia, transtorno psicótico mais comum na psiquiatria, é caracterizada por ilusões, alucinações e transtornos de fala ou pensamento. Ela afeta indivíduos jovens e é um transtorno crônico e incapacitante, com forte componente genético e alterações bioquímicas, provavelmente, devido à disfunção das vias neuronais dopaminérgicas mesolímbicas ou mesocorticais. Por outro lado, no transtorno bipolar, há uma oscilação de humor, em que o paciente pode apresentar episódios de mania (caracterizada por entusiasmo, extrema autoconfiança e diminuição da autocrítica) alternados com episódios depressivos.

Os fármacos antipsicóticos (neurolépticos) são usados, principalmente, para tratar esquizofrenia, mas também são eficazes em pacientes em estado de mania com sintomas psicóticos (p.ex., paranoia, delírio e alucinações). Os efeitos dos fármacos antipsicóticos (neurolépticos) típicos são resultantes, principalmente, do bloqueio dos receptores dopaminérgicos (D_2), enquanto os efeitos dos fármacos antipsicóticos atípicos estão relacionados ao bloqueio dos receptores serotoninérgicos (5-HT_{2A}). Tais agentes apresentam inúmeros efeitos adversos, o que torna a adesão do paciente a uma terapia antipsicótica de longo prazo um problema clínico importante.

O lítio, considerado como um **estabilizador do humor**, é usado profilaticamente para o tratamento do transtorno bipolar (maníaco-depressivo) e nos episódios de mania. Além de lítio, os fármacos antiepilépticos (ácido valproico, carbamazepina e lamotrigina) e os agentes antipsicóticos atípicos são fármacos de primeira linha para o tratamento da doença bipolar.

Neste capítulo, vamos abordar os mecanismos de ação e os efeitos adversos dos fármacos usados no tratamento da esquizofrenia, do transtorno bipolar e da mania.

Fármacos antipsicóticos

Os fármacos antipsicóticos são divididos em dois grandes subgrupos, os quais são denominados de antipsicóticos típicos (primeira geração) e antipsicóticos atípicos (segunda geração). Antipsicóticos de primeira geração, são os fármacos mais antigos e são classificados em subgrupos de acordo com a estrutura química, onde temos as fenotiazinas (p. ex., clorpromazina, tioridazina, flufenazina), tioxantenos (p. ex., tiotixeno) e butirofenonas (p. ex., haloperidol).

Os fármacos antipsicóticos de segunda geração (antipsicóticos atípicos) são de estrutura química variada, mas apresentam eficácia no tratamento da esquizofrenia (p.ex., clozapina, loxapina, olanzapina, risperidona, quetiapina, ziprasidona e aripiprazol). As principais características e vantagens dos antipsicóticos atípicos sobre os antipsicóticos típicos estão relacionadas a uma menor afinidade pelos receptores dopaminérgicos do tipo D_2 e, consequente, à melhoria da eficácia e à menor incidência de efeitos adversos, como a sedação, a ação hipotensora e os efeitos extrapiramidais (bradicinesia, rigidez e tremor). O Quadro 1 apresenta exemplos dos principais fármacos antipsicóticos, suas potências clínicas e o grau de alguns dos efeitos adversos.

Com relação à farmacocinética, os fármacos antipsicóticos são bem-absorvidos quando administrados por via oral e, devido à alta lipossolubilidade, penetram rapidamente no sistema nervoso central (SNC) e na maioria dos outros tecidos do corpo. Tais fármacos são metabolizados pelas enzimas hepáticas e possuem grande tempo de meias-vidas plasmáticas que permitem uma única administração ao dia. Muitos são extensivamente ligados a proteínas plasmáticas, que predispõem ao risco de interações medicamentosas quando administrados concomitantemente a outro fármaco com maior afinidade pelas proteínas plasmáticas.

Quadro 1. Fármacos antipsicóticos, suas potências clínicas e a gravidade de alguns dos efeitos adversos.

Fármaco	Potência clínica	Toxicidade extrapiramidal	Ação sedativa	Ação hipotensora
Clorpromazina	Baixa	Média	Alta	Alta
Flufenazina	Alta	Alta	Baixa	Muito baixa
Tiotixeno	Alta	Média	Média	Média
Haloperidol	Alta	Muito alta	Baixa	Muito baixa
Clozapina	Média	Muito baixa	Baixa	Média
Risperidona	Alta	Baixa[1]	Baixa	Baixa
Olanzapina	Alta	Muito baixa	Média	Baixa
Quetiapina	Baixa	Muito baixa	Média	Baixa a média
Ziprasidona	Média	Muito baixa	Baixa	Muito baixa
Aripiprazol	Alta	Muito baixa	Muito baixa	Baixa

[1] *Em doses inferiores a 8 mg/dia.*

Fonte: Panus et al. (2011).

Mecanismo de ação

Com relação à fisiopatologia, existe uma hipótese da influência da neurotransmissão dopaminérgica, a qual propõe que o transtorno seja provocado pela excessiva atividade funcional do neurotransmissor dopamina em tratos neurológicos, em especial nas regiões mesolímbica, mesocortical ou nigroestriatal no cérebro. A hipótese está fundamentada em observações de que muitos antipsicóticos eficazes no tratamento da esquizofrenia atuam por intermédio do bloqueio dos receptores de dopamina no cérebro (sobretudo os receptores D_2) e que fármacos agonistas dopaminérgicos (p.ex., anfetamina, levodopa) exacerbam a esquizofrenia.

Existem cinco receptores dopaminérgicos conhecidos (D_1 a D_5), sendo cada um deles um membro da classe de receptor acoplado à proteína G. A eficácia terapêutica da maioria dos antipsicóticos de primeira geração tem correlação com sua relativa afinidade pelo receptor D_2. Por outro lado, o bloqueio dos receptores D_2 também está relacionado com os efeitos adversos extrapiramidais, como, por exemplo, a discinesia tardia, a rigidez e o tremor.

A maioria dos fármacos antipsicóticos atípicos possui maior afinidade por outros receptores, como, por exemplo, pelo receptor dopaminérgico D_4 ou receptor serotoninérgico 5-HT_{2A}, mas estes também podem atuar em sistemas de neurotransmissão colinérgica (receptores muscarínicos), neurotransmissão noradrenérgica (receptor α_1) e neurotransmissão histaminérgica (receptor H_1). Com exceção do haloperidol, todos os antipsicóticos bloqueiam, em alguma extensão, os receptores H_1 da histamina. O Quadro 2 apresenta a afinidade e a ação dos bloqueios de diferentes receptores por fármacos antipsicóticos.

Quadro 2. Afinidade e ação de bloqueios de diferentes receptores por fármacos antipsicóticos.

Fármaco	Bloqueio D_2	Bloqueio D_4	Bloqueio α_1	Bloqueio 5-HT_2	Bloqueio M	Bloqueio H_1
A maioria das fenotiazinas e tioxantinas	++	-	++	+	+	+
Tioridazina	++	-	++	+	+++	+
Haloperidol	+++	-	+	-	-	-
Clozapina	-	++	++	++	++	+
Molindona	++	-	+	-	+	+
Olanzapina	+	-	+	++	+	+
Quetiapina	+	-	+	++	+	+
Risperidona	++	-	+	++	+	+
Ziprasidona	++	-	++	++	-	+
Aripiprazol[1]	+	+	+	++	-	+

[1] *Agonista parcial dos receptores D_2 e 5-HT_{1A}, bem como atividade antagonista nos receptores 5-HT_{2A};* bloqueio; -, sem efeito. O número de sinais positivos indica a intensidade do bloqueio do receptor D_2 dopamínico; M_2 muscarínico; H_2 histamínico; 5-HT_1 serotoninérgico.

Fonte: Panus et al. (2011).

Uso clínico

O principal uso clínico dos antipsicóticos é no tratamento da esquizofrenia. Tais fármacos têm se mostrado eficazes na redução dos *sintomas positivos* da esquizofrenia (hiperatividade, ideias bizarras, alucinações e ilusões). Fármacos antipsicóticos atípicos também se mostram eficazes na melhora dos *sintomas negativos* (embotamento e isolamento social).

Os antipsicóticos também são frequentemente usados com o lítio no tratamento inicial da mania. Por exemplo, a olanzapina tem sido usada como monoterapia na fase maníaca e age com estabilizador do humor no transtorno bipolar. Os antipsicóticos também são usados no controle dos sintomas psicóticos dos transtornos esquizoafetivos, na síndrome de Tourette e para o controle das psicoses tóxicas provocadas pela overdose de certos estimulantes do SNC. Os antipsicóticos atípicos são utilizados para aliviar os sintomas psicóticos nos pacientes com doença de Alzheimer ou de Parkinson.

Efeitos adversos

Os efeitos adversos mais comumente relacionados aos antipsicóticos típicos são as distonias, os sintomas semelhantes à doença de Parkinson, a agitação e a intranquilidade motora e a discinesia tardia (movimentos involuntários de língua, lábios, pescoço, tronco e membros), os efeitos decorrentes do bloqueio de receptores dopaminérgicos na via nigroestriatal e os denominados de *efeitos adversos extrapiramidais*.

A maioria dos efeitos adversos dos fármacos antipsicóticos é decorrente de suas próprias ações farmacológicas devido aos bloqueios de receptores de inúmeros sistemas neurotransmissores. O Quadro 3 apresenta os efeitos adversos induzidos por antipsicóticos nos diversos sistemas fisiológicos, bem como os mecanismos responsáveis por tais efeitos adversos.

Quadro 3. Mecanismos dos efeitos adversos dos fármacos antipsicóticos.

Tipo	Manifestações	Mecanismo
Sistema nervoso autônomo	Perda da acomodação, boca seca, dificuldade de urinar, prisão de ventre	Bloqueio do colinorreceptor muscarínico
	Hipotensão ortostática, impotência, impossibilidade de ejacular	Bloqueio do α-adrenorreceptor
Sistema nervoso central	Pseudoparkinsonismo, acatisia e distonias	Bloqueio do receptor dopaminérgico
	Discinesia tardia	Supersensibilidade dos receptores muscarínicos
	Estado tóxico de confusão	Bloqueio muscarínico
Sistema endócrino	Amenorreia--galactorreia, infertilidade e impotência	Bloqueio do receptor muscarínico que resulta em hiperprolactinemia
Outros	Ganho de peso	Possível bloqueio combinado de H_1 e $5-HT_2$

Fonte: Fonte: Panus et al. (2011).

Fique atento

Alguns pacientes usuários de antipsicóticos são mais sensíveis aos efeitos extrapiramidais desencadeados pelos antipsicóticos e podem desenvolver síndrome neuroléptica maligna fatal. Os sintomas incluem: rigidez muscular, comprometimento da transpiração, hiperpirexia e instabilidade autonômica. O tratamento medicamentoso envolve o uso imediato de dantroleno e agonistas dopaminérgicos.

Lítio e outros fármacos usados no transtorno bipolar

O transtorno bipolar (maníaco-depressivo) é uma condição psiquiátrica debilitante, que é caracterizada por episódios cíclicos de mania e depressão. Alguns pacientes podem também apresentar sintomas de esquizofrenia paranoica. Embora ainda não se conheça exatamente a causa biológica responsável pelo distúrbio, postula-se uma forte influência da neurotransmissão das catecolaminas na fase maníaca. O sistema glutamatérgico e o sistema colinérgico também parecem estar envolvidos no transtorno. Apesar da gravidade do transtorno bipolar, atualmente ainda são poucas as opções de tratamento farmacológico. O carbonato de lítio tem sido indicado como um fármaco para tratar a mania, porém, a sua maior eficácia clínica é como agente *estabilizador de humor*, ou seja, na prevenção da oscilação de humor e da precipitação de episódios de mania. Mais recentemente, têm sido empregados outros fármacos no tratamento do transtorno bipolar, entre eles, pode-se citar a quetiapina, a carbamazepina, o clonazepam, a olanzapina e o ácido valproico.

Todos os medicamentos disponíveis, exceto o lítio, foram desenvolvidos com o objetivo de tratar a depressão unipolar, a esquizofrenia e a epilepsia. Apenas dois fármacos apresentam propriedades comprovadas de estabilização do humor, que são o lítio e a quetiapina, os demais fármacos são eficazes no tratamento agudo da mania (ácido valproico, paliperidona, olanzapina, risperidona) e da depressão (lamotrigina) e na profilaxia da depressão (olanzapina e lamotrigina) e da mania (ácido valproico, olanzapina, ziprazidona e risperidona).

Mecanismo de ação

O mecanismo de ação do lítio não está bem esclarecido, mas existem três possíveis mecanismos:

- efeito sobre o eletrólito e transporte de íons;
- efeito sobre os neurotransmissores e sua liberação;
- um efeito sobre os segundos mensageiros e enzimas intracelulares que medeiam as ações dos transmissores.

Entretanto, uma das ações mais bem esclarecidas do mecanismo de ação do lítio é o seu efeito sobre os inositol fosfatos, que inibe a reciclagem dos fosfoinositídios nas membranas neurológicas envolvidas na geração do trifosfato de inositol (IP_3) e do diacilglicerol (DAG). Esses segundos mensageiros são importantes na neurotransmissão das aminas, como as neurotransmissões mediadas pelos adrenorreceptores centrais e receptores muscarínicos (Figura 1).

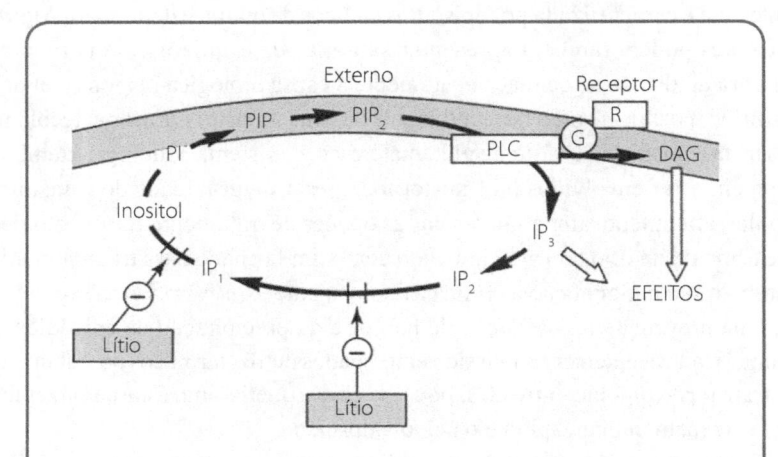

Figura 1. Efeito do lítio sobre o sistema de segundo mensageiro trifosfato de inositol (IP_3) e diacilglicerol (DAG). O diagrama mostra a membrana sináptica de um neurônio no cérebro (PLC, fosfolipase C; G, proteína acopladora; R, receptor; Efeitos, ativação da proteinoquinase C, mobilização do Ca^{+2} intracelular, etc.). Ao interferir na reciclagem dos substratos do inositol, o lítio pode provocar a depleção da fonte do segundo mensageiro IPI_2 e reduzir a liberação de IP_3 e DAG. O lítio também pode agir por meio de outros mecanismos.
Fonte: Panus et al. (2011).

Efeitos adversos

Em níveis terapêuticos, o lítio pode desencadear efeitos neurológicos adversos (tremores, sedação, ataxia e afasia). No sistema renal, o lítio pode desencadear retenção de sódio e causar edema. Alguns pacientes podem apresentar erupções acneiformes no início do tratamento. A leucocitose também é um efeito adverso observado durante o tratamento com lítio.

É contraindicado o uso de lítio durante a amamentação e na gestação, pois já foram divulgados casos de anomalias cardíacas congênitas (anomalia de Ebstein).

Relação dos níveis plasmáticos do lítio com os sinais de toxicidade induzida por lítio

O lítio é rápida e completamente absorvido do intestino. Ele se distribui por todo o líquido corporal e não é metabolizado, sendo eliminado pelos rins em uma velocidade lenta, correspondente a um quinto da velocidade de eliminação da creatinina. Sua meia-vida é de 20h e os níveis plasmáticos devem ser monitorados, especialmente durante as primeiras semanas de tratamento, para estabelecer um regime de dosagem eficaz e seguro, pois o acúmulo de lítio no corpo é responsável pelos principais problemas relacionados ao seu uso.

Nesse contexto, sempre que se prescreve sais de lítio, deve-se ter em mente que seu uso será prolongado, provavelmente para a vida toda, exceto nos casos em que não se obtenha boa adaptação e controle eficaz dos sintomas dos transtornos do humor. Portanto, uma avaliação clínico-laboratorial deve ser realizada, de preferência antes do início do uso do lítio ou tão logo seja possível. Devem ser avaliados: a função renal, principal meio de excreção do lítio, a função tireoidiana, cuja alteração pode estar associada ao uso de lítio, a glicemia de jejum, o hemograma completo, os eletrólitos e o eletrocardiograma em portadores de cardiopatia e em indivíduos acima de 40 anos. Também é importante solicitar β-HCG para mulheres em idade fértil sem uso de método contraceptivo. De modo geral, na ausência da necessidade de cuidados mais rigorosos, a realização de exames a cada 3 ou 6 meses é suficiente para um controle adequado.

A dose de lítio necessária para manter um nível sérico terapêutico (0,5-1,2mEq/L) depende da idade, do peso, das medicações em uso e das condições clínicas associadas. Crianças e idosos são mais susceptíveis aos efeitos colaterais. O risco de intoxicação aumenta com a presença de fatores que levam à desidratação, ao uso de medicações que alteram o nível sérico do lítio (p.ex., anti-inflamatórios não esteroidais, teofilina, valproato, inibidores da ECA) e ao uso de maior quantidade de lítio que a prescrita. Níveis acima de 1,5mEq/L estão frequentemente relacionados a sinais clínicos de intoxicação, enquanto nos níveis acima de 2,0mEq/l, as alterações podem ser graves, com risco de arritmias cardíacas, estados confusionais, ataxia, convulsão, diminuição do nível de consciência e coma. O tratamento pode requerer hemodiálise, se houver insuficiência renal com objetivo de acelerar a eliminação do lítio.

Exercícios

1. Uma adolescente de 16 anos iniciou, recentemente, um tratamento com pimozida. Ela foi levada à emergência por seus familiares, pois, nos últimos dias, vem apresentando tiques, com contrações prolongadas dos músculos da face. Durante o exame, a paciente apresentou um quadro clínico semelhante ao efeito extrapiramidal. Qual dos seguintes fármacos seria benéfico na redução desses sinais?
   a) Bromocriptina.
   b) Lítio.
   c) Benzatropina.
   d) Proclorperazina.
   e) Ziprazidona.

2. Uma mulher de 35 anos foi diagnosticada com esquizofrenia. O tratamento está sendo avaliado entre agentes antipsicóticos atípicos e convencionais. Uma vantagem dos agentes antipsicóticos atípicos, em detrimento dos convencionais, é:
   a) o custo mais barato.
   b) a menor probabilidade de induzir discinesia tardia.
   c) a especificidade para o antagonismo em receptores D_2.
   d) a menor probabilidade de causar diabetes.
   e) a menor probabilidade de indução de ganho de peso.

3. O efeito terapêutico do haloperidol é mediado, pelo menos em parte, pelo seu bloqueio de qual dos seguintes receptores?
   a) Receptores adrenérgicos do subtipo α_1.
   b) Receptores dopaminérgicos do subtipo D_2.
   c) Receptores histaminérgicos do subtipo H_1.
   d) Receptores colinérgicos muscarínicos.
   e) Receptores serotoninérgicos 5-HT_1.

4. Com relação ao tratamento do transtorno bipolar, assinale a afirmativa correta.
   a) O lítio tem uma ampla janela terapêutica, portanto, não é necessário mensurar as concentrações séricas de lítio rotineiramente para monitorar os níveis plasmáticos e a adesão ao tratamento, nem para avaliar a probabilidade de toxicidade.
   b) O lítio pode ser empregado no tratamento do transtorno bipolar durante a gestação.
   c) O lítio pode ser utilizado em pacientes hipertensos que fazem uso de diuréticos tiazídicos.
   d) Além do lítio, os fármacos antiepilépticos, o ácido valproico, a carbamazepina e a lamotrigina são substâncias que podem ser usadas para o tratamento do transtorno bipolar.
   e) O lítio exerce seu efeito farmacológico por meio do bloqueio dos receptores dopaminérgicos no SNC.

5. Um jovem de 15 anos foi diagnosticado com esquizofrenia. Qual dos seguintes antipsicóticos pode melhorar sua apatia e

sua baixa afetividade, sintomas
negativos característicos da
esquizofrenia?
a) Clorpromazina.
b) Flufenazina.
c) Risperidona.
d) Haloperidol.
e) Lítio.

Referência

PANUS, P. C. et al. *Farmacologia para fisioterapeutas*. Porto Alegre: AMGH, 2011.

Leituras recomendadas

BRUNTON, L. L.; CHABNER, B. A.; KNOLLMANN, B. C. *As bases farmacológicas da terapêutica de Goodman e Gilman*. 12. ed. Porto Alegre: AMGH, 2012.

CLARK, M. A. et al. *Farmacologia ilustrada*. 5. ed. Porto Alegre: Artmed, 2013.

HAMMER, G. D.; MCPHEE, S. J. *Fisiopatologia da doença*: uma introdução à medicina clínica. 7. ed. Porto Alegre: AMGH, 2016

KATZUNG, B. G. (Org.). *Farmacologia básica e clínica*. 13. ed. Porto Alegre: AMGH, 2017.

MALLOY-DINIZ, L. F. et al. Neuropsicologia do transtorno bipolar em adultos. In: FUENTES, D. et al. *Neuropsicologia*: teoria e prática. 2. ed. Porto Alegre: Artmed, 2014. cap. 14.

PEGORARO, L. F. L.; CEARÁ, A. T.; FUENTES, D. Neuropsicologia das psicoses. In: FUENTES, D. et al. *Neuropsicologia*: teoria e prática. 2. ed. Porto Alegre: Artmed, 2014. cap. 16.

WHALEN, K.; FINKEL, R.; PANAVELIL, T. A. *Farmacologia ilustrada*. 6. ed. Porto Alegre: Artmed, 2016.

WILLIAMSON, E.; DRIVER, S.; BAXTER, K. *Interações medicamentosas de Stockley*: plantas medicinais e medicamentos fitoterápicos. Porto Alegre: Artmed, 2012.

Fármacos que afetam o SNC: antiepilépticos

Objetivos de aprendizagem

Ao final deste texto, você deve apresentar os seguintes aprendizados:

- Identificar as diferentes classes de fármacos antiepilépticos.
- Descrever o mecanismo de ação e os efeitos adversos dos fármacos antiepilépticos.
- Reconhecer os riscos relacionados ao uso de antiepilépticos na gravidez.

Introdução

De acordo com a Liga Brasileira de Epilepsia, a epilepsia é definida como

> [...] uma alteração temporária e reversível do funcionamento do cérebro, que não tenha sido causada por febre, drogas ou distúrbios metabólicos. Durante alguns segundos ou minutos, uma parte do cérebro emite sinais incorretos, que podem ficar restritos a esse local ou espalhar-se. Se ficarem restritos, a crise será chamada parcial; se envolverem os dois hemisférios cerebrais, generalizada. Por isso, algumas pessoas podem ter sintomas mais ou menos evidentes de epilepsia, não significando que o problema tenha menos importância se a crise for menos aparente" (LIGA BRASILEIRA DE EPILEPSIA, 2018).

Há várias causas para as convulsões, como, por exemplo, algumas doenças neurológicas, tumores, traumatismos na cabeça e acidente vascular encefálico (AVE). Em alguns pacientes, a causa das convulsões pode ser menos óbvia ou desconhecida, como anormalidade congênita ou fator genético. Em outros, essas convulsões podem ser causadas por um acometimento tóxico agudo ou metabólico sistêmico subjacente (p.ex., infecções, hipoglicemia, hipoxia, envenenamento) e, além disso, para cada caso, a terapia adequada deve ser direcionada à anomalia em questão.

O termo **crise epiléptica** se refere à alteração transitória do comportamento decorrente das deflagrações rítmicas, sincrônicas e desordenadas de populações de neurônios cerebrais. O termo **epilepsia** se refere a um distúrbio da função cerebral que é caracterizado pela ocorrência periódica e imprevisível de crises epilépticas. Os agentes farmacológicos em uso clínico atual inibem as crises convulsivas, por essa razão, são conhecidos como anticonvulsivantes. Por outro lado, ainda não está claro se algum desses agentes interfere no desenvolvimento da epilepsia.

Para a escolha do tratamento medicamentoso, é imprescindível conhecer o tipo específico de crise, as características do paciente (p. ex., sexo, idade, função renal, função hepática, gestante) e as características farmacológicas e o perfil dos efeitos adversos do fármaco.

Neste capítulo, vamos abordar os mecanismos de ação e os efeitos adversos dos fármacos antiepilépticos.

Fármacos antiepilépticos

Um fármaco antiepiléptico (anticonvulsivante) ideal para ser empregado na clínica médica deveria ter a eficácia de suprimir todas as convulsões sem causar quaisquer efeitos adversos. No entanto, ainda hoje, em torno de 25% dos pacientes que recebem medicação antiepiléptica não têm controle das crises convulsivas e, além disso, alguns fármacos são extremamente prejudiciais ao paciente, causando efeitos adversos, de leves a graves, sendo que algumas situações podem levar o paciente à morte devido à anemia aplásica ou à insuficiência hepática.

Para atenuar os efeitos adversos, recomenda-se tratar o paciente com um único fármaco. Caso as convulsões não sejam adequadamente controladas pelo medicamento inicial em concentrações plasmáticas adequadas, a substituição por um segundo é preferível à administração concomitante dos dois. No entanto, em algumas situações clínicas, torna-se necessário o uso de vários fármacos, especialmente quando dois ou mais tipos de epilepsia ocorrem no mesmo paciente.

Recomenda-se a monitorização da concentração plasmática do medicamento, principalmente no início da terapia medicamentosa, ou quando se faz ajuste de dosagem no paciente no qual as crises não estejam controladas ou quando surgem efeitos adversos. É importante ressaltar que nem sempre os efeitos adversos estão relacionados com a concentração plasmática.

Os fármacos usados para tratar a epilepsia geralmente inibem o disparo dos neurônios no cérebro por: aumentar os efeitos inibitórios do ácido γ-aminobutírico (GABA); reduzir os efeitos dos aminoácidos excitatórios glutamato e aspartato; ou alterar o movimento dos íons sódio e cálcio pelas membranas dos neurônios.

Com relação à farmacocinética, em geral, os fármacos anticonvulsivantes são bem-absorvidos por via oral, possuindo boa biodisponibilidade. A maioria deles é metabolizada por enzimas hepáticas, sendo, em alguns casos, formados metabólitos ativos.

As interações medicamentosas farmacocinéticas são comuns nesse grupo de fármacos. Por exemplo, fármacos que inibem o metabolismo dos anticonvulsivantes (como a cimetidina) ou que deslocam os anticonvulsivantes dos locais de ligação às proteínas plasmáticas (p.ex., anti-inflamatórios não esteroides – AINEs) podem aumentar as concentrações plasmáticas dos anticonvulsivantes para níveis tóxicos. Já os fármacos que induzem às enzimas responsáveis pelo metabolismo desses medicamentos (p.ex., rifampicina) podem tornar os níveis plasmáticos inadequados ao controle das convulsões.

Barbituratos anticonvulsivantes

Fenobarbital e mefobarbital são agentes anticonvulsivantes seguros e de baixo custo. Entretanto, medicamentos que produzem menos sedação vêm substituindo os barbituratos como fármacos de escolha para a maioria dos tipos de convulsão em adultos. Eles são úteis no tratamento das convulsões parciais e tônico-clônicas generalizadas, embora sejam com frequência utilizados como uma tentativa em virtude do todo tipo de convulsão, sobretudo quando é difícil controlar os ataques.

- **Mecanismo de ação:** os barbituratos facilitam e prolongam os efeitos inibitórios do GABA. O mecanismo pelo qual o fenobarbital inibe as convulsões provavelmente envolve a potencialização da inibição sináptica por ação no receptor GABAérgico. Em concentrações terapêuticas relevantes, aumenta a duração do tempo de abertura do canal de cloreto mediado pelo GABA.
- **Efeito adverso:** o efeito adverso mais comum é a sedação. Em alguns casos, o fenobarbital pode induzir irritabilidade e hiperatividade em crianças e agitação e confusão em pacientes idosos. É preciso ter cautela ao usar durante a gravidez, pois já foram identificados alguns casos de hipoprotrombinemia com hemorragia em recém-nascidos de mães

epilépticas que foram tratadas com fenobarbital durante a gestação. O fenobarbital também pode provocar indução enzimática, tolerância e dependência.

Hidantoínas

Os fármacos dessa classe são: fenitoína, etotoína, mefenitoína e fosfenitoína. A fenitoína (difenilidantoína) é eficaz em todos os tipos de crises epilépticas parciais e tônico-clônicas, mas não nas crises de ausência.

- **Mecanismo de ação:** essa classe de fármacos bloqueia os canais de sódio dependentes de voltagem e inibem a geração de potenciais de ação repetitivos.
- **Efeitos adversos:** os efeitos adversos da fenitoína consistem em nistagmo, diplopia, ataxia, sedação, hirsutismo, anemia, indução enzimática e teratogênese. A hiperplasia gengival ocorre em cerca de 20% de todos os pacientes durante o tratamento crônico e, provavelmente, é a manifestação mais comum de toxicidade da fenitoína nas crianças e nos adolescentes jovens.

Carbamazepina

A carbamazepina é considerada um fármaco de escolha para as convulsões parciais, sendo frequentemente usada para o tratamento das convulsões tônico--clônicas generalizadas. Uma vantagem clínica importante desses fármacos é que não são sedativos nas faixas terapêuticas comuns. Durante o seu uso, as funções renal e hepática e os parâmetros hematológicos devem ser monitorados.

A carbamazepina apresenta grande probabilidade de interações medicamentosas, como a fenobarbital, em que a fenitoína e o valproato (indutores enzimáticos) podem aumentar o metabolismo da carbamazepina. Por outro lado, a carbamazepina pode aumentar a biotransformação da fenitoína. A administração concomitante de carbamazepina pode reduzir as concentrações de valproato, lamotrigina, tiagabina e topiramato. A carbamazepina reduz a concentração plasmática e o efeito terapêutico do haloperidol. O metabolismo da carbamazepina pode ser inibido por fármacos, como propoxifeno, eritromicina, cimetidina, fluoxetina e isoniazida.

- **Mecanismo de ação:** seu mecanismo de ação é análogo ao da fenitoína. A carbamazepina bloqueia os canais de sódio e inibe os disparos repe-

titivos de alta frequência nos neurônios, assim como também age na pré-sinapse ao reduzir a transmissão sináptica, sendo provável que esses efeitos sejam responsáveis pelo seu efeito anticonvulsivante.
- **Efeitos adversos:** os principais efeitos adversos são a diplopia, a ataxia, a indução enzimática, as discrasias sanguíneas e a teratogênese. A intoxicação aguda por carbamazepina pode acarretar estupor ou coma, irritabilidade exacerbada, convulsões e depressão respiratória. Outros efeitos adversos incluem náuseas, vômitos, toxicidade hematológica grave (anemia aplásica, agranulocitose) e reações de hipersensibilidade (reações cutâneas perigosas, eosinofilia, linfadenopatia, esplenomegalia).

Succinimidas

Essa classe de fármacos consiste na etossuximida, na fensuximida e na metossuximida, que são os principais agentes no tratamento das crises de ausência.

- **Mecanismo de ação:** bloqueio de canais de cálcio dependentes de voltagem.
- **Efeitos adversos:** os efeitos adversos são doses dependentes e, em geral, bem tolerados, que incluem efeitos no trato gastrintestinal (TGI), como dor, náuseas e vômitos. Os outros efeitos adversos incluem letargia e dor de cabeça. Também foram relatados sintomas de parkinsonismo e fotofobia. Inquietude, agitação, ansiedade, agressividade, incapacidade de se concentrar e outros efeitos comportamentais ocorreram, principalmente, nos pacientes com história pregressa de transtorno psiquiátrico.

Ácido valproico

O ácido valproico foi introduzido originalmente como principal agente no tratamento das convulsões generalizadas (de ausência), mas provou ser também eficaz contra as convulsões parciais, tônico-clônicas generalizadas e mioclônicas.

Pode ocorrer interações medicamentosas em pacientes que fazem uso de valproato pois ele inibe o metabolismo dos fármacos como por exemplo a fenitoína e o fenobarbital. O valproato também interfere no metabolismo da lamotrigina e do lorazepam. A administração simultânea de valproato e clonazepam foi associada à ocorrência das crises de ausência.

- **Mecanismo de ação:** inibe os disparos repetitivos de alta frequência nos neurônios. Inibe em altas concentrações a enzima GABA-T responsável pela degradação do GABA.
- **Efeitos adversos:** as reações adversas mais comuns incluem desconforto gastrintestinal, como anorexia, náuseas e vômito, hepatotoxicidade e perda temporária de cabelo. Os efeitos no sistema nervoso central (SNC) incluem sedação, ataxia e tremor, no entanto, esses sintomas são infrequentes e geralmente melhoram com a redução da dose. O ácido valproico apresenta maior risco de induzir efeitos teratogênicos, inclusive anomalias do tubo neural e, portanto, é contraindicado na gestação.

Benzodiazepínicos

O diazepam e o lorazepam são usados no tratamento agudo intravenoso do estado epiléptico. O clorazepato é usado ocasionalmente como auxiliar nas convulsões parciais complexas. O clonazepam é um fármaco de ação longa, com eficácia comprovada contra as convulsões de ausência. Também é um medicamento de escolha alternativa para as convulsões mioclônicas.

- **Mecanismo de ação:** os benzodiazepínicos se ligam ao receptor GABA e aumentam a eficiência da inibição sináptica GABAérgica
- **Efeitos adversos:** os efeitos adversos dos benzodiazepínicos consistem em sedação, tolerância e dependência.

Gabapentina

A gabapentina é mais eficiente como fármaco anticonvulsivante e eficiente como auxiliar no tratamento das convulsões parciais e tônico-clônicas generalizadas. A gabapentina foi desenvolvida como um agonista do GABA de ação central e sua alta lipossolubilidade facilita a sua permeabilidade pela membrana hematoencefálica.

- **Mecanismo de ação:** embora tenha uma estrutura similar à do GABA, não age sobre os receptores deste, podendo, entretanto, alterar o metabolismo desse neurotransmissor, sua liberação não sináptica ou a recaptação pelos transportadores do GABA. Foi observado um aumento na concentração de GABA no cérebro dos pacientes.

- **Efeitos adversos:** os efeitos adversos mais comuns da gabapentina são a sedação, a vertigem, a alteração no comportamento, a ataxia, a dor de cabeça e os tremores.

Lamotrigina

A lamotrigina é útil no tratamento das convulsões parciais e de ausência e mioclônicas em crianças. A lamotrigina é útil como monoterapia e coadjuvante no tratamento das crises parciais e tônico-clônicas secundariamente generalizadas dos adultos e da síndrome de Lennox-Gastaut de crianças e adultos. Essa síndrome é um distúrbio infantil que é caracterizado por apresentar vários tipos de convulsões, retardo mental e refratariedade ao tratamento anticonvulsivante.

- **Mecanismo de ação:** a lamotrigina é um fármaco auxiliar que produz uma inibição dependente de voltagem e do uso dos canais pré-sinápticos de sódio que resulta na supressão dos neurônios de disparo rápido. Provavelmente, tal ação seja responsável pela sua eficácia na epilepsia focal. Sua eficácia nas crises de ausência generalizadas pode envolver ações sobre os canais de cálcio ativados por voltagem.
- **Efeitos adversos:** sedação, ataxia, náuseas, vertigem, dor de cabeça e dermatite com risco à vida (observada em pacientes pediátricos).

Levetiracetam

Este é um fármaco aprovado pelo FDA (Food and Drug Administration) como coadjuvante ao tratamento das crises epilépticas mioclônicas, parciais e tônico-clônicas generalizadas primárias de adultos e crianças a partir da idade de 4 anos.

- **Mecanismo de ação:** ainda não está esclarecido o mecanismo pelo qual o levetiracetam produz os efeitos anticonvulsivantes. Não existem evidências de ação nos canais de Na+ dependente de voltagem ou na transmissão sináptica mediada pelo GABA ou pelo glutamato.
- **Efeitos adversos:** o levetiracetam é bem tolerado e os efeitos adversos citados mais comumente foram a sonolência, a astenia e a tontura.

Tiagabina

A tiagabina foi aprovada pelo FDA como coadjuvante para o tratamento das convulsões parciais em adultos.

- **Mecanismo de ação:** inibe o transportador de GABA (GAT-1) e, desse modo, reduz a recaptação desse neurotransmissor pelos neurônios e pela glia, prolongando a ação inibitória do GABA liberado na fenda sináptica.
- **Efeitos adversos:** em geral, a tiagabina é bem-tolerada. Os poucos eventos adversos são relacionados com a dose, consistindo em nervosismo, vertigem, tremor, dificuldade de se concentrar e depressão. A confusão excessiva, a sonolência ou a ataxia podem levar à interrupção do tratamento com tiagabina.

Topiramato

O topiramato é um anticonvulsivante eficiente como auxiliar contra as convulsões parciais e tônico-clônicas generalizadas. Foi aprovado pelo FDA para a monoterapia inicial (pacientes com idade mínima de 10 anos) e como coadjuvante no tratamento (pacientes com idade mínima de 2 anos) das convulsões parciais ou tônico-clônicas generalizadas primárias, da síndrome de Lennox-Gastaut (crianças com 2 anos ou mais) e como profilaxia da enxaqueca dos adultos.

- **Mecanismo de ação:** é provável que o mecanismo de ação do topiramato envolva o bloqueio dos canais de sódio dependentes de voltagem. O fármaco também potencializa os efeitos inibitórios do GABA, agindo em um local diferente daquele dos benzodiazepínicos e barbituratos. O topiramato também bloqueia os receptores dos aminoácidos excitatórios.
- **Efeitos adversos:** os principais efeitos adversos consistem em sedação, embotamento mental, cálculos renais e perda de peso.

Felbamato

Fármaco anticonvulsivante aprovado pelo FDA para tratar crises parciais. É eficaz em alguns pacientes com convulsões parciais e convulsões mioclônicas.

- **Mecanismo de ação:** embora seu exato mecanismo de ação ainda seja desconhecido, as evidências sugerem que o felbamato bloqueia o receptor do N-metil-D-aspartato (NMDA) pelo local de ligação da glicina.

- **Efeitos adversos:** pode provocar anemia aplásica e grave hepatotoxicidade de forma inesperada em um grande número de pacientes, o que reduz seu uso.

Vigabatrina

A vigabatrina foi aprovada pelo FDA em 2009 como coadjuvante ao tratamento das convulsões parciais complexas refratárias dos adultos. Útil como um agente alternativo no tratamento das convulsões tônico-clônicas.

- **Mecanismo de ação:** constitui um inibidor irreversível da GABA aminotransferase, a enzima responsável pela degradação do GABA. Aparentemente, age aumentando a quantidade de GABA liberado nas sinapses, potencializando os efeitos inibitórios. Também pode potencializar o GABA ao inibir o transportador da recaptação.
- **Efeitos adversos:** sedação, vertigem e ganho de peso são os efeitos mais comuns. As reações adversas menos comuns, mas muito desagradáveis, são a agitação, a confusão e a psicose.

Riscos relacionados ao uso de antiepilépticos na gravidez

Os fármacos antiepilépticos têm grande impacto na saúde da mulher, em especial as que estão em idade reprodutiva. Fármacos antiepilépticos interferem na eficácia dos contraceptivos hormonais e, portanto, oferecem risco de gravidez indesejada.

A mulher epiléptica tem que manter o uso do medicamento antiepiléptico durante a gestação, pois é necessário haver a manutenção do controle das crises, porém, por outro lado, tais fármacos causam efeitos indesejáveis, podendo causar malformações congênitas e até aborto espontâneo.

De fato, a teratogenicidade é uma preocupação para as mulheres grávidas que usam medicamentos anticonvulsivantes, pois há maior risco de malformação congênita. Sabe-se que a espinha bífida está diretamente relacionada com o uso do ácido valproico e da carbamazepina. O ácido valproico é o fármaco anticonvulsivante que apresenta maior risco de malformações congênitas, seguido pela fenitoína, pelo fenobarbital e pelo topiramato (Figura 1).

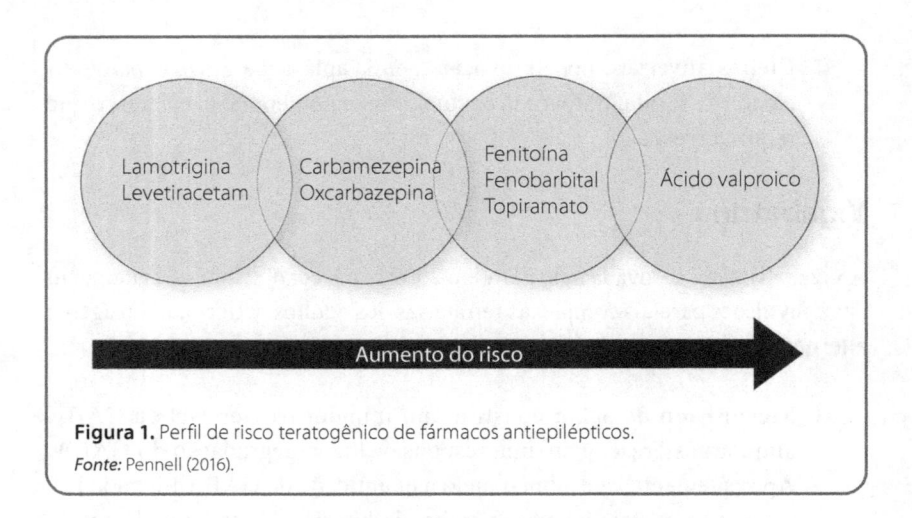

```
[Lamotrigina / Levetiracetam]  [Carbamezepina / Oxcarbazepina]  [Fenitoína / Fenobarbital / Topiramato]  [Ácido valproico]
→ Aumento do risco
```

Figura 1. Perfil de risco teratogênico de fármacos antiepilépticos.
Fonte: Pennell (2016).

Nas últimas décadas, inúmeros estudos têm demonstrado um aumento da frequência de complicações durante a gestação, o parto e o puerpério e de malformações no feto de mulheres com epilepsia em uso de fármacos antiepilépticos, incluindo abortos espontâneos e morte perinatal, anomalias congênitas e anormalidades de crescimento e desenvolvimento das crianças. O risco aumentado de complicações nessas pacientes é de cerca de 1 a 3 vezes o esperado para a população geral.

É extremamente relevante realizar a monitorização e os cuidados farmacêuticos em mulheres que estão em idade reprodutiva e fazem uso de anticonvulsivantes devido a interações com anticoncepcionais orais (diminuição da concentração plasmática do anticoncepcional e risco de gestação) e efeitos teratogênicos potenciais, causando malformações congênitas (cardiopatias congênitas, anomalias do tubo neural, fenda palatina, etc.), em especial com o uso do ácido valproico, fenitoína, fenobarbital, topiramato e carbamazepina. A lamotrigina e o leveraticetam têm demonstrado menor risco (Figura 1). Considerando a necessidade da minimização da exposição da gestante aos fármacos anticonvulsivantes, mas também a importância de controlar as convulsões maternas, recomenda-se, às mulheres epilépticas que queiram engravidar, que seja feito o controle dos níveis plasmáticos do anticonvulsivante e da suplementação de folato para reduzir a probabilidade de anomalias do tubo neural.

Exercícios

1. Com relação à fenitoína como fármaco anticonvulsivante, qual afirmativa abaixo está correta?
   a) O mecanismo de ação da fenitoína inclui a ação no receptor GABAérgico, inibindo assim a geração de potencial de ação.
   b) Os efeitos adversos comuns com a fenitoína incluem nistagmo, ataxia, confusão, hirsutismo e hiperplasia gengival.
   c) A fenitoína pode ser usada com segurança durante a gravidez.
   d) A fenitoína é indicada para o tratamento de crises de ausência.
   e) Devido ao alto índice terapêutico, que resulta em elevada segurança farmacológica, a fenitoína pode ser empregada por via oral, com dosagem de uma vez ao dia, no tratamento das diferentes crises convulsivas e não exige monitoramento dos níveis plasmáticos.

2. Um menino com 8 anos de idade foi encaminhado para avaliação neurológica devido a episódios de aparente confusão. Desde o último ano, a criança vem sofrendo episódios, durante os quais apresenta olhar vago e não responde aos questionamentos. Além disso, parece levar vários minutos até que se recupere dos episódios. Após a avaliação, o médico chegou à conclusão de que o menino apresenta episódios de crises parciais complexas. Qual dos seguintes tratamentos seria o mais apropriado para o paciente?
   a) Observar e aguardar.
   b) Carbamazepina.
   c) Diazepam.
   d) Carbamazepina mais primidona.
   e) Etosuximida.

3. Com relação aos fármacos anticonvulsivantes, qual das seguintes afirmativas está correta?
   a) O fenobarbital, além de antiepiléptico, também tem propriedades analgésicas.
   b) O diazepam e o fenobarbital são indutores do sistema enzimático P450.
   c) O fenobarbital é útil no tratamento de epilepsia em gestante.
   d) O fenobarbital causa depressão respiratória, que é potencializada pela ingestão concomitante de álcool.
   e) A buspirona tem ação anticonvulsivante similar à dos benzodiazepínicos.

4. Dirce, uma dona de casa de 25 anos que tem crises mioclônicas, está bem controlada com valproato. Ela está casada há 2 anos e informa à sua ginecologista que deseja engravidar no próximo ano. Com relação à sua medicação antiepiléptica, qual das seguintes opções deve ser considerada?
   a) Manter o tratamento atual com valproato.
   b) Considerar a troca para lamotrigina.
   c) Considerar a adição de um segundo antiepiléptico.
   d) Diminuir a dosagem

de valproato.

e) Interromper o uso do antiepiléptico e somente retornar ao tratamento após o parto.

5. Um paciente foi tratado durante seis meses com carbamazepina, mas recentemente voltou a apresentar crises e com maior frequência. Considera-se acrescentar um segundo fármaco ao regime medicamentoso do paciente. Qual dos seguintes fármacos provavelmente NÃO apresentará interação farmacocinética com a carbamazepina?

a) Topiramato.
b) Tiagabina.
c) Lamotrigina.
d) Zonisamida.
e) Levetiracetam.

Referências

LIGA BRASILEIRA DE EPILEPSIA. *O que é epilepsia*. 2018. Disponível em: <http://epilepsia.org.br/o-que-e-epilepsia/>. Acesso em: 14 jan. 2018.

PENNELL, P. B. Use of antiepileptic drugs during pregnancy: evolving concepts. *Neurotherapeutics*, New York, v. 13, p. 811-820, 2016.

Leituras recomendadas

BRUNTON, L. L.; CHABNER, B. A.; KNOLLMANN, B. C. *As bases farmacológicas da terapêutica de Goodman & Gilman*. 12. ed. Porto Alegre: AMGH, 2012.

CLARK, M. A. et al. *Farmacologia ilustrada*. 5. ed. Porto Alegre: Artmed, 2013.

HAMMER, G. D; MCPHEE, S. J. *Fisiopatologia da doença:* uma introdução à medicina clínica. 7. ed. Porto Alegre: AMGH, 2016.

INTERNATIONAL LEAGUE AGAINST EPILEPSY. 2018. Disponível em: <https://www.ilae.org/>. Acesso em: 14 jan. 2018.

KATZUNG, B. G.; TREVOR, A. J. *Farmacologia básica e clínica*. 13. ed. Porto Alegre: AMGH, 2017. (Lange).

LIGA BRASILEIRA DE EPILEPSIA. *Epilepsia na mulher*. 2018. Disponível em: <http://epilepsia.org.br/artigo/epilepsia-na-mulher/>. Acesso em: 14 jan. 2018.

MANREZA, M. L. G. de. *Epilepsia na mulher*. [2017]. Disponível em: <http://epilepsia.org.br/wp-content/uploads/2017/05/Epilepsia-na-mulher-Material-01.pdf>. Acesso em: 14 jan. 2018.

PANUS, P. C. et al. *Farmacologia para fisioterapeutas*. Porto Alegre: McGraw-Hill, 2011.

WHALEN, K.; FINKEL, R.; PANAVELIL, T. A. *Farmacologia ilustrada*. 6. ed. Porto Alegre: Artmed, 2016.

WILLIAMSON, E.; DRIVER, S.; BAXTER, K. *Interações medicamentosas de Stockley*. Porto Alegre: Artmed, 2012.

YACUBIAN, E. M. T. *O tratamento da epilepsia na mulher com valproato/divalproato e outros fármacos antiepilépticos*. [2017]. Disponível em: <http://epilepsia.org.br/wp-content/uploads/2017/05/Epilepsia-na-mulher-Material-02.pdf>. Acesso em: 14 jan. 2018.

YACUBIAN, E. M. T.; CONTRERAS-CAICEDO, G.; RÍOS-POHL, L. (Ed.). *Tratamento medicamentoso das epilepsias*. São Paulo: Leitura Médica Ltda., 2014. Disponível em: <http://epilepsia.org.br/wp-content/uploads/2017/05/Tratamento_Medicamentoso_das_Epilepsias-3.pdf>. Acesso em: 14 jan. 2018.

Fármacos que afetam o SNC: Alzheimer e Parkinson

Objetivos de aprendizagem

Ao final deste texto, você deve apresentar os seguintes aprendizados:

- Caracterizar o mecanismo de ação e os efeitos adversos de fármacos que são usados no tratamento do Alzheimer.
- Descrever o mecanismo de ação e os efeitos adversos de fármacos que são usados no tratamento da doença de Parkinson.
- Identificar potenciais interações medicamentosas em pacientes que fazem uso de medicamentos para o tratamento da doença de Parkinson.

Introdução

As doenças neurodegenerativas estão associadas à perda progressiva e irreversível de neurônios localizados em regiões específicas do cérebro, resultando em distúrbios de movimento ou cognitivo, ou ambos. Exemplos de distúrbios neurodegenerativos incluem: as doenças de Parkinson e de Huntington (em que a perda dos neurônios nos gânglios basais causa disfunções no controle dos movimentos); Alzheimer (a perda dos neurônios do hipocampo e do córtex causa déficit de memória e disfunção cognitiva); e esclerose lateral amiotrófica (ELA), na qual a degeneração dos neurônios motores espinais, bulbares e corticais resulta em fraqueza muscular.

Os fármacos disponíveis para o tratamento das doenças neurodegenerativas apenas atenuam os sintomas, mas não interferem na progressão da doença. Com relação à etiologia, já está bem-estabelecido que, na doença de Parkinson, há um desequilíbrio entre as atividades dopaminérgica e colinérgica na região nigroestriatal, ocasionando a diminuição da atividade dopaminérgica e o aumento da atividade colinérgica. Além disso, as classes de medicamentos disponíveis que são eficazes no tratamento da doença de Parkinson visam ao aumento da atividade dopaminérgica ou à diminuição da atividade colinérgica. Por outro lado, medicamentos disponíveis para o tratamento do Alzheimer são menos eficazes.

Neste capítulo, serão abordados os mecanismos de ação e os efeitos adversos de fármacos usados no tratamento do Alzheimer e na doença de Parkinson.

Doença de Alzheimer

Mesmo com o desenvolvimento de fármacos, ainda não existe tratamento capaz de alterar a progressão da doença de Alzheimer. Os fármacos ora disponíveis (p.ex., tacrina, donezepila, rivastigmina e galantamina) apenas atenuam os sintomas cognitivos, atuando na inibição da acetilcolinesterase e, consequente, no aumento da atividade colinérgica. Uma alternativa de tratamento inclui o uso da memantina, antagonista de receptor glutamatérgico N-metil-D--aspártico (NMDA).

A doença de Alzheimer é a causa mais comum de demência senil e está relacionada ao fator genético. A doença causa morte neuronal em várias áreas do SNC e também diminui a síntese e a disponibilização de neurotransmissores, em especial a acetilcolina, mas também afeta a concentração de outros neurotransmissores, como serotonina, noradrenalina, etc. Como consequência, há uma perda progressiva das funções cerebrais.

Em geral, no início, o paciente apresenta lapsos de memória, negligência na aparência e higiene corporal. À medida que a demência progride, o paciente apresenta amnesia retrógrada, diminuição das memórias passadas, alternância de agitação e letargia e, na fase mais tardia, distúrbios de fala e musculares, ataxia, hipercinesia e miocolonia e perda completa do controle mental.

Os pacientes nos estágios iniciais do Alzheimer devem ser tratados com um fármaco anticolinesterásico. Pacientes e familiares devem ser informados que o medicamento apenas irá retardar a progressão, mas que não haverá a recuperação da função cognitiva.

> **Saiba mais**
>
> As doenças neurodegenerativas do sistema nervoso central (SNC) incluem a doença de Parkinson, o Alzheimer, a esclerose múltipla, a esclerose lateral amiotrófica, além de distúrbios motores, como doença de Huntington, doença de Tourette, doença de Wilson e o tremor essencial ou fisiológico.

Inibidores da acetilcolinesterase

Mecanismo de ação: todos os fármacos anticolinesterásicos, como tacrina, donezepila, rivastigmina e galantamina, são antagonistas reversíveis das colinesterases, enzimas que metabolizam a acetilcolina, ou seja, catalisam a clivagem da acetilcolina na fenda sináptica em colina e acetato.

Efeitos adversos: os efeitos adversos comuns aos anticolinesterásicos incluem náuseas, diarreia, êmese, anorexia, tremores, bradicardia e cãibras musculares.

Antagonista de receptores NMDA

A memantina é um antagonista do receptor NMDA indicado no tratamento da doença de Alzheimer moderada ou grave e é frequentemente administrada em associação com o inibidor da acetilcolinesterase.

Mecanismo de ação: atua bloqueando o receptor NMDA e limitando o influxo de Ca^{2+} no neurônio.

Efeitos adversos: a memantina é bem-tolerada, com poucos efeitos adversos dose-dependentes, como confusão, agitação e intranquilidade.

Doença de Parkinson

A doença de Parkinson é uma doença neurodegenerativa caracterizada por quatro principais manifestações: bradicinesia (lentidão e pobreza de movimentos); rigidez muscular; tremor em repouso; e desequilíbrio postural que resulta em distúrbios da marcha e quedas.

A causa dos sintomas da doença de Parkinson idiopática é a degeneração dos neurônios que sintetizam dopamina na substância negra, gerando, portanto, desequilíbrio entre dopamina e acetilcolina na região nigroestriatal.

As estratégias para o tratamento da doença de Parkinson consistem em restaurar a atividade dopaminérgica no cérebro, mediante aumento da atividade da dopamina já disponível, ou fornecimento de dopamina exógena, restaurando o equilíbrio normal das influências colinérgicas e dopaminérgicas nos gânglios basais com fármacos antimuscarínicos ou com a combinação de ambos.

Os medicamentos usados no tratamento da doença de Parkinson aumentam os níveis de dopamina (p.ex., levodopa, agonistas da dopamina, inibidores da monoamina oxidase [MAO] e inibidores da catecol-O-metil-transferase [COMT]) ou inibem as ações da acetilcolina (anticolinérgicos) no encéfalo, o que ajuda a manter o equilíbrio entre os neurotransmissores (dopamina e acetilcolina).

Levodopa

A levodopa pode aliviar todas as características clínicas da doença de Parkinson, mas é particularmente eficiente no alívio da bradicinesia e das suas incapacidades associadas. Os melhores resultados são obtidos nos primeiros anos de tratamento, podendo a resposta ser dramática. Embora não interrompa o progresso da doença de Parkinson, o início precoce do tratamento com a levodopa reduz a taxa de mortalidade.

Mecanismo de ação: a dopamina não atravessa a barreira hematoencefálica, nem possui efeito terapêutico na doença de Parkinson se administrada pelas vias convencionais. Entretanto, seu precursor, L-dopa (levodopa), é transportado através da barreira hematoencefálica para o cérebro, no qual é rapidamente convertido em dopamina pela L-aminoácido descarboxilase (DOPA descarboxilase), enzima presente em vários tecidos do corpo, inclusive no cérebro.

Para evitar a conversão prematura da levodopa em dopamina nos tecidos periféricos, ela costuma ser administrada com um inibidor da DOPA descarboxilase, como a **carbidopa**, que não atravessa a barreira hematoencefálica, evitando assim a conversão da levodopa em dopamina nesses tecidos. Tal combinação pode reduzir as exigências diárias de levodopa em, aproximadamente, 75% e diminui os efeitos adversos periféricos.

Efeitos adversos: a maioria dos efeitos adversos associados à levodopa depende da dose usada. Os efeitos gastrintestinais consistem em anorexia, náuseas e êmese, afetando cerca de 80% dos pacientes quando o fármaco é administrado sem um inibidor da descarboxilase presente nos tecidos periféricos. Tais efeitos adversos podem ser reduzidos ao administrar o medicamento em doses divididas com ou imediatamente após as refeições e aumentando a dose diária total de forma gradual.

Quando a levodopa é administrada com a carbidopa para reduzir seu metabolismo fora do cérebro, os efeitos adversos gastrintestinais são mais raros, ocorrendo em menos de 20% dos casos, sendo assim, os pacientes podem tolerar doses maiores. Entre os efeitos cardiovasculares, a hipotensão postural é comum, sobretudo no estágio precoce do tratamento, porém, é frequentemente assintomática. Os outros efeitos cardíacos são a taquicardia e as arritmias cardíacas (raras). Também pode ocorrer hipertensão, especialmente na presença de inibidores não seletivos da monoaminoxidase ou quando são administradas grandes doses do fármaco.

As discinesias ocorrem em até 80% dos pacientes que recebem terapia com levodopa por longos períodos. Foi reportada grande variedade de efeitos adversos mentais, como depressão, ansiedade, agitação, insônia, sonolência, confusão, delírios, alucinações, pesadelos, euforia e outras mudanças de humor ou personalidade. Tais efeitos adversos são mais comuns em pacientes que usam levodopa com um inibidor da descarboxilase em vez da levodopa isoladamente, talvez devido aos níveis mais elevados que alcançam o cérebro.

Os antipsicóticos atípicos, como a clozapina e a risperidona, podem ser úteis para anular as complicações no comportamento provocadas pela levodopa, a qual é contraindicada em pacientes com histórico de psicose. Outros efeitos adversos relatados, mas raros, consistem em várias discrasias sanguíneas, ondas de calor, agravamento ou precipitação de gota, anormalidades do olfato ou paladar, coloração marrom da saliva, da urina ou das secreções vaginais, priapismo e midríase.

Agonistas do receptor dopaminérgico

Os agonistas dopaminérgicos, como a bromocriptina, a pergolida, o pramipexol e o ropinirol, são usados como fármacos, individualmente ou combinados com a levodopa e os fármacos anticolinérgicos, em pacientes refratários ou que não toleram a levodopa.

Os agentes mais recentes (pramipexol e ropinirol) possuem menos efeitos adversos do que a bromocriptina e a pergolida, sendo, atualmente, os fármacos de primeira linha no controle inicial da doença de Parkinson.

Mecanismo de ação: os agonistas dopaminérgicos agem diretamente sobre os receptores, podendo ter um efeito benéfico adicional ao da levodopa. Esses fármacos não dependem da conversão enzimática para obter um metabólito ativo e atravessam rapidamente a barreira hematoencefálica, além de mostrarem-se ativos por via oral. Os agonistas dopaminérgicos mais antigos (bromocriptina e pergolida) são derivados do esporão-do-centeio (ergot) e agem como agonistas parciais nos receptores D2 da dopamina no cérebro. Já os agentes dopaminérgicos mais novos, como o pramipexol e o ropinirol, são agonistas seletivos de D3 e D2, respectivamente, com eficácia similar à dos agentes antigos.

Efeitos adversos: como ocorre com a levodopa, a maioria dos efeitos adversos associada aos agonistas dopaminérgicos depende da dose. Os efeitos gastrintestinais consistem em anorexia, náuseas e vômitos. O efeito cardiovascular mais comum é a hipotensão postural, particularmente no início da terapia. Podem ocorrer arritmias cardíacas, o que é visto como uma indicação para a interrupção do tratamento.

Inibidores da monoaminoxidase

A selegilina é usada como um auxiliar da levodopa no tratamento da doença de Parkinson e tem sido utilizada como agente único em pacientes recém-diagnosticados.

Mecanismo de ação: a selegilina é um inibidor parcialmente seletivo da MAO tipo B, a isoforma da enzima que metaboliza a dopamina em detrimento da norepinefrina e da serotonina. Ela retarda a decomposição da dopamina e, assim, pode aumentar os níveis desse neurotransmissor no cérebro, de origem endógena ou obtido no tratamento com a levodopa.

Efeitos adversos: o efeito adverso mais visível associado ao uso da selegilina é a insônia, que pode ser reduzida com a administração do medicamento pela manhã. Ela não deve ser usada por pacientes que recebem meperidina, antidepressivos tricíclicos ou inibidores da recaptação da serotonina devido ao risco de interações tóxicas agudas.

Amantadina

A amantadina tem limitada influência, mas favorável, sobre a bradicinesia, a rigidez e o tremor na doença de Parkinson, sendo menos potente que a levodopa e, em geral, eficaz durante algumas semanas.

Mecanismo de ação: a amantadina inibe a estimulação da liberação da acetilcolina mediada pelo receptor ácido NMDA no estriado de rato. Além desse efeito anticolinérgico, a amantadina pode potencializar a neurotransmissão dopaminérgica por aumentar a síntese ou a liberação da dopamina, ou inibir a recaptação da dopamina.

Efeitos adversos: a amantadina provoca vários efeitos indesejáveis no SNC, como inquietação, agitação, insônia, confusão e psicose tóxica aguda, mas todos podem ser anulados com a interrupção do tratamento com esse fármaco.

Inibidores da COMT

A entacapona e a tolcapona são úteis em pacientes que recebem levodopa e desenvolveram flutuações da resposta.

Mecanismo da ação: a entacapona e a tolcapona são inibidores seletivos da COMT, enzima que converte a levodopa em 3-O-metildopa (3OMD). Tais inibidores seletivos da COMT prolongam a ação da levodopa por aumentar a quantidade transportada para o cérebro e diminuir sua concentração periférica.

Efeitos adversos: o uso da tolcapona está associado à hepatotoxicidade, o que exige monitoramento de rotina dos testes de função hepática. Os outros efeitos adversos de ambos os fármacos estão relacionados com o aumento dos níveis de levodopa e consistem em discinesias, hipotensão, confusão e desconforto gastrintestinal.

Fármacos antimuscarínicos (fármacos que bloqueiam a acetilcolina)

Os fármacos antimuscarínicos usados na doença de Parkinson são a benzatropina, a orfenadrina, a prociclidina e a triexifenidila. Os fármacos antimuscarínicos podem melhorar o tremor e a rigidez da doença de Parkinson em 50% dos pacientes, mas têm pouco efeito sobre a bradicinesia. Eles são úteis para atenuar os efeitos adversos extrapiramidais semelhantes aos do parkinsonismo de antipsicóticos típicos, como o haloperidol.

Mecanismo de ação: esses fármacos bloqueiam os receptores muscarínicos e reduzem as ações excitatórias dos neurônios colinérgicos sobre as células no estriado.

Efeitos adversos: os antimuscarínicos têm efeitos adversos periféricos e sobre o SNC. A toxicidade para o SNC consiste em sonolência, falta de atenção, confusão, ilusões e alucinações. Os efeitos adversos periféricos são típicos dos fármacos similares à atropina, consistindo em boca seca, visão borrada, midríase, retenção urinária, náuseas, prisão de ventre e taquicardia. Esses fármacos também exacerbam as discinesias tardias oriundas do uso prolongado dos antipsicóticos. A retirada do medicamento deve ser feita gradualmente para evitar a exacerbação aguda dos tremores.

Potenciais interações medicamentosas no tratamento da doença de Parkinson

O tratamento do paciente com doença de Parkinson inclui suporte social, atividade física e tratamento medicamentoso. Os objetivos da farmacoterapia antiparkinsoniana são:

- controlar os sintomas;
- manter a capacidade funcional do paciente nas atividades do dia a dia;
- minimizar os efeitos adversos dos medicamentos.

Os medicamentos usados no tratamento da doença de Parkinson apresentam inúmeros efeitos adversos e interações medicamentosas que requerem a monitorização cuidadosa. A levodopa, medicamento mais utilizado nesse tratamento, causa efeitos adversos periféricos (anorexia, náuseas, hipotensão e taquicardia reflexa) e efeitos adversos no SNC (alucinações visuais e auditivas, discinesia), além de também poder interagir com outros medicamentos que o paciente possa estar usando.

Exemplos de interações medicamentosas envolvendo a levodopa incluem a interação com o antidepressivo fenelzina, antidepressivo IMAO, o que desencadeia uma crise hipertensiva severa devido ao aumento da síntese de catecolaminas. Pacientes cardíacos devem ser monitorados cuidadosamente devido ao possível desenvolvimento de arritmias.

Fique atento

A vitamina B6 diminui a eficácia da levodopa, pois aumenta a sua metabolização periférica.

Em geral, fármacos antipsicóticos são contraindicados na doença de Parkinson, pois, devido ao bloqueio dos receptores dopaminérgicos, podem desencadear o agravamento dos sintomas parkinsonianos. No entanto, em algumas situações clínicas, baixas dosagens de antipsicóticos atípicos são utilizados para tratar sintomas psicóticos induzidos pela levodopa (p.ex., alucinações auditivas ou visuais).

Exercícios

1. Os efeitos adversos periféricos da levodopa, incluindo náuseas, hipotensão e arritmias cardíacas, podem ser diminuídos se for incluído qual dos seguintes fármacos no tratamento do paciente?
   a) Amantadina.
   b) Bromocriptina.
   c) Carbidopa.
   d) Entacapona.
   e) Ropinirol.

2. A modesta melhora na memória de pacientes portadores da doença de Alzheimer pode ocorrer com fármacos que aumentam a transmissão em qual dos seguintes sistemas de neurotransmissão central?
   a) Sistema adrenérgico.
   b) Sistema colinérgico.
   c) Sistema dopaminérgico.
   d) Sistema GABAérgico.
   e) Sistema serotoninérgico.

3. Qual destas alternativas corresponde ao efeito adverso limitante mais comum em pacientes usuários de levodopa?
   a) Anorexia.
   b) Coloração marrom da saliva e urina.
   c) Náuseas e êmese.
   d) Hipotensão ortostática.
   e) Discinesia.

4. Qual medicação é um antagonista do receptor glutamatérgico NMDA e que pode ser usado em associação com um inibidor da acetilcolinesterase para melhorar os sintomas da doença de Alzheimer?
   a) Rivastigmina.
   b) Ropinirol.
   c) Fluoxetina.
   d) Memantina.
   e) Donezepila.

5. Qual das seguintes associações de fármacos antiparkinsonianos constitui uma estratégia terapêutica mais adequada?
   a) Amantadina, carbidopa e entacapona.
   b) Pramipexol, carbidopa e entacapona.
   c) Levodopa, carbidopa e entacapona.
   d) Ropinirol, selegilina e entacapona.
   e) Ropinirol, carbidopa e entacapona.

Leituras recomendadas

BRUNTON, L. L.; CHABNER, B. A.; KNOLLMANN, B. C. *As bases farmacológicas da terapêutica de Goodman e Gilman*. 12. ed. Porto Alegre: AMGH, 2012.

CLARK, M. A. et al. *Farmacologia ilustrada*. 5. ed. Porto Alegre: Artmed, 2013.

HAMMER, G. D.; MCPHEE, S. J. *Fisiopatologia da doença*: uma introdução à medicina clínica. 7. ed. Porto Alegre: AMGH, 2016

KATZUNG, B. G. (Org.). Farmacologia básica e clínica. 13. ed. Porto Alegre: AMGH, 2017.

PANUS, P. C. et al. *Farmacologia para fisioterapeutas*. Porto Alegre: AMGH, 2011.

SLACK, N. et al. *Gerenciamento de operações e de processos*: princípios e práticas de impacto estratégico. 2. ed. Porto Alegre: Bookman, 2013.

SOUSA, T. J. F. et al. Proposta de melhoria do processo de uma fábrica de polpas por meio da metodologia de análise e solução de problemas. In: ENCONTRO NACIONAL DE ENGENHARIA DE PRODUÇÃO, 35., 2015, Fortaleza. *Anais...* Fortaleza: ENEGEP, 2015. Disponível em: <http://www.abepro.org.br/biblioteca/TN_STP_207_228_27341.pdf>. Acesso em: 04 nov. 2016.

WHALEN, K.; FINKEL, R.; PANAVELIL, T. A. *Farmacologia ilustrada*. 6. ed. Porto Alegre: Artmed, 2016.

WILLIAMSON, E.; DRIVER, S.; BAXTER, K. *Interações medicamentosas de Stockley*: plantas medicinais e medicamentos fitoterápicos. Porto Alegre: Artmed, 2012.

Interação medicamentosa

Objetivos de aprendizagem

Ao final deste texto, você deve apresentar os seguintes aprendizados:

- Classificar os tipos e os mecanismos de interações medicamentosas.
- Descrever os principais fatores que podem desencadear interação entre fármacos e nutrição enteral.
- Relacionar os mecanismos e os efeitos envolvidos em interações entre fitoterápicos, suplementos alimentares e medicamentos.

Introdução

Interações medicamentosas constituem alterações de respostas farmacológicas, em que os efeitos de um ou mais medicamentos são alterados pela administração simultânea de outros fármacos, ou por meio da administração concomitante com alimentos, nutrientes ou plantas medicinais. As alterações de resposta decorrentes de uma interação podem ser variadas, dependendo do quadro clínico e do tipo e da dose dos medicamentos que interagem. Em certas situações, as interações resultam em efeitos adversos leves e bem toleráveis, ou em pequenas reduções de resposta terapêutica. No entanto, há situações em que a interação entre medicamentos e até entre um medicamento e uma dada planta medicinal pode ocasionar queda drástica de resposta terapêutica, levando à falência da terapia. Nesse sentido, é importante estar atento às respostas do paciente diante do uso concomitante de vários fármacos, plantas medicinais e nutrientes.

Outro ponto a ser considerado é que, em determinadas situações clínicas, a prescrição de dois ou mais medicamentos em um mesmo regime terapêutico tem por objetivo a melhoria da eficácia terapêutica ou a diminuição de efeitos adversos. Nessas situações, a interação seria "desejável", porque levaria a uma maior eficiência terapêutica. Porém, é extremamente importante estar atento ao surgimento de sinais e sintomas que indiquem a perda de efeito farmacológico ou o surgimento de efeitos colaterais graves.

Classificação e mecanismos de interações medicamentosas

Na prática clínica, um dos fatores que podem alterar a resposta aos fármacos é a administração concomitante de outros fármacos, ou uso simultâneo com alimentos, suplementos alimentares, plantas medicinais e/ou fitoterápicos.

As interações medicamentosas podem ser classificadas de acordo com os mecanismos pelos quais os fármacos interagem: interações físico-químicas ou incompatibilidade farmacêutica (em que os medicamentos interagem durante o preparo e ocorrem antes mesmo de serem administrados ao paciente), interações **farmacocinéticas** (por meio de alteração do processo de absorção, distribuição, metabolismo/biotransformação e excreção) e interações **farmacodinâmicas** (efeitos aditivos, sinérgicos ou antagônicos). Neste capítulo, vamos abordar as interações desencadeadas por mecanismos farmacocinéticos e mecanismos farmacodinâmicos.

Mecanismos farmacocinéticos

As interações medicamentosas podem, em algumas situações, alterar os parâmetros farmacocinéticos do fármaco, por meio da interferência na absorção, no transporte por proteínas plasmáticas, durante os processos de biotransformação/metabolização e de excreção do fármaco.

Absorção: a absorção gastrointestinal de fármacos pode ser afetada pelo uso concomitante de outros fármacos, seja em razão da quelação das moléculas, da alteração do pH gástrico ou da alteração da motilidade intestinal.

Considerando que a maioria dos fármacos é absorvida no trato gastrointestinal, as interações fármaco-nutrientes também são muito comuns. A composição da dieta e o tipo de alimentação podem alterar a absorção dos medicamentos, aumentando, diminuindo ou apenas retardando essa absorção. No caso de uma absorção diminuída ou retardada, o resultado é que o fármaco pode não atingir os níveis eficazes na corrente sanguínea; no caso de uma absorção aumentada, esses níveis podem ser mais elevados do que o desejável, potencializando efeitos colaterais. Dependendo do tipo de alimento ingerido, a velocidade de esvaziamento gástrico pode variar, afetando a absorção de um fármaco. Outras vezes, os nutrientes podem formar complexos com o fármaco, impedindo sua absorção. Cálcio, magnésio, ferro e zinco, por exemplo, formam complexos com a tetraciclina (um antibiótico).

Distribuição: os fármacos são transportados na corrente sanguínea por meio de ligação às proteínas plasmáticas (ex. albumina). O principal mecanismo pelo qual as interações medicamentosas alteram a distribuição dos fármacos está relacionado à competição por ligação às proteínas plasmáticas, resultando no deslocamento do fármaco da ligação às proteínas, consequentemente aumentando a fração livre do fármaco no plasma, e no aumento do efeito farmacológico, dessa forma, causando efeitos adversos. Por exemplo, o deslocamento da varfarina dos sítios de ligação às proteínas plasmáticas, causado pela interação com o ácido acetilsalicílico, pode induzir ao aumento do efeito anticoagulante da varfarina com risco de causar sangramentos e/ou hemorragias no paciente.

Metabolização: o metabolismo dos fármacos pode ser estimulado ou inibido por terapia concomitante. A indução das isoenzimas do citocromo P450 no fígado pode ser causada por fármacos como fenobarbital, carbamazepina, fenitoína, primidona, rifampicina e erva-de-são-joão. Inibição enzimática pode ser causada por cimetidina. Interações que levam à indução enzimática geralmente resultam em aumento do metabolismo do fármaco, o que, por consequência, pode resultar em falha na terapia. Por outro lado, interações envolvendo a inibição enzimática resultam em diminuição do metabolismo e maior possibilidade de efeitos tóxicos.

Excreção: a excreção renal do fármaco ativo também pode ser alterada por tratamento concomitante com outros fármacos. Geralmente, interações que afetam a excreção envolvem determinados fármacos, ácidos fracos ou bases fracas e outros fármacos que afetem o pH urinário.

Mecanismos farmacodinâmicos

Interações farmacodinâmicas são aquelas em que o efeito de um fármaco é alterado pela presença de outro fármaco no sítio de ação. As interações podem ser em razão de competição direta pelo receptor, ou interação indireta, envolvendo a interferência com mecanismos fisiológicos.

Quando são administrados simultaneamente medicamentos com efeitos farmacológicos semelhantes, pode ocorrer resposta farmacológica aditiva ou sinérgica. Os dois fármacos podem ou não atuar no mesmo receptor para produzir esse efeito.

Fármacos que atuam no mesmo receptor ou no mesmo processo costumam ter efeito aditivo, como benzodiazepínicos e barbitúricos. Os fármacos que atuam em receptores ou processos sequenciais diferentes podem atuar sinergicamente, como nitratos e sildenafila ou sulfonamidas mais trimetoprima.

As interações farmacodinâmicas podem ser divididas:

a) **Aditiva:** fármacos que atuam no mesmo receptor ou no mesmo processo fisiológico, quando administrados concomitantemente, podem apresentar efeito aditivo, como benzodiazepínicos e barbitúricos, ambos depressores do sistema nervoso central (SNC).
b) **Sinérgica:** se dois fármacos apresentam o mesmo efeito farmacológico e são administrados simultaneamente, seu efeito pode ser potencializado. Por exemplo, o álcool deprime o SNC e, se ingerido de forma moderada com doses terapêuticas normais de medicamentos fitoterápicos (por exemplo, valeriana), a sonolência pode aumentar.
c) **Antagônica:** quando dois fármacos, ou um fármaco e um nutriente, apresentam atividades contrárias um do outro. Por exemplo, a vitamina K (que tem efeito na coagulação sanguínea) proveniente de alimentos e/ou dieta enteral pode interferir no efeito anticoagulantes das cumarinas, como a varfarina. Quanto aos alimentos ricos em vitamina K, o grupo dos vegetais folhosos verde-escuros contém a maior concentração, como espinafre, brócolis e alguns tipos de alface.

Saiba mais

Com relação aos efeitos sinérgicos, também podemos citar exemplos de eventos hemorrágicos envolvendo o uso de fármacos anticoagulantes e fitoterápicos com efeito anticoagulante em potencial, a saber, alfafa, angélica, semente de anis, arnica, aipo, boldo, camomila, castanha-da-índia, dente-de-leão, gengibre, gingko biloba, salsa, tamarindo, salgueiro, rábano, urtiga, álamo e sálvia.

Principais fatores desencadeadores de interação medicamentosa

Existem determinados grupos de pacientes que apresentam maior risco e probabilidade de ocorrência de interações medicamentosas. De modo geral, pacientes idosos são muito vulneráveis a interações porque tendem a apresentar patologias crônicas que requerem uso concomitante de muitos fármacos. Além disso, com a idade avançada, há alterações metabólicas que podem propiciar interações farmacocinéticas (lembre-se que a metabolização de fármacos pode estar reduzida nessa população).

Outro grupo de risco para interações são todos os pacientes portadores de patologias crônicas (como epilepsia, diabetes e hipertensão). De fato, estudos têm demonstrado a maior propensão para interações medicamentosas com desfechos clínicos adversos em pacientes com insuficiência renal, insuficiência hepática, doenças cardíacas e problemas respiratórios (como asma), pacientes epilépticos e diabéticos, além de idosos. Também é importante o cuidado em pacientes HIV positivos, imunossuprimidos e transplantados. Em relação a estes últimos, há dados de literatura mostrando rejeição de transplante hepático após o paciente combinar seus imunossupressores (usados no período pós--transplante) com uma grande quantidade de chá de *Hypericum perforatum* (erva-de-são-joão). Essas situações também servem de alerta para outro grupo de risco: indivíduos adeptos à automedicação e ao uso demasiado de plantas medicinais e suplementos alimentares para fins diversos. Muitas vezes, os profissionais de saúde desconhecem o uso rotineiro de todas essas substâncias, tornando difícil prever ou prevenir interações.

Interações entre fitoterápicos, suplementos alimentares e medicamentos: mecanismos e efeitos envolvidos

Interações com fármaco e nutrição enteral

A interação entre fármacos e nutrientes ou alimentos é um tema de interesse tanto para os médicos que prescrevem, como para outros profissionais da área da saúde, incluindo farmacêuticos, enfermeiros e nutricionistas. As consequências indesejáveis dessas interações podem ser a deterioração do estado nutricional, a redução ou a exacerbação do efeito terapêutico ou o aumento da toxicidade do fármaco.

A nutrição enteral, quando possível, deve ser a primeira escolha para a implementação do suporte nutricional, pois oferece muitas vantagens sobre a nutrição parenteral, pois é mais fisiológica, apresenta menor probabilidade de contaminação e tem menor custo econômico. A administração por sondas digestivas (enterais) constitui uma via oral alternativa para a administração de medicamentos em pacientes cuja situação clínica impede a utilização usual dessa via, como transtornos de deglutição de ordem neurológica e mecânica.

No entanto, o uso de sondas digestivas não é isento de problemas, e pode ser passível de complicações gastrointestinais, mecânicas, infecciosas, interações metabólicas e de interações medicamento-nutrientes. Portanto, em situações clínicas em que há a administração simultânea de medicamentos via sonda juntamente com a nutrição enteral, os fármacos podem interagir com nutrientes tendo sua absorção reduzida. Muitas dessas interações são clinicamente insignificantes ou raras, enquanto outras são previsíveis e podem ter impacto considerável no estado clínico do paciente.

Não há uma regra geral para predizer se ocorrerá interação fármaco-nutriente em situações em que há a administração simultânea de medicamentos e nutrição enteral, porém existem determinantes chaves que devem ser consideradas, que incluem dados do paciente (como idade, patologia e estado nutricional), características da nutrição enteral (como tipo e localização da sonda e constituição da formulação enteral) e características dos fármacos (como solubilidade e forma farmacêutica).

Fique atento

Os profissionais da saúde devem estar atentos quanto às possíveis interações entre os medicamentos e os nutrientes, em especial nas condições crônicas, em que se torna imprescindível o acompanhamento nutricional do paciente, pois tanto os efeitos dos medicamentos podem ser afetados pelos alimentos/nutrientes, ou pelo estado nutricional, como também os medicamentos podem afetar o estado nutricional do paciente.

Interações entre fitoterápicos, suplementos alimentares e medicamentos

A incidência de interações entre fitoterápicos e suplementos alimentares com medicamentos convencionais ainda não é completamente conhecida e, atualmente, ainda não existe um manual ou órgão que forneça as informações confiáveis.

Além disso, a falta de evidências de interações entre fitoterápicos e medicamentos, ou fitoterápicos e nutrientes, pode ser resultante de insuficiência no número de notificações de interações, pois em muitas situações os profissionais de saúde não têm conhecimento de que o paciente esteja fazendo uso de fitoterápicos, plantas medicinais ou suplementos dietéticos simultaneamente ao uso de medicamentos. Em algumas situações, a equipe de saúde não associa o agravamento do quadro clínico do paciente, seja por ineficácia terapêutica ou surgimento de efeitos colaterais, à interação entre medicamentos e fitoterápicos.

Um exemplo da diminuição na eficácia de medicamentos pode ser observado pela interação entre *Hypericum* (hipérico, erva-de-são-joão) e ciclosporina (imunossupressor), em que o hipérico causa redução dos níveis plasmáticos de ciclosporina, em alguns casos resultando na rejeição de transplantes.

Estudos têm demonstrado que o alho (*Allium sativum L.*) tradicionalmente tem sido indicado como coadjuvante no tratamento de bronquite crônica e asma, como expectorante e como preventivo de alterações vasculares, como coadjuvante no tratamento de hiperlipidemia, hipertensão arterial leve a moderada e sintomas de gripes e resfriados e, ainda, como auxiliar na prevenção da aterosclerose. No entanto, vale ressaltar que existem algumas precauções e contraindicações. Por exemplo, recomenda-se: não usar em casos de hemorragia e tratamento com anticoagulantes e anti-hipertensivos, suspender o uso do fitoterápico duas semanas antes de intervenções cirúrgicas e não usar em pessoas com gastrite, úlcera gastroduodenal, hipotensão arterial e hipoglicemia. Pode potencializar os efeitos antitrombóticos de fármacos anti-inflamatórios.

Foi descrita interação medicamentosa potencial entre *Allium sativum* e varfarina. Pacientes que utilizam anticoagulantes orais, como a varfarina, poderão apresentar aumento do tempo de sangramento quando forem administrados medicamentos contendo alho. Efeito semelhante será observado no uso dos antiplaquetários. Esse fitoterápico não pode ser utilizado em associação com anticoagulantes orais, heparina, agentes trombolíticos, antiagregantes plaquetários (como AAS) e anti-inflamatórios não esteroidais, por aumentarem o risco de hemorragias. Também deve se ter cuidado com o uso do alho em pacientes diabéticos, pois o alho poderá intensificar o efeito de fármacos hipoglicemiantes (insulina e glipizida), causando uma hipoglicemia grave.

Mesmo em situações comprovadas de interações dos fitoterápicos com medicamentos ou alimentos, a importância clínica de alguns casos relatados não pode ser avaliada com precisão em razão da variação na natureza própria da planta e dos produtos produzidos a partir dela. Portanto, o profissional da saúde deve avaliar com muito cuidado tais informações, quanto à segurança, ou não, de combinações de fitoterápicos ou outros suplementos dietéticos com medicamentos convencionais, antes da orientação aos pacientes.

Link

Leia o *Memento de Fitoterápicos da Farmacopeia Brasileira*, documento da Anvisa específico para orientar a prescrição de fitoterápicos no Brasil.

https://goo.gl/3SOO9u

Exercícios

1. Interações medicamentosas podem interferir no perfil farmacocinético do medicamento, podendo afetar o padrão de absorção, distribuição, metabolização ou excreção. Qual das afirmações a seguir corresponde à interação em nível de excreção renal de fármacos?
   a) As alterações do pH urinário não interferem no grau de ionização de bases e ácidos fracos, portanto não afetam a excreção renal.
   b) O bicarbonato de sódio é utilizado para aumentar a excreção renal em casos de intoxicação por barbitúricos, que são fármacos ácidos fracos.
   c) A competição de medicamentos no túbulo proximal pela secreção tubular é usada como estratégia farmacológica para diminuir o tempo de ação dos medicamentos.
   d) As interações em nível de excreção são precipitadas por medicamentos com capacidade de inibir ou induzir o sistema enzimático.
   e) Interações entre contraceptivos orais e antibióticos podem resultar na diminuição da excreção dos contraceptivos.

2. Joana, 47 anos, consulta o médico apresentando queixa de tristeza, estresse, dificuldade para dormir e perda de motivação para o trabalho e a vida social. Além disso, informa que sente fortes dores na coluna e faz uso contínuo de analgésicos (tramadol e meperidina). Para o controle da hipertensão arterial, faz uso de hidroclorotiazida e propranolol. A paciente é diagnosticada com depressão maior. Além de encaminhá-la para a psicoterapia, o médico prescreve tranilcipromina. Passadas quatro semanas, a paciente retorna e informa ao médico que não houve melhora no quadro depressivo. O profissional, então, prescreve fluoxetina, antidepressivo da classe dos inibidores seletivos da recaptação de serotonina, que está relacionada a diversas interações medicamentosas, tanto por mecanismos farmacocinéticos quanto por mecanismos farmacodinâmicos. Quais interações podem estar associadas ao uso de fluoxetina na paciente?

a) A fluoxetina pode inibir o metabolismo hepático e causar aumento do efeito do propranolol, podendo desencadear toxicidade cardíaca.
b) A fluoxetina é um inibidor da CYP450 2D6, podendo diminuir o metabolismo dos analgésicos opioides, tais como tramadol, metadona, codeína e oxicodona.
c) O uso concomitante de fluoxetina e tramadol pode desencadear síndrome serotoninérgica, com risco de convulsão e coma.
d) A associação da fluoxetina com um antidepressivo IMAO está contraindicada em razão do risco de síndrome serotoninérgica fatal.
e) Todas as alternativas estão relacionadas a interações medicamentosas envolvendo o uso de fluoxetina.

3. Quando um fármaco atinge a corrente sanguínea, ele se liga a proteínas plasmáticas e forma um complexo fármaco-receptor que é inerte farmacologicamente. Somente o fármaco livre tem ação farmacológica, e a intensidade do efeito é dependente da percentagem de fármaco livre. Portanto, em alguns regimes terapêuticos em que há administração de dois medicamentos que têm alta afinidade pelas proteínas plasmáticas, pode ocorrer uma interação medicamentosa por deslocamento de ligação às proteínas plasmáticas. Sobre interação medicamentosa por deslocamento de ligação às proteínas plasmáticas, podemos afirmar que:

a) um aumento na taxa de ligação de um fármaco a proteínas plasmáticas em razão de uma interação por deslocamento aumentará seu Vd, uma vez que o fármaco deslocado se difundirá para os tecidos e isso levará a uma diminuição na concentração total do fármaco no plasma.
b) uma diminuição na taxa de ligação de um fármaco a proteínas plasmáticas em razão de uma interação por deslocamento diminuirá seu Vd, uma vez que o fármaco deslocado se difundirá para os tecidos e isso levará a uma diminuição na concentração total do fármaco no plasma.
c) um aumento na taxa de ligação de um fármaco a proteínas plasmáticas em razão de uma interação por deslocamento aumentará seu Vd, uma vez que o fármaco deslocado se difundirá para os tecidos e isso levará a um aumento na concentração total do fármaco no plasma.
d) uma diminuição na taxa de ligação de um fármaco a proteínas plasmáticas em razão de uma interação por deslocamento aumentará seu Vd, uma vez que o fármaco deslocado se difundirá para os tecidos e isso levará a um aumento na concentração total do fármaco no plasma.
e) uma diminuição na taxa de ligação de um fármaco a

proteínas plasmáticas em razão de uma interação por deslocamento aumentará seu Vd, uma vez que o fármaco deslocado se difundirá para os tecidos e isso levará a uma diminuição na concentração total do fármaco no plasma.

4. José, 73 anos, apresenta um quadro infeccioso e inicia o uso de antibiótico tetraciclina. Dois dias após o início do uso do antibiótico, o paciente se queixa de dor no estômago e, então, Dona Glória, a vizinha, o aconselha a tomar o antibiótico com um copo de leite. Qual o mecanismo de interação entre o antibiótico e o leite?

   a) O leite, rico em íons cálcio, irá aumentar a biodisponibilidade e melhorar a eficácia terapêutica do antibiótico.
   b) Os íons cálcio presentes no leite irão alcalinizar a urina e diminuir a excreção do antibiótico na urina.
   c) Íons cálcio presentes no leite irão competir com as moléculas de tetraciclinas pela ligação às proteínas plasmáticas, interferindo na distribuição do fármaco pelo organismo.
   d) O leite, rico em íons cálcio, irá aumentar a absorção e diminuir a excreção do antibiótico.
   e) O leite, rico em íons cálcio, irá diminuir a biodisponibilidade e diminuir a eficácia terapêutica do antibiótico.

5. O resveratrol é um polifenol presente nas uvas e nos vinhos, e tem sido utilizado em razão de suas propriedades antienvelhecimento. Também é conhecido pelas suas propriedades antioxidantes e antiplaquetárias, que sugerem potencial efeito benéfico em doenças cardiovasculares, incluindo aterosclerose. Com base nas propriedades acima descritas, qual medicamento apresenta probabilidade de interação com resveratrol?

   a) Fluoxetina.
   b) Propranolol.
   c) Ácido acetilsalicílico.
   d) Sinvastatina.
   e) Digoxina.

Leituras recomendadas

ALTERNATIVE MEDICINE FOUNDATION. 2010. Disponível em: <www.amfoundation.org/>. Acesso em: 15 dez. 2017.

BRASIL. Agência Nacional de Vigilância Sanitária. *Memento de fitoterápicos*: farmacopeia brasileira. Brasília, DF: ANVISA, 2016. Disponível em: <http://portal.anvisa.gov.br/documents/33832/2909630/Memento+Fitoterapico/a80ec477-bb36-4ae0-b1d2-e2461217e06b>. Acesso em: 15 dez. 2017.

BRASIL. Ministério da Saúde. Secretaria de Ciência, Tecnologia e Insumos Estratégicos. Departamento de Assistência Farmacêutica. *A fitoterapia no SUS e o Programa de Pesquisa de Plantas Medicinais da Central de Medicamentos*. Brasília, DF: Ministério da Saúde, 2006.

BRASIL. Ministério da Saúde. Secretaria de Ciência, Tecnologia e Insumos Estratégicos. Departamento de Assistência Farmacêutica. *Política nacional de plantas medicinais e fitoterápicos*. Brasília, DF: Ministério da Saúde, 2006.

CORRER, C. J.; OTUKI, M. F. (Org.). *A prática farmacêutica na farmácia comunitária*. Porto Alegre: Artmed, 2013.

NICOLETTI, M. A. et al. Principais interações no uso de medicamentos fitoterápicos. *Infarma*, Brasília, DF, v. 19, n. 1/2, p. 32-40, 2007. Disponível em: <http://www.cff.org.br/sistemas/geral/revista/pdf/10/infa09.pdf>. Acesso em: 15 dez. 2017.

SILVA, L. D.; LISBOA, C. D. Consequências da interação entre nutrição enteral e fármacos administrados por sondas: uma revisão integrativa. *Cogitare Enfermagem*, Curitiba, v. 16, n. 1, p. 134-140, 2011. Disponível em: <http://revistas.ufpr.br/cogitare/article/view/21124/13950>. Acesso em: 15 dez. 2017.

UNITED STATES. National Center for Complementary and Alternative Medicine (NCCAM). 2017. Disponível em: <www.nccam.nih.gov/>. Acesso em: 15 dez. 2017.

WILLIAMSON, E.; DRIVER S.; BAXTER, K. *Interações medicamentosas de Stockley*. Porto Alegre: Artmed, 2012.

Toxicologia

Objetivos de aprendizagem

Ao final deste texto, você deve apresentar os seguintes aprendizados:

- Diferenciar os tipos de efeitos adversos causados por medicamentos.
- Compreender os fatores que podem estar relacionados ao desenvolvimento dos efeitos adversos e intoxicação por medicamentos.
- Identificar as fases de uma intoxicação por medicamentos, como preveni-la e tratá-la.

Introdução

Os fármacos interagem com o nosso organismo, ocasionando alterações fisiológicas que podem corrigir algumas doenças ou prevenir suas manifestações. Contudo, além dos efeitos desejáveis, a sua interação com o organismo humano também pode produzir efeitos indesejáveis, que podem provocar desconforto ou, até mesmo, toxicidade ao usuário. Dessa forma, a área da toxicologia se dedica ao estudo dos efeitos adversos que ocorrem nos organismos vivos devido à sua interação com substâncias químicas. Ela está focada em observar e relatar os sintomas e os mecanismos de toxicidade, além de também detectar e tratar as intoxicações, principalmente as relacionadas ao envenenamento dos seres humanos.

Neste capítulo, você aprenderá sobre a toxicologia relacionada ao uso de fármacos e identificará quais são os fatores que podem ocasionar reações adversas e toxicidade aos medicamentos e como elas podem ser evitadas.

Toxicidade por fármacos

Quando os fármacos são utilizados, eles podem produzir diferentes efeitos sobre o organismo humano e estes podem ser desejáveis ou indesejáveis. O efeito desejável é o efeito benéfico que o fármaco ocasiona. Ele está relacionado ao papel terapêutico do fármaco e se dá por mudanças fisiológicas que proporcionam, no organismo humano, a melhora ou a eliminação de sintomas causados por um quadro patológico. Porém, como citado anteriormente, além do efeito terapêutico, o fármaco também pode ocasionar efeitos indesejáveis. Tais efeitos podem causar pequenas queixas e incômodos ao paciente, como também podem ser mais graves e prejudiciais ao seu organismo. Tais efeitos também são denominados efeitos adversos, tóxicos ou nocivos dos fármacos.

Quando falamos em efeitos adversos aos fármacos, é importante diferenciarmos alguns conceitos, tais como reações adversas a medicamentos e eventos adversos:

- **Reação adversa a medicamento:** esse conceito abrange qualquer efeito prejudicial ou indesejável e não intencional a um medicamento. Ela ocorre após a administração de doses normalmente utilizadas para profilaxia, diagnóstico ou tratamento de alguma doença. A reação adversa a um medicamento se refere a uma resposta individual do paciente ao fármaco e pode ser previsível ou imprevisível.
- **Evento adverso:** é um evento desfavorável, que ocorre durante ou após o uso de um fármaco, sem que este tenha, necessariamente, uma relação causal com o evento. Um exemplo de evento adverso é o efeito desfavorável causado pelo uso não aprovado de determinados fármacos, ou então pelo desvio de qualidade de um fármaco. Dessa forma, todas as reações adversas a medicamento são um evento adverso. Contudo, nem todo o evento adverso é uma reação adversa a medicamento.

Os efeitos adversos a medicamentos podem estar relacionados, ou não, à ação farmacológica do fármaco, como também podem ser previsíveis ou imprevisíveis. O Quadro 1 demonstra os principais tipos de efeitos adversos a fármacos.

Quadro 1. Tipos de efeitos adversos a fármacos.

Reações adversas previsíveis	Reações adversas imprevisíveis
Ocorrem em pacientes normais	Normalmente acometem pacientes hipersensíveis
Toxicidade por superdose Efeitos colaterais Efeitos secundários ou indiretos Interações medicamentosas	Reações idiossincráticas Reações alérgicas

- **Toxicidade por superdose:** esse tipo de toxicidade está relacionado às altas concentrações do fármaco na corrente sanguínea ou em algum órgão ou tecido específico do nosso organismo. Ela ocorre quando a concentração plasmática do fármaco ultrapassa a sua concentração terapêutica máxima. Isso pode ocorrer em função da administração de uma dose excessiva do fármaco, como também em função do acúmulo da droga no organismo devido à falha dos processos farmacocinéticos, como biotransformação e excreção. Nesse caso, normalmente, a gravidade da toxicidade é proporcional à concentração do fármaco no organismo e à duração da exposição a ele.
- **Efeitos colaterais:** representam qualquer efeito não desejável de um fármaco, que ocorre com o uso de doses normalmente utilizadas (doses terapêuticas) e que está relacionado com as propriedades farmacológicas deste. É um tipo de reação adversa previsível.

Alguns efeitos colaterais podem ser evitados com o ajuste das doses. O ajuste de dose pode proporcionar o máximo efeito terapêutico (desejado) e o mínimo de efeitos não desejáveis.

- **Efeitos secundários:** os efeitos secundários, também chamados de **efeitos indiretos**, ocorrem em função da ação primária do fármaco. Um exemplo é o crescimento de determinadas espécies de bactérias devido ao uso de antibióticos que reduzem a competição microbiana em determinados órgãos.
- **Interações:** a interação medicamentosa é caracterizada pela alteração do efeito de um determinado fármaco devido à presença de outro fármaco, alimento ou substância química. Determinadas interações medicamentosas são benéficas e podem ocasionar a sinergia e a potencialização do efeito terapêutico de determinadas drogas. Porém, em alguns casos, essas interações podem provocar a falha do tratamento terapêutico, bem como o aumento da toxicidade do fármaco. As interações medicamentosas que ocorrem no organismo humano podem ser do tipo farmacocinéticas ou farmacodinâmicas. As interações farmacocinéticas ocorrem quando um fármaco afeta a absorção, a distribuição, a biotransformação ou a eliminação de outro, causando alteração da sua concentração sanguínea. Enquanto isso, as reações farmacocinéticas afetam o efeito terapêutico de um determinado fármaco por modulação dos seus receptores ou ação terapêutica.

- **Reações idiossincráticas:** esse efeito é caracterizado como uma resposta anormal do organismo a um determinado fármaco, sendo essa resposta diferente da sua ação farmacológica. Apesar de semelhante a um processo alérgico, a reação idiossincrática não ocorre por mecanismos de hipersensibilidade e também pode estar relacionada a condições genéticas do paciente.
- **Hipersensibilidade/alergias:** essas reações são imprevisíveis e não se relacionam à ação farmacológica do fármaco. As reações alérgicas são ocasionadas pela estimulação do sistema imunológico, no qual ocorre a produção de anticorpos específicos ou linfócitos T sensibilizados a uma determinada substância química ou à outra com estrutura semelhante. Essas reações podem apresentar diferentes manifestações, como urticária, *rashes* cutâneos, febre, asma e, até mesmo, anafilaxia. De acordo com a resposta imunológica, as reações alérgicas a fármacos são classificadas em reações do tipo I, II, III e IV:
- **Tipo I ou reação anafilática:** é mediada por anticorpos IgE que se ligam a receptores presentes nas membranas de mastócitos e basófilos. A interação desses anticorpos com os antígenos provoca a desgranulação de mastócitos e basófilos, causando a liberação de diferentes mediadores químicos, como histamina, leucotrienos, serotonina e prostaglandinas. Esses mediadores ocasionam uma reação imune rápida, caracterizada por vasodilatação, edema, urticária e broncoconstrição. Essa resposta também é chamada de resposta imediata.
- **Tipo II ou reação autoimune:** é mediada pelos anticorpos IgG, IgM e sistema complemento. Nessas reações, o alérgeno se liga à superfície de células vasculares, como, por exemplo, hemácias. Por meio da ligação de anticorpos ao alérgeno e da ativação do sistema complemento, ocorre a reação citolítica e a morte celular. Essas reações podem provocar anemia hemolítica, granulocitopenia e púrpura trombocitopênica.
- **Tipo III ou reação mediada pelo complexo imune:** é mediada, principalmente, pelos anticorpos IgG. Nessa reação, ocorre a formação de complexos antígeno-anticorpo e a sua deposição no endotélio vascular. A partir disso, ocorre a ativação do sistema complemento e se desenvolve uma resposta inflamatória aguda e destrutiva no local. Essa resposta é conhecida por **doença do soro** e pode ocasionar erupções cutâneas, urticária, artrite, febre e linfadenopatia.

- **Tipo IV ou hipersensibilidade tardia:** essa reação também é denominada **resposta mediada por células**, pois envolve a participação de linfócitos T, macrófagos e neutrófilos sensibilizados. Quando ocorre a interação do antígeno com proteínas do nosso organismo, os linfócitos T sensibilizados liberam linfocinas, que atraem neutrófilos e macrófagos para o local, desencadeando uma resposta inflamatória. Um exemplo dessa reação é a dermatite de contato.

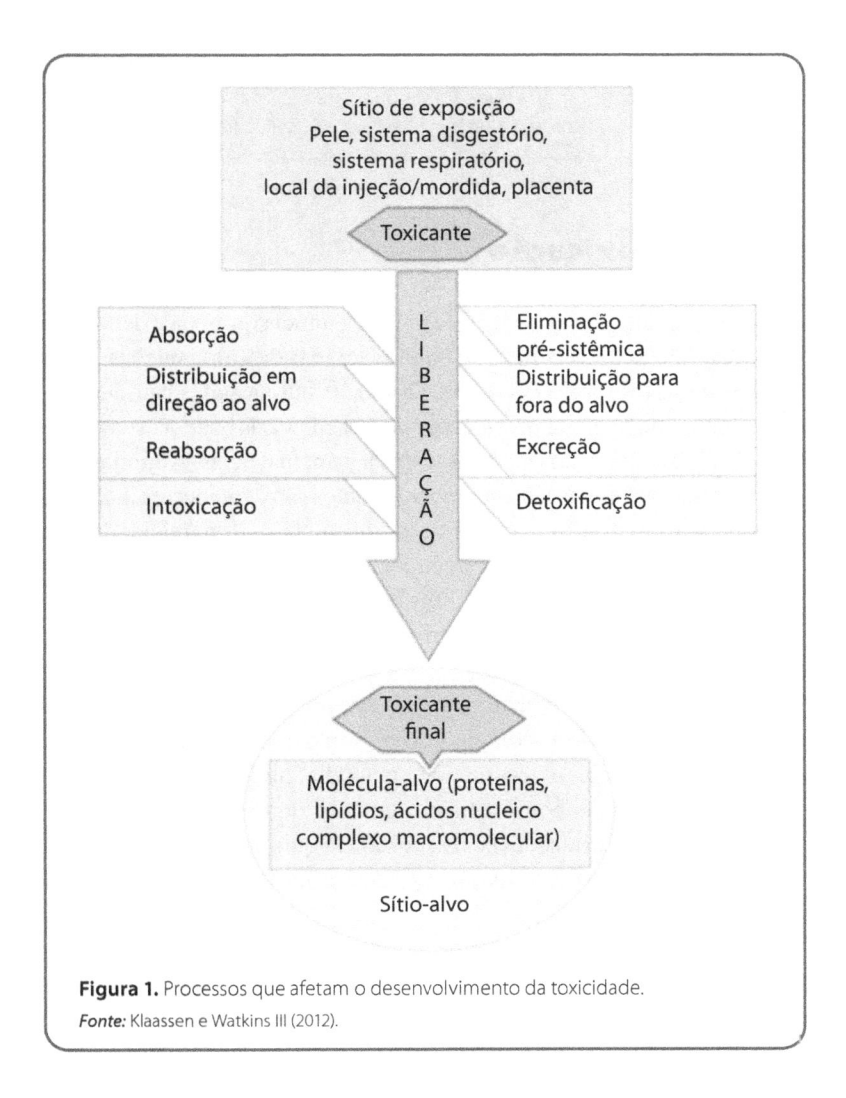

Figura 1. Processos que afetam o desenvolvimento da toxicidade.
Fonte: Klaassen e Watkins III (2012).

> **Fique atento**
>
> Normalmente, os indivíduos apresentam uma relação dose-resposta gradual aos fármacos, isto é, à medida que a dose administrada de um determinado fármaco é aumentada, a resposta observada é mais intensa. Na população, a dose-resposta observada é quantal. Nessa relação, conforme as doses de determinado fármaco são aumentadas, observa-se o aumento da população afetada por este. Esse fenômeno é utilizado para a determinação da dose letal média dos fármacos (DL_{50}). Esse critério se refere à dose única de uma determinada substância que é capaz de causar a morte de 50% dos animais testados. Esse parâmetro, juntamente com a dose eficaz média (DE_{50}), é utilizado para calcular o índice terapêutico, que se refere ao intervalo de doses que o fármaco pode ser usado com segurança e efetividade pelos pacientes.

Fases da intoxicação

A manifestação dos efeitos tóxicos de uma substância química é denominada **intoxicação**. De acordo com o Sistema Nacional de Informações Tóxico-Farmacológicas (Sinitox) (BRASIL, c2009), as intoxicações causadas pelos medicamentos são as mais prevalentes no Brasil. Várias são as suas causas, sendo o uso inadequado dos medicamentos a principal delas. Algumas causas bastante comuns de intoxicação por medicamentos são os acidentes individuais, os erros de administração e as tentativas de suicídio. A publicidade acerca dos medicamentos, a atenção farmacêutica ainda deficiente em alguns locais, a polifarmácia e o fácil acesso a alguns medicamentos, o que contribui para a automedicação e seu uso indiscriminado, favorecem o desenvolvimento desse tipo de intoxicação.

Na intoxicação por medicamentos ou por outras substâncias químicas, ocorre um desequilíbrio fisiológico do organismo. A intoxicação envolve quatro fases: exposição, toxicocinética, toxicodinâmica e clínica.

A fase de exposição compreende o contato do organismo vivo com o agente tóxico. A via de introdução da substância química, a dose em que ela é administrada e o tempo de exposição são fatores que influenciam a gravidade da intoxicação.

A fase toxicocinética compreende os processos de absorção, distribuição, armazenamento, biotransformação e excreção de um agente tóxico. Esses processos afetam as concentrações plasmáticas e teciduais do toxicante. A absorção, a distribuição no sítio de ação e a reabsorção são processos que facilitam a intoxicação. Enquanto isso, a eliminação e a distribuição do agente tóxico para fora do sítio de ação limitam esse processo. Dessa forma, o conhecimento da toxicocinética de um determinado agente auxilia na determinação do monitoramento e do manejo de um paciente intoxicado (Figura 1).

A fase farmacodinâmica, por sua vez, refere-se à interação do agente tóxico com seus sítios de ação no organismo. Essa interação ocasiona alterações estruturais e funcionais no organismo, resultando na instalação de um desequilíbrio fisiológico e na toxicidade. A partir disso, temos o desenvolvimento da última fase da intoxicação, chamada **fase clínica**. Essa fase compreende o desenvolvimento de sinais e sintomas decorrentes das alterações provocadas pelo agente tóxico. Ela demonstra os efeitos nocivos de uma determinada substância química sobre o organismo.

> **Saiba mais**
>
> Para que os medicamentos possam ser liberados para uso da população, eles passam por vários estudos dedicados à avaliação de sua efetividade e toxicidade. Durante o estudo pré-clínico de um fármaco, testes toxicológicos *in vitro* e *in vivo* são realizados. Esses testes têm o objetivo de avaliar a toxicidade aguda, subcrônica e crônica de fármacos. Além disso, eles também avaliam o seu potencial de mutagênese, carcinogênese e embriofetotoxicidade, seus efeitos sobre o sistema reprodutivo e, também, seus efeitos locais. Contudo, alguns efeitos adversos causados pelo fármaco podem não ser detectados durante esses estudos. Em função disso, em 1968, a Organização Mundial de Saúde (OMS) iniciou um programa de vigilância internacional de medicamentos. A farmacovigilância tem como objetivo identificar, avaliar e monitorar a ocorrência de eventos adversos relacionados ao uso de medicamentos já disponíveis comercialmente, a fim de garantir uma maior segurança durante o uso destes.

Abordagem do paciente intoxicado

Quando há suspeita de um indivíduo intoxicado, o primeiro objetivo do seu tratamento é a manutenção das suas funções vitais. As vias aéreas, a respiração e a circulação do paciente devem ser verificadas e monitoradas. Distúrbios eletrolíticos, acidobásicos, glicemia e disfunções do sistema nervoso central (SNC) também precisam ser analisados.

Em seguida, o diagnóstico da intoxicação deve ser realizado e procedimentos para manter baixa a concentração do agente tóxico nos diferentes tecidos e para combater seus efeitos tóxicos devem ser feitos. A redução das concentrações do agente tóxico no organismo pode ser realizada pela descontaminação do paciente ou por métodos que acelerem a sua eliminação. A descontaminação tem o objetivo de prevenir a absorção do agente tóxico e é feita de acordo com a forma de exposição. Ela pode se dar pela lavagem da pele e dos olhos do paciente, pela lavagem gástrica, pelo uso de carvão ativado ou pela irrigação de todo o intestino.

Quando absorvidos, os agentes tóxicos podem ter seus efeitos reduzidos com o aumento da sua eliminação. Alguns procedimentos que podem ser realizados com esse propósito são: a hemodiálise, a alcalinização da urina (para eliminar fármacos ácidos) e o uso de doses múltiplas de carvão ativado. Esse uso ocasiona o aumento da eliminação do fármaco, pois interrompe a circulação entero-hepática dos agentes biotransformados, adsorvendo-os. Ainda, o carvão ativado cria um gradiente de difusão por intermédio da mucosa gastrintestinal, fazendo com que agentes já absorvidos retornem ao intestino e sejam eliminados.

Para determinados tipos de intoxicações, antídotos podem ser utilizados, pois causam o antagonismo ou a inativação do agente tóxico no organismo, causando a redução dos seus efeitos.

Link

Nesse boletim informativo do Centro de Informações sobre medicamentos do Rio Grande do Sul (FORMIGHIERI; FISCHER; SARTORI, 2008), você poderá aprender um pouco mais sobre os conceitos de reações adversas a medicamentos:

https://goo.gl/MLbE8B

Prevenção de intoxicações por fármacos

Como vimos, diferentes fatores podem desencadear a ocorrência de efeitos adversos por fármacos. Eles podem estar relacionados a características individuais do paciente, como variações farmacogenéticas, idade e condições de saúde, e também podem estar relacionados à ação farmacológica e às concentrações do fármaco no organismo. O desenvolvimento de efeitos adversos devido à sobredosagem do fármaco é muito comum e está bastante relacionada aos erros na medicação, ao mau uso e/ou ao abuso de medicamentos.

Portanto, adotar medidas que previnam os erros de medicação pode contribuir para a redução dos efeitos adversos aos fármacos. A melhora de procedimentos para distribuição de medicamentos, a educação de pacientes e profissionais sobre o uso adequado e seguro de medicamentos, a assistência farmacêutica, a restrição de acesso a medicamentos considerados *perigosos*, o uso da tecnologia para prescrição, dispensação e administração de medicamentos são práticas que podem reduzir esse tipo de erro.

Exemplo

Os salicilatos, como o ácido acetilsalicílico (AAS), são fármacos amplamente utilizados pela população devido aos seus efeitos anti-inflamatórios, analgésicos e antipiréticos. Contudo, em altas doses, eles podem ocasionar toxicidade ao organismo humano. Quando administrados em altas doses ou quando acumulados em nosso organismo, os salicilatos apresentam diferentes efeitos não desejáveis, que são considerados tóxicos:
- Eles causam estimulação central da respiração, levando à hiperventilação e, com isso, à alcalose respiratória.
- Causam o desacoplamento da fosforilação oxidativa e a interrupção do catabolismo aeróbio da glicose e de ácidos graxos, o que pode levar à acidose metabólica.
- Causam alterações da integridade capilar, gerando edema pulmonar e cerebral.
- Alteram a função plaquetária, aumentando os riscos de hemorragias.

Na intoxicação por salicilatos, as vias aéreas do paciente devem ser monitoradas. Sinais ou sintomas, como coma, edema pulmonar, hipertermia, acidose metabólica e outros parâmetros bioquímicos, devem ser corrigidos. A eliminação dos salicilatos pela via renal pode ser aumentada por intermédio da alcalinização da urina.

Exercícios

1. A intoxicação se refere à manifestação dos efeitos tóxicos decorrentes da interação de uma determinada substância química com um organismo vivo. A fase da intoxicação em que ocorre o contato do toxicante com a superfície interna ou externa do organismo é chamada de:
a) fase toxicodinâmica.
b) fase toxicocinética.
c) fase de exposição.
d) fase clínica.
e) fase absortiva.

2. Em determinadas situações, os fármacos também podem atuar como agentes tóxicos, causando efeitos indesejáveis. Sobre os efeitos indesejáveis causados por fármacos,

selecione a alternativa correta.
a) Eventos adversos causados por fármacos são reações que ocorrem decorrentes da ação farmacológica destes.
b) Um evento adverso ao medicamento é um tipo de reação adversa a medicamento.
c) As reações adversas a medicamentos são caracterizadas como qualquer efeito indesejável, não intencional, a um medicamento, que ocorre após a sua administração em doses normalmente utilizadas em seres humanos.
d) O efeito prejudicial ao organismo causado pelo desvio de qualidade de um fármaco é um exemplo de reação adversa a medicamento.
e) As reações adversas a medicamentos são avaliadas durante os ensaios pré-clínicos e clínicos de um fármaco e, assim, são previsíveis.

3. Os efeitos adversos causados por um fármaco podem ocorrer devido a diferentes fatores e podem ser previsíveis ou imprevisíveis. Sobre os diferentes tipos de efeitos adversos, qual das alternativas a seguir está correta?
a) O efeito colateral é um efeito adverso que ocorre em função da ação farmacológica do fármaco, sendo, portanto, uma reação previsível.
b) A hipersensibilidade é uma reação adversa causada pelo uso de superdoses do fármaco, o que causa a intolerância do organismo e a toxicidade.
c) As reações idiossincráticas são reações adversas previsíveis, mediadas pelo sistema imunológico.
d) As interações medicamentosas farmacodinâmicas causam o acúmulo do fármaco no organismo humano, levando a efeitos tóxicos.
e) Os efeitos colaterais são inerentes ao uso do fármaco e não conseguem ser evitados, pois se relacionam à sua ação primária.

4. A superdosagem é uma das grandes causadoras de efeitos adversos e intoxicações por medicamentos. Sobre a superdosagem, está correto afirmar que:
a) o uso de fármacos em doses acima da terapêutica pode ocasionar quadro de intoxicação, se este compor um medicamento comercializado sob prescrição médica.
b) as interações medicamentosas farmacocinéticas em que um fármaco tem seu metabolismo induzido por outro também podem ocasionar o aumento da sua concentração na corrente sanguínea.
c) na superdosagem, a concentração do fármaco no sangue excede a dose mínima efetiva, ocasionando a intoxicação.
d) o carvão ativado pode ser utilizado no tratamento do quadro de intoxicação por medicamentos, no qual essa exposição se dá por via oral.
e) a lavagem gástrica é recomendada para todos os casos de intoxicação

causados por superdosagem de medicamentos.
5. A hipersensibilidade é uma reação ocasionada pela estimulação do sistema imunológico, a qual ocasiona a sensibilização de células e anticorpos contra determinados fármacos. De acordo com o tipo de resposta, as reações de hipersensibilidade são classificadas em quatro tipos: I, II, III e IV. Sobre esse tipo de reação adversa a medicamentos, é correto afirmar que:
a) as reações do tipo I, também chamadas de anafiláticas, são reações tardias, caracterizadas pela inflamação no local onde se dá a interação entre antígeno e células do sistema imune.
b) estas são reações adversas a medicamentos consideradas previsíveis, pois podem ocorrer durante os ensaios clínicos.
c) as reações do tipo II, também chamadas de autoimunes, levam à morte de células vasculares, podendo causar anemia hemolítica e granulocitopenia, por exemplo.
d) as reações de hipersensibilidade são um tipo de reação idiossincrática, pois ocorrem devido a características individuais do paciente.
e) as reações do tipo IV, também chamadas de hipersensibilidade tardia, são mediadas, principalmente, pelos anticorpos do tipo IgE

Referências

BRASIL. Ministério da Saúde. *Sistema nacional de informações tóxico-farmacológicas*. Rio de Janeiro: Fundação Oswaldo Cruz, c2009. Disponível em: <https://sinitoxicict.fiocruz.br/>. Acesso em: 24 jan. 2018.

FORMIGHIERI, R. V.; FISCHER, M. I.; SARTORI, A. A. T. Reações adversas a medicamentos vamos notificar? *Boletim Informativo do CIM-RS*, n. 1, ago. 2008. Disponível em: <http://www.ufrgs.br/boletimcimrs/RAM%202008.pdf>. Acesso em: 24 jan. 2018.

KLAASSEN, C. D.; WATKINS III, J. B. *Fundamentos em toxicologia de Casarett e Doull*. 2. ed. Porto Alegre: AMGH, 2012. (Lange).

Leituras recomendadas

HILAL-DANDAN, R.; BRUNTON, L. L. *Manual de farmacologia e terapêutica de Goodman e Gilman*. 2. ed. Porto Alegre: AMGH, 2015.

KATZUNG, B. G. (Org.). *Farmacologia básica e clínica*. 13. ed. Porto Alegre: AMGH, 2017.

OGA, S.; CAMARGO, M. M. A.; BATISTUZZO, J. A. O. *Fundamentos de toxicologia*. 4. ed. São Paulo: Atheneu, 2014.

OLSON, K. R. *Manual de toxicologia clínica*. 6. ed. Porto Alegre: AMGH, 2014. (Lange).

PRESTON, R. R.; WILSON, T. E. *Fisiologia ilustrada*. Porto Alegre: Artmed, 2014.

RANG, R. et al. *Rang e Dale farmacologia*. 8. ed. Rio de Janeiro: Elsevier, 2015.

SILVA, P. *Farmacologia*. 8. ed. Rio de Janeiro: Guanabara Koogan, 2010.

WHALEN, K.; FINKEL, R.; PANAVELIL, T. A. *Farmacologia ilustrada*. 6. ed. Porto Alegre: Artmed, 2016.